W0176058

NATÜRLICHE HORMONE

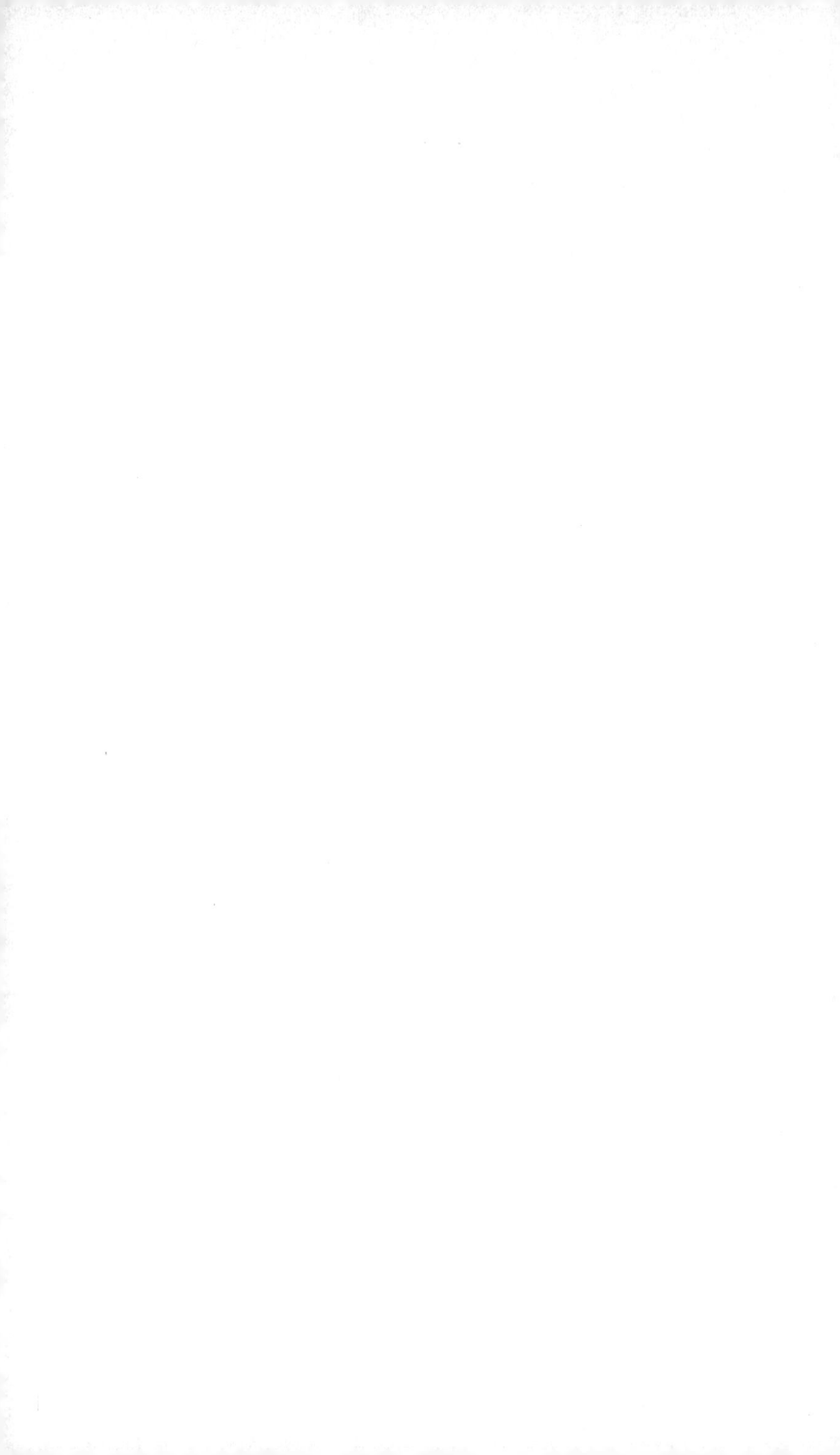

CARLSON WADE

NATÜRLICHE HORMONE

Geheimnis jugendlicher Gesundheit

Mit einem Vorwort von Dr. med. L. H. Salov

Dritte Auflage 1977

HERMANN BAUER VERLAG KG, FREIBURG I. BR.

Titel der amerikanischen Originalausgabe
„Natural Hormones, the secret of youthful Health"
by Carlson Wade
© 1972 by Parker Publishing Co., West Nyack, N.Y., USA

Aus dem Amerikanischen von
Rolf Hellmut Foerster

VORWORT EINES ARZTES

Die Natur hat eine Reihe „biologischer Uhren" in den menschlichen Körper eingebaut, die in allen Lebensaltern die Quellen jugendlicher Kraft sind. Diese von der Natur geschaffenen „Uhren" sind die Drüsen. Durch regulierende Ernährungspläne, durch „lebende" Früchte, Gemüse und Pflanzensäfte, durch einfache gymnastische Übungen, häusliche Wassertherapie und andere Heilmethoden können sie präzis „eingestellt" werden. Man weiß, daß diese natürlichen Methoden dazu beitragen, die Drüsenuhren richtig einzustellen und aufzuziehen, so daß sie in einem genau regulierten „Hormon-Rhythmus" arbeiten können. In ihm liegt das Geheimnis jugendlicher Gesundheit.

Dieses gründlich erarbeitete und empfehlenswerte Buch enthält eine ausgezeichnete Sammlung von Ratschlägen für eine Erneuerung der Drüsen mit Hilfe pflanzlicher Kost und anderer natürlicher Nahrungsmittel, die den Hormonen zugutekommen, und leicht zu befolgende, aber bemerkenswert wirksame Anweisungen für eine gesunde Ernährungs- und Lebensweise. Alle helfen den Drüsen, die notwendigen Hormone zu erzeugen, und somit dem Menschen, die Gesundheit von Körper und Geist wiederzuerlangen.

Dieses Buch fordert zur Wiederherstellung gesunder Hormone durch schmackhafte Speisen auf, durch delikate Kräftigungsmittel und leichte häusliche Übungen. Sie unterstützen die Drüsen, stellen ein ausgewogenes Gleichgewicht der Körperhormone her und schenken dem Menschen dadurch ein Gefühl der innerlichen und äußerlichen Verjüngung.

Diese einfachen Heilmethoden erfordern natürliche Zutaten, die rasch zubereitet sind, und die helfen, die Drüsen mit der Natur in Übereinstimmung zu bringen und Ihre Hormone zu verjüngen.

Carlson Wades neues Buch zeigt, wie die Natur selbst zu Ihrer Gesundheit beitragen kann, so daß Sie sich der verjüngenden Wirkung natürlicher Hormone erfreuen können.

Leslie H. Salov, M.D.

WIE IHNEN DIESES BUCH HELFEN KANN

Während meiner ganzen Laufbahn als Medizinjournalist und Verfasser vieler Bücher und Artikel über Gesundheitsfragen bin ich den „Geheimnissen" jugendlicher Gesundheit nachgegangen. Viele der Autoritäten, die ich zu Rate zog, berichteten von „wunderbaren Verjüngungen" durch die Zufuhr von natürlichen Hormonen. Oft wurden Menschen wieder jugendlich, wenn sie bestimmte Heilmethoden und Ernährungsweisen befolgen, die die hormonerzeugenden Drüsen anregten.

Diese Autoritäten berichteten über viele Krankheitsfälle. Sie empfahlen natürliche Heilmethoden, durch die die Drüsen genährt und mit neuer Kraft versehen wurden, so daß sie die lebenswichtigen Hormone erzeugen konnten, in denen der Schlüssel zu einer verlängerten Jugend von Körper und Geist liegt.

Immer wieder war von Erfolgen zu hören. Hormone natürlichen Ursprungs trugen dazu bei, Menschen in allen Lebenslagen, jeglichen Alters und unter den verschiedensten Umständen zu einer neuen Jugendlichkeit zu verhelfen. Diese Krankheitsgeschichten zeigten, daß natürliche Hormone wesentlich mehr bewirken können als nur eine jugendliche Erscheinung. Sie gewähren eine jugendliche Grundgesundheit, so daß der Mensch wieder allen Anforderungen des täglichen Lebens gewachsen ist.

Dieses Buch zeigt Ihnen diese „geheimen Hormonernährungsmethoden". Sie waren vorher nur wenigen Menschen bekannt, die mit Hilfe natürlicher Hormone ein Gefühl „ewiger Jugend" genossen. Jetzt können auch Sie Ihrem Körper die verjüngenden Hormone zukommen lassen, die er vielleicht braucht, um Ihnen das Aussehen und das Gefühl einer gesunden Jugendlichkeit zu geben — in jedem Lebensalter!

Dieses Buch zeigt, wie man diese Geheimnisse der Natur benutzt, damit Ihre Drüsen der inneren Sekretion zu einer jugendlichen Hormonproduktion angeregt werden. Es nennt Ihnen besondere Nahrungsmittel, besondere Volksheilmittel aus allen Teilen der Welt und leicht anzuwendende, natürliche Heilmethoden. Es zeigt Ihnen, wie man die „Hormonnahrungsmittel" der Natur selbst anwendet, damit sie Ihnen Lebensfreude und den Geist jugendlicher Gesundheit geben.

Wenn Sie diese Methoden befolgen, tragen Sie dazu bei, daß in Ihrem Körper das harmonische Zusammenspiel der Hormone eintritt, auf dem die jugendliche Gesundheit beruht. Wenn Sie diese hormonale Grundlage gelegt haben, werden Sie eine körperliche und geistige Verjüngung erleben. Sie werden jünger aussehen und sich jünger fühlen. Dieses Buch zeigt Ihnen den Weg. Die hier geschilderten Heilmethoden helfen Ihnen, durch Hormone aus natürlichen Quellen zu einer neuen Jugendlichkeit zu gelangen.

Jedes Kapitel dieses Buches bietet Ihnen ein leicht zu befolgendes Programm und zeigt Krankheitsgeschichten von Menschen, die ihre Drüsen aufwecken und durch eine natürliche Hormonnahrung mit einer neuen Jugendlichkeit belohnt wurden. Jedes Kapitel ist eine reiche Quelle dieses Wissens, das die Erkenntnisse aus aller Welt zusammenfaßt und mehrere Jahrhunderte umspannt, um Ihnen zu helfen, die Jugendlichkeit zu erlangen, die Sie sich wünschen.

Die Methoden, die hier genannt werden, haben viele

Namen. Aber alle beschreiben das gleiche — natürliche Hormone, das Geheimnis jugendlicher Gesundheit.

Alle in diesem Buch beschriebenen Heilmethoden kommen ohne Arzneien aus. Sie sind vollkommen natürlich. Alle aufgeführten Zutaten sind ohne Rezept und für wenig Geld im nächsten Supermarkt, in Reformhäusern und Drogerien erhältlich. Wahrscheinlich steht schon jetzt vieles davon in Ihrem eigenen Kühlschrank oder Küchenregal.

Diese Methode ist überraschend leicht zu befolgen. Und in einem gesunden Hormonsystem liegt das Geheimnis, wie man jünger aussieht, sich jünger fühlt und sich einer dynamischen Gesundheit erfreut.

INHALTSVERZEICHNIS

Vorwort eines Arztes 5

Wie Ihnen dieses Buch helfen kann 7

1. Das Geheimnis, wie man durch natürliche Hormone wieder jung wird und bleibt 13

2. Hormonkost sorgt für eine geregelte Verdauung 34

3. Wie „magische" Pflanzen Hormone für Haut und Haar bilden helfen 47

4. Natürliche Hormone gegen arthritische Beschwerden 61

5. Ein eiweißreiches Frühstück gibt den Drüsen Energie 81

6. Natürliche Hormon-Tonikums für das Gehirn 95

7. Erprobte Heilkuren für lebenslange Jugendlichkeit 106

8. Gesünderes Blut durch Hormonkost 119

9. Hormonkost gegen Allergien 131

10. Salz- und zuckerfreie Kost gegen Bluthochdruck 143

11. Rohkost für eine verjüngte Hormonproduktion 158

12. Natürliche Hormonkost für die Frau in den Wechseljahren 169

13. Proteinnahrung für die männlichen Drüsen 181

14. Herzstärkende Hormonkost 194

15. Wassertherapie reguliert die Drüsenfunktion 205

16. Sechs spezielle Ernährungspläne für gesunde Drüsen 216

17. Heilkräuter — Geheimnis einer jugendlichen Drüsenfunktion 231

18. Yoga zur Anregung der Hormone 243

19. Selbstmassage als Energiespender 258

20. Durch natürliche Lebensweise zu jugendlicher Gesundheit 268

DAS GEHEIMNIS, WIE MAN DURCH NATÜRLICHE HORMONE WIEDER JUNG WIRD UND BLEIBT

Sie sind so jung wie Ihr Drüsensystem! Sie sind so tatkräftig wie Ihre Drüsen! Sie sind geistig so rege wie Ihre Drüsen! In Ihrem Körper und Geist arbeiten sieben von der Natur geschaffene „Springbrunnen", aus denen Substanzen strömen, von denen fast alle Ihre bewußten und unbewußten Lebensprozesse abhängen. Diese „Springbrunnen" sind die innersekretorischen Drüsen. Die Substanzen, die von ihnen ausströmen, sind die Hormone. In ihnen liegt das Geheimnis jugendlicher Gesundheit.

Wie natürliche Heilmethoden Ihre biologischen Drüsenuhren richtig einstellen

Wenn Sie natürliche Heilmethoden anwenden, können Sie dazu beitragen, daß Ihre inneren „biologischen Drüsenuhren" richtig arbeiten und durch einen ausgeglichenen hormonalen Rhythmus ein Gefühl jugendlicher Gesundheit in Ihnen hervorrufen. Ihre sieben innersekretorischen Drüsen müssen durch eine richtige Ernährung und bewährte Übungen „reguliert" werden. Sobald Ihre „biologischen Drüsenuhren" mit natürlichen Mitteln „eingestellt" sind, werden sie richtig gehen und gesunde, verjüngende Hormone produzieren. Dies ist der Schlüssel zu Ihrem Leben und Ihrer Gesundheit.

Ein Elf-Punkte-Programm, mit dem Sie Ihre „biologischen Drüsenuhren" aufziehen

Ihr Körper soll eine gesunde „Hormonquelle" sein. Ihre „biologischen Drüsenuhren" müssen mit gesunder Hormonkost und einer natürlichen Lebensweise „aufgezogen" werden, damit sie die von der Natur genau bemessene Menge verjüngender Hormone produzieren können. Da viele Krankheiten auf eine mangelhafte Drüsentätigkeit zurückgeführt werden können, behandelte ein Arzt über siebenhundert Patienten, indem er ihr Drüsensystem „aufzog". Er konnte mit einem Elf-Punkte-Programm das hormonale Ungleichgewicht korrigieren und bei seinen Patienten große Heilerfolge erzielen. Dieser Arzt[*] stellte fest, daß es mit Hilfe einer natürlichen Ernährung möglich ist, eine falschgehende „Drüsenuhr" richtig einzustellen. Hier ist das Elf-Punkte-Programm, das die innersekretorischen Drüsen in einem gesunden Rhythmus arbeiten läßt:

1. Bringen Sie so viel natürliche Hormonkost wie möglich auf den Tisch. Dazu gehören rohe, frische Früchte und Gemüse, Vollmilch, frische Butter, natürliche und nicht chemisch behandelte Käse und kalt gepreßte Gemüsesäfte. Rohe und nicht chemisch behandelte Nahrungsmittel sind die wichtigsten Lieferanten der Enzyme, die erforderlich sind, um das Drüsensystem anzuregen. Diese rohen Nahrungs-Enzyme wirken für Ihre Drüsen wie „Zündkerzen", die eine gesunde Hormonproduktion in Gang setzen.

2. Achten Sie auf einen hohen Eiweißgehalt Ihrer Kost. Gute Quellen sind Fleischsorten wie Leber, Hirn und Herz, ferner Geflügel und Seefische sowie Eier, Käse und reine Vollmilch. Die Drüsen brauchen Eiweiß als Nährstoff

---

[*] J. D. Walters, M.D., Journal of Applied Nutrition, Bd. 10, Winter Issue.

für die Zellen und Gewebe, ebenso wie die komplizierten Blutgefäße, mit denen sie verbunden sind. Eiweiß liefert die Kraft, die die Drüsen brauchen, um ihre verjüngenden Hormone zu produzieren.

3. Essen Sie frische Früchte und Gemüse, die nach Möglichkeit biologisch angebaut und nicht mit giftigen Chemikalien behandelt worden sind. Kochen Sie Gemüse mit möglichst wenig Wasser und so kurz wie möglich. Trinken Sie das Wasser, in dem das Gemüse gekocht hat. Frische oder wenig gekochte Kost ist eine wichtige Quelle von Vitaminen und Mineralstoffen, die den Wasserhaushalt Ihres Körpers und die Bildung von Hormonen regulieren. Denn die Hormone selbst bestehen teilweise aus Vitaminen und Mineralstoffen, die aus frischen und gesunden Früchten und Gemüsen kommen müssen. Um wertvolle Hormone zu haben, sollten Sie Ihre Drüsen mit viel frischer Kost ernähren.

4. Verwenden Sie frisch gemahlene Vollkorngetreide und Mehle. Sie sind reich an Eiweiß, den wertvollen Vitaminen des B-Komplexes, kostbarem Vitamin E und ungesättigten Fettsäuren. Diese Nährstoffe helfen, die Drüsenuhren „aufzuziehen" und zu „ölen". Ohne das „Öl" aus diesen natürlichen Nahrungsmitteln könnte das Drüsenuhrwerk nicht richtig funktionieren.

5. Verwenden Sie kaltgepreßte Pflanzen- und Samenöle als ausgezeichnete Quellen der wichtigen ungesättigten Fettsäuren. Die Drüsenuhren leiden unter der Ansammlung von Abfallprodukten oder Cholesterinablagerungen, die durch eine übermäßige Zufuhr von harten Fetten, die beispielsweise im Fleisch enthalten sind, verursacht werden. Kaltgepreßte Pflanzenöle entfernen den „Rost" aus den „Drüsenuhren" und fördern eine reibungslose Körperfunktion.

6. Vermeiden Sie raffinierten Zucker in jeglicher Form.

15

Nehmen Sie statt dessen natürliche Süßungsmittel wie Honig (in Maßen) oder Hagebutten, Johannisbrotmehl, Dattelpulver oder Rübensirup. Raffinierter Zucker wirkt säurend und hinterläßt in der „Drüsenuhr" einen groben Rückstand, der ihre Funktion beeinträchtigt. Ein Übermaß an raffiniertem Zucker beschleunigt auch den Stoffwechsel, da der Körper bestrebt ist, die unnatürliche Menge an Süßem zu verarbeiten. Dadurch werden die Drüsen übermäßig beansprucht, und es kann eine innere Erschöpfung eintreten. Nehmen Sie natürliche und gesunde Süßungsmittel — in Maßen.

7. Vermeiden Sie Produkte aus gebleichtem Mehl. Die wertvollen Bestandteile des ganzen Korns sind daraus entfernt worden. Oft sind bleichende und konservierende Zusätze beigefügt worden. Sie bewirken eine Störung im Zusammenspiel der Drüsen. Produkte aus gebleichtem Mehl wirken ungünstig auf die Drüsen ein. Die Chemikalien in künstlich haltbar gemachten Mehlprodukten beeinträchtigen ihre natürliche Funktion und können Störungen und Krankheiten verursachen.

8. Vermeiden Sie Lebensmittel, die chemische Zusätze enthalten. Dazu gehören verpacktes Brot, Konditoreiwaren, Eiskreme und gepökeltes Fleisch. Diese sind gesättigt mit Konservierungsmitteln, künstlichen Farbstoffen, chemischen Gewürzzusätzen, synthetischen Emulsionsmitteln, Streckungsmitteln, Süßstoffen usw. Die Drüsen müssen ihre Nahrung der Kost entnehmen, die Sie zu sich nehmen. Wenn Sie Ihren Drüsen ein Sortiment von Chemikalien zuführen, dann erhalten auch die Hormone einen großen Teil dieser giftigen Stoffe. Solche chemisch angereicherten Hormone können das hormonale Gleichgewicht stören. Geben Sie Ihren Drüsen gesunde und natürliche Nahrung, aus der sie gesunde und verjüngende Hormone bilden können.

9. Vermeiden Sie Geflügel- und anderes Fleisch von Tieren, die mit Hormonen gefüttert wurden, damit ihr Wachstum angeregt wurde und sie Gewicht ansetzen. Denn diese tierischen Hormone gelangen in Ihr eigenes Hormongefüge. Das ist für die Drüsen ebenso riskant, wie wenn Sie miteinander unverträgliche Öle ins Getriebe Ihres Wagens geben. Die Folge könnte sein, daß Sie die Hilfe eines Spezialisten brauchen, was kostspielig und vielleicht schmerzhaft wäre. Wählen Sie gesundes Fleisch, das nicht durch chemische Hormone verdorben ist.

10. Vermeiden Sie den Gebrauch von hydrogenisierten harten oder gesättigten Fetten und Ölen. Sie enthalten besonders viele gesättigte Fettsäuren. Nehmen Sie stattdessen Samen- oder Pflanzenöle. Ein Übermaß an „harten Fetten" kann sich an den empfindlichen Zellen und Geweben der Drüsen ansammeln und ihre Funktion verlangsamen; die „Drüsenuhr" kann dadurch überlastet werden und weniger und unvollkommene Hormone produzieren. Dies kann zu einer allgemeinen Beeinträchtigung der Körperfunktionen führen. Nehmen Sie kaltgepreßte, natürliche Samen- und Pflanzenöle, um Ihre „Drüsenuhr" zu schmieren.

11. Vermeiden Sie den übermäßigen Gebrauch von pasteurisierter oder auf andere Weise behandelter Milch, chemisch behandeltem Käse und anderen Molkereiprodukten. Ihr Gehalt an leicht zerstörbaren Vitaminen, Mineralstoffen und Enzymen ist spürbar vermindert. Außerdem können einige der Proteine verändert worden sein. Auch dies wirkt sich ungünstig auf Ihr Drüsensystem aus. Viele Lebensmittel werden mit Konservierungsmitteln und künstlichen Zusätzen behandelt, die ihren Weg in die Hormone finden, mit ihnen durch den ganzen Körper strömen und die empfindlichen Organe schädigen. Mehrere Körperfunktionen können beeinträchtigt werden,

wenn die Hormone übermäßig mit Chemikalien befrachtet sind.

Wie dieses natürliche Hormon-Kost-Programm die Drüsen heilte

Der Arzt konnte durch die Anwendung eines natürlichen Hormon-Kost-Programms, wie es oben beschrieben ist, seinen Patienten helfen, ihre „biologische Drüsenuhr" wieder richtig einzustellen. Einige seiner Patienten litten an Allergien, Arthritis, Asthma, Herzbeschwerden, Diabetes, Magengeschwüren, Unfruchtbarkeit, Fettleibigkeit und Hautkrankheiten. Andere waren chronisch erkältet. Fast alle zeigten Symptome vorzeitigen Alterns — typisch für eine Fehlfunktion des Drüsensystems. Mit einem natürlichen Hormon-Kost-Programm, das die Drüsen stärkte und verjüngte, konnte der Arzt fast alle der 700 Patienten heilen. Sobald ihre Drüsen wieder gesunde Hormone produzierten, ließen auch ihre Beschwerden nach, und sie waren bald auf dem Weg der Besserung. So groß ist der Einfluß der Drüsen und ihrer Hormone auf den menschlichen Körper.

Die sieben „Drüsenuhren" und wie man sie „einstellt"

In Ihrem Körper befinden sich sieben lebenswichtige „Drüsenuhren", die richtig „eingestellt" werden müssen, damit Sie sich einer jugendlichen Gesundheit erfreuen können. Mit Hilfe natürlicher Hormonnahrung können Sie diese „Uhren einstellen". Wir wollen sehen, welche Auswirkungen dies auf Ihr körperliches und geistiges Wohlergehen haben kann.

1. *Die Hypophyse.* Sie ist etwa kirschgroß und hängt an einem kurzen Stiel an der Basis des Gehirns. Trotz ihrer Kleinheit ist die Hypophyse den anderen Drüsen übergeordnet, da ihre drei Lappen mindestens neun bekannte Hormone absondern, und sie reguliert kompliziertere Körperfunktionen als jede andere innersekretorische Drüse. Die Hypophyse produziert folgende Hormone: ACTH (Adreno-Kortikotropes Hormon), das die Ausschüttung der Nebennierenrinden-Hormone steuert; Gonadotrope Hormone, die die geschlechtliche Entwicklung und die Produktion von Sexualhormonen beeinflussen; Prolaktin, das die Milchsekretion bei der schwangeren Frau auslöst; Pankreotropes Hormon, das die Produktion von Insulin bewirkt; Somatotropes Hormon, das das Knochenwachstum reguliert; Thyreotropes Hormon, das die Schilddrüse steuert; Oxytozin, das die Uteruskontraktionen bewirkt; Vasopressin, das den Blutdruck und den Wasserhaushalt beeinflußt.

Diese Drüse braucht eine ausreichende Zufuhr aller wertvollen Nährstoffe, insbesondere von Mineralstoffen. Die Drüse saugt diese Substanzen auf und baut sie dann in die Hormone ein, um den Blutdruck zu regulieren und für geistige Frische, jugendliches Aussehen, starke Knochen und gesunde Nervenreaktionen zu sorgen. Sie können Ihre Hypophysen-Uhr mit folgenden wichtigen Mineralien aus Hormonnahrung einstellen:

Morgen-Mineral-Tonikum: In ein Glas Tomatensaft den Saft einer halben Zitrone geben, zwei Teelöffel Selleriesaft zufügen und gründlich rühren. Zuletzt einen Teelöffel Trockenleber dazugeben (eine pulverisierte Form der Leber ohne Fett und anhängende Gewebe — eine wichtige Quelle drüsennährender Mineralien). Nochmals rühren, bis alles aufgelöst ist. Morgens trinken. Besonderer Vorteil: Die Hypophyse arbeitet am Morgen langsamer, nachdem sie über Nacht „heruntergeschaltet" war. Daher kann das Morgen-Mineral-Tonikum den ganzen Unterschied ausmachen zwischen einem beschwingten Tag und einem müden Tag! Ziehen Sie Ihre Hypophysenuhr am Morgen mit diesem gesunden Mineral-Tonikum auf.

Gehirnnahrung mit Hefe: Hefe ist besonders reich an den Vitaminen des B-Komplexes. Die Nervenzellen, die ein feines Netzwerk auf der kirschgroßen Hypophyse bilden, brauchen diese Vitamine. Wenn man zwei Teelöffel Hefeflocken in eine Tasse Quark gibt, erhält man eine kräftige Quelle von Vitaminen und wertvollen Mineralstoffen. Diese werden zusammen von der Hypophyse aufgenommen und in gesunde Hormone umgewandelt, die einem für den größten Teil des Tages jugendliche Frische verleihen. Auch rohes, frisches Obst und Gemüse, ebenso wie frischgepreßte Säfte, sind reich an Vitaminen, Mineralstoffen und Enzymen, die die Hypophyse als Nahrung braucht, damit sie ihre lebenswichtigen Hormone produzieren kann. Machen Sie den ganzen Tag über regelmäßig „Saftpausen". So erhält Ihre Hypophyse frische Energie aus natürlichen, rohen Säften.

2. *Die Schilddrüse.* Diese zweiteilige Drüse sieht wie ein Schmetterling aus. Sie befindet sich an der Vorderseite der Luftröhre. Die Schilddrüse produziert die Hormone Thyroxin und Dijodotyrosin. Sie regulieren die Geschwindigkeit des Stoffwechsels, jenen Prozeß also, durch den die Nahrung in körpereigene Bestandteile umgewandelt wird. Manche Menschen sind mager, nervös und reizbar, sie tun alles rasch und mit nervösen Gesten. Andere sind pausbäckig, langsam und neigen zur Faulheit. Ein Grund für diese Wesensunterschiede kann in der unterschiedlichen Funktion der Schilddrüse liegen.

Es gibt ein „Wunder-Mineral", dessen Hauptzweck es

ist, die Schilddrüsen-Uhr aufzuziehen, damit sie ihre Hormone produzieren kann. Dieses Mineral ist Jod — das Mineral, das die Drüse veranlaßt, das wertvolle Thyroxin zu produzieren. Andere Mineralstoffe und Vitamine sowie Proteine und Enzyme regen ebenfalls diese Drüse an, aber Jod ist der Star unter ihnen und der Schlüssel, der eine nachgehende Schilddrüsenuhr in Ordnung bringt. Hier sind einige Möglichkeiten, wie man die Schilddrüsenuhr aufziehen kann:

Jod-Konzentrat: In Apotheken, Reformhäusern und Drogerien erhalten Sie Tabletten, von denen eine einzige den Tagesbedarf an Jod deckt. Nehmen Sie nur eine Tablette täglich mit einem Glas frischem Gemüsesaft. Das Jod wird von der Schilddrüse für die Bildung des wertvollen Thyroxins gebraucht, das dann mit Aminosäuren (umgewandelten Proteinen) in das Blut eintritt. Von hier aus beeinflußt das jodreiche Thyroxin-Hormon die Hautfarbe, es festigt und verjüngt die Muskeln, stabilisiert das Körpergewicht, steigert die geistige Regsamkeit und Energie und sorgt für ein ausgeglichenes Wesen. Es ist in der Tat ein Wunder, welche Kraft dieses Hormon durch eine kleine Jodtablette bekommen kann!

Nahrung aus dem Meer: Da Jod hauptsächlich aus den Ozeanen kommt sind Seefische eine gute Quelle dieses wertvollen Nährstoffes für die Schilddrüse. Essen Sie zwei- oder dreimal in der Woche frische Seefische. Sie liefern sowohl Jod als auch andere Mineralstoffe für die Schilddrüse.

Hormon-Jugend-Elixier: Kelb (Seetang) ist pulverisierter Seetang, der viel Jod enthält und daneben wichtige Mineralstoffe — Nahrung für die Schilddrüse. Bereiten Sie sich ein Hormon-Jugend-Elixier, indem Sie einen halben Teelöffel Kelb (erhältlich in Reformhäusern) in ein Glas frischen Gemüsesaft geben. Dazu fügen Sie einen halben Teelöffel Trockenleber hinzu. Kräftig umrühren und langsam trinken. Die Schilddrüse entnimmt dem Kelp das Jod und der Leber verschiedene Aminosäuren, verbindet sie mit den Nährstoffen des Gemüsesaftes und bildet daraus Thyroxin, das Hormon, das für einen jugendlichen Stoffwechsel sorgt.

Wie Mary T. durch Hormon-Nahrung verjüngt wurde.
Mit 35 Jahren litt Mary T. unter Anzeichen vorzeitigen Alterns. Ihre inneren Organe arbeiteten mangelhaft. Sie bekam einen Hautausschlag am Nacken und in einer Handfläche. Sie litt an psychischen und physischen Störungen, die auf Behandlungen nicht reagierten.

Der Arzt schickte sich nun an, ihre Schilddrüse aufzuziehen. Er tat dies, indem er Mary T. das folgende einfache Kurprogramm verschrieb:

1. *Jod-Zufuhr.* Sie sollte täglich eine Jodtablette einnehmen um ihre Schilddrüse zu ernähren.

2. *Pflanzenöle.* Mary T. sollte Lebertran und unverfälschte Pflanzenöle auf frischen, rohen Salat geben — und auch Gemüsesäfte mit ihnen mischen. Dadurch wurde die „rostige" Schilddrüse geölt.

3. *Wenig Stärke und geregelte Vitamin- und Mineral-Zufuhr.* Sie sollte nicht übermäßig viel stärkehaltige Nahrung zu sich nehmen und ihre Kost mit Vitamin-Mineralstoff-Kapseln ergänzen. Dies regte ihr träges innersekretorisches Drüsensystem an und half allen Drüsen, harmonisch zusammenzuarbeiten.

Dieses natürliche Gesundheitsprogramm, das auch die einfachen Regeln des Elf-Punkte-Programms einschloß, stellte Mary T.'s biologische „Schilddrüsen-Uhr" wieder richtig ein. Die Symptome vorzeitigen Alterns ließen nach, ihr Hautleiden besserte sich, und nach drei Monaten war sie wohlauf und gesund. Eine verjüngte Schilddrüse hatte ihr wieder jugendliches Wohlergehen gebracht!

Vorschläge: Essen Sie zweimal wöchentlich frische Seefische. Die Jodzufuhr beruhigt die Schilddrüse. Halten Sie
sich an die Grundregeln einer natürlichen Ernährung, um
Ihre Schilddrüse und die anderen Drüsen aufzuziehen.

3. *Nebenschilddrüsen.* Vier linsengroße Drüsen, die der
Schilddrüse anliegen. Die Nebenschilddrüsen produzieren
das Parathormon, das den Phosphor- und Kalziumgehalt
des Blutes reguliert. Ein Mangel an diesem Hormon kann
eine Neigung zu Muskelkrämpfen bewirken. Andere Sig-
nale können sein: unregelmäßiger Herzschlag, empfindliche Nerven, Beeinträchtigung des normalen Seh- und
Hörvermögens und Appetitlosigkeit. Unterernährte Nebenschilddrüsen können infolge des mangelhaften Kal-
ziumstoffwechsels auch zu Nierenkrankheiten führen. Der
„Schlüssel", mit dem man die Nebenschilddrüsenuhr auf-
zieht, liegt darin, daß man für ein gesundes Kalzium-
Phosphor-Gleichgewicht sorgt. Schon eine leichte Änderung kann hier zu Störungen führen.

Wie man die Nebenschilddrüsenuhr richtig einstellt.
Wichtige Nährstoffe für die Nebenschilddrüse sind enthalten in Käse, Sojamilch und natürlichen Molkereiprodukten. Alle Mineralstoffe der Welt nützen dem Körper
wenig, wenn nicht auch das Nebenschilddrüsenhormon im
Blut anwesend ist, um diese Mineralien zu kontrollieren
und zu verteilen. Da die Nebenschilddrüsen den Kalziumstoffwechsel kontrollieren, brauchen sie selbst Kalzium,
um ihr wertvolles Hormon zu bilden, das wiederum andere Nährstoffe umsetzen hilft. Hier einige nützliche Vorschläge:

Knochenmehl-Tonikum. Gemahlenes Knochenmehl —
erhältlich in Reformhäusern und Apotheken — zusammen
mit Sojamilch, ergibt ein Knochenmehl-Tonikum, das dem
Körper viel drüsennährendes Kalzium zuführt. Sie brau-

chen nur zwei gehäufte Eßlöffel Knochenmehl in die Sojamilch zu geben und mehrere Glas davon während des Tages zu trinken, um Ihre Nebenschilddrüse zu ernähren.

Nebenschilddrüsen-Energiespender. Geben Sie in ein
Glas Milch einen Eßlöffel Hefeflocken. Kräftig umrühren
und trinken. Der natürliche Kalzium- und Phosphorgehalt
sowohl der Milch als auch der Hefe bilden eine ausgewo-
gene Kombination von Mineralstoffen für die Nebenschilddrüsen. Sie führen diesen Drüsen Energie zu, damit
sie das Parathormon produzieren können, das einen gesunden Stoffwechsel im Körper aufrechterhält.

4. *Die Thymusdrüse.* Diese innersekretorische Drüse befindet sich hinter dem Brustbein. Sie liegt auf der Luftröhre unter den Schilddrüsen. Sie produziert Retin, ein
Hormon, das mit dem immunitätsbildenden System des
Körpers zu tun hat. Es regelt auch das Wachstum des
Menschen und wird normalerweise nur bis zur Ge-
schlechtsreife produziert. Aber bis dahin muß die Thymusdrüse sorgfältig eingestellt werden, um ein gesundes
Wachstum zu sichern.

Wie man die Thymusdrüsenuhr richtig einstellt. Der
Stoffwechsel von Mineralien, besonders von Kalzium und
Phosphor, ist die wichtigste bekannte Funktion der Thymusdrüse, und diese Stoffe werden von dieser Drüse gebraucht. Ein Mangel an Vitaminen des B-Komplexes kann
den Mineralstoffwechsel beeinträchtigen. Um die Thymusdrüsenuhr aufzuziehen, sollte Ihre Kost reich an Mineralstoffen und auch Vitaminen des B-Komplexes sein. Hier
sind einige Anregungen, wie Sie Ihre Thymusdrüsenuhr
aufziehen:

Selbstgemachte Mineral-Milch. Nehmen Sie nur nicht-
pasteurisierte, frische Vollmilch. Stellen Sie eine Flasche
dieser Milch in ein Gefäß mit lauwarmem Wasser. Nun

erwärmen Sie ungefähr auf Körpertemperatur. Schenken Sie vier Tassen ein. In jede Tasse geben Sie einen Eßlöffel Joghurt, decken sie mit einem Papiertuch zu, um Staub fernzuhalten, und stellen sie an einen warmen Ort (zum Beispiel neben die Heizung, oder wo immer eine konstante warme Temperatur herrscht). Lassen Sie die Milch 24 Stunden stehen. Dann essen Sie diese selbstgemachte Mineralmilch mit einem Löffel. Das ist eine altmodische Art, Joghurt zu machen, aber Sie bekommen auf diese Weise eine Kraftquelle wertvoller Mineralstoffe, die die Thymusdrüse und die anderen Drüsen brauchen.

Orientalische Drüsennahrung. Seit Jahrhunderten kennen die Orientalen eine spezielle Drüsennahrung, die für die Thymusdrüse offenbar Wunder wirkt, ebenso wie für andere Drüsen. Das Geheimnis liegt hier sicher in dem reichen Gehalt an Mineralien, Vitaminen, Enzymen und, was am wichtigsten ist, Vitaminen des B-Komplexes, die mit Kalzium und Phosphor zusammenwirken, um die Thymus-Uhr aufzuziehen, so daß sie ihre wertvollen, immunitätsbildenden Hormone produzieren kann.

Hier ist das Rezept:

1 Tasse Sesam-Samen
$^1/_4$ Tasse Weizenkeimflocken
3 Teelöffel dunkler Honig

Mahlen Sie den Sesamsamen in einer elektrischen Samenmühle. Geben Sie ihn in eine größere Tasse. Dann kneten Sie mit einem großen Löffel den Honig in den gemahlenen Samen. Wenn der Honig gut untergemischt ist, fügen Sie die Weizenkeimflocken hinzu. Mischen Sie, bis alles die Form eines festen Kloßes annimmt. Sie können diese wertvolle Drüsennahrung in kleinen Bällen oder Stangen servieren. Ein schmackhaftes Konfekt aus dem Orient, wo ein langes und gesundes Leben die Regel ist.

5. *Die Nebenniere.* Ein Drüsenpaar, geformt wie Paranüsse, die jeder Niere wie eine Kapuze aufsitzen. Die Nebennieren produzieren folgende Hormone: Der Cortex (die Nebennieren-Rinde) produziert Kortin, einen Hormon-Komplex (darunter Kortison, Hydrokortison und Aldosteron), der den Salz- und Wasserhaushalt des Körpers steuert. Dieser Hormonkomplex beeinflußt auch den Stoffwechsel der Kohlehydrate, Fette und Eiweiße, macht widerstandsfähig gegen Beanspruchungen wie Hitze, Kälte und Gifte, beeinflußt die Muskelarbeit und wirkt Allergien entgegen. Die Medulla (im Inneren der Nebennieren) produziert Adrenalin, ein Erregungsmittel des sympathischen Nervensystems, das den Blutdruck und die Herztätigkeit steigert. Bei Ärger oder Streß wird zusätzliches Adrenalin in den Blutkreislauf freigegeben, wo es den energieliefernden Blutzucker erhöht, die Verdauung verlangsamt oder stoppt, Blut in die großen Muskeln schleust und die Pupillen erweitert. Es kann sogar bewirken, daß einem die Haare zu Berge stehen. Dieses Hormon hilft dem Körper in Notsituationen. Besonderer Vorteil: Adrenalin bringt das Herz wieder in Gang, wenn der Mensch einen Schock oder Kollaps erlitten hat, etwa bei einem Herzversagen. Woher nimmt es die Kraft, alle diese Wirkungen auszuüben? Aus der Nahrung, die wir den Nebennieren geben!

Wie man die Nebennierendrüse einstellt. Die Drüsen selbst sind reich an Vitamin C. Das bedeutet, daß man viel frischen Fruchtsaft trinken und viele frische Früchte essen soll. Das gleiche gilt für vitamin- und mineralstoffreiche Gemüse und ihre Säfte. Hier sind einige Vorschläge:

Nebennieren-Protein-Punsch. Die Nebennieren brauchen Eiweiß in Form von Aminosäuren, zusammen mit Vitamin C und Gemüsesäften. Versuchen Sie diesen gesunden Punsch: Geben Sie zwei Eßlöffel Sojabohnenmehl in ein

Glas frisch gepreßten Gemüsesaft. Fügen Sie einen halben Teelöffel Honig hinzu. Kräftig umrühren und langsam trinken. Das Protein und die Vitamine stellen einen gesunden Blutzuckerspiegel her, wodurch nervöse Unruhe beseitigt wird. Die Nebennieren saugen die Nährstoffe auf und setzen sie in die nervenstärkenden Hormone um.

Vollkorn-Frühstück. Der Vorteil des folgenden „Vollkorn-Frühstücks" liegt in der natürlichen Zufuhr von gesunden Kohlehydraten aus der äußeren Schale nichtbehandelter Getreidekörner. Diese nähren die Nebennieren, regulieren den Blutzuckerspiegel und sorgen für ein ausgeglichenes Wesen.

 1 Eßlöffel ganzen Leinsamen
 2 Eßlöffel Weizenkleie
 4 Eßlöffel Buchweizenkörner
 4 Eßlöffel ganze Haferkörner
 1 Tasse Gemüsebrühe

Weichen Sie alle Körner über Nacht in der Gemüsebrühe ein. Am Morgen anwärmen, gut umrühren, nach Geschmack Honig zufügen und dann dieses Vollkornfrühstück essen. Der reiche Gehalt an natürlichem Zucker, B-Komplex-Vitaminen und vielen Mineralstoffen wirkt für das gesamte Drüsensystem auf natürliche Weise alkalisierend. Die Nebennieren nehmen die alkalisierenden Nährstoffe auf und schenken Ihnen ein ausgeglichenes Gemüt, so daß Sie kleineren Krisen mit jugendlichem Elan begegnen können.

6. *Die Bauchspeicheldrüse (Pankreas).* Ein langes, großes Organ in der Bauchhöhle, hinter dem unteren Teil des Magens gelegen. Das richtige Funktionieren der Bauchspeicheldrüse im Verdauungsprozeß entscheidet über die Gesundheit. Die Pankreasdrüse produziert Insulin, das Hormon, das den Gebrauch des Zuckers im Körper reguliert.

Der größte Teil der Pankreasdrüse befaßt sich mit der Produktion von Verdauungssäften, besonders Enzymen, die aus der Pankreasdrüse in den Darm ausgeschieden werden. Insulin ist der Zündfunke, der den im Blut enthaltenen Zucker und die Stärke verbrennt und in Energie und Körperwärme umwandelt. Ohne Insulin in ausgewogenen Mengen kann das Blut nicht die erforderliche Energie erzeugen. Der Zucker bleibt dann ungenutzt im Blut. Dies bewirkt eine Vermehrung von Zucker und Stärke, was letzten Endes zum Diabetes führt. So sehen wir, daß Insulin, ein mächtiges Hormon, in ausreichenden Mengen vorhanden sein muß.

Wie Sie Ihre Pankreasdrüse richtig einstellen. Verbannen Sie allen weißen Zucker aus Ihrer Ernährung. Es ist die übermäßige Zuckeraufnahme, die die Fehlfunktion der Pankreasdrüse bewirkt. Hier sind einige weitere Vorschläge:

1. Vermeiden Sie coffeinhaltige Produkte wie Limonaden, Kakao, Schokolade, Tee, Kaffee usw. Diese erhöhen den Zuckerstoffwechsel und führen zu einer Störung dieser Drüse.

2. Um den Zuckerstoffwechsel zu regulieren, nehmen Sie häufig eiweißreiche Mahlzeiten ein. Dazu gehören Käse, Eier, Bohnen, Nüsse und Innereien.

3. Seien Sie vorsichtig mit jeder Nahrung, die Weißmehl oder weißen Zucker enthält, und versuchen Sie diese völlig zu vermeiden.

4. Als eine gesunde Stärkezufuhr (es gibt tatsächlich gesunde Stärke) nehmen Sie Vollkorngetreide und Gemüse wie Kartoffeln und Bohnen. Diese Art von gesunder Stärke wird von der Pankreasdrüse aufgenommen und befähigt sie, stetig genügend Insulin abzusondern.

5. Vermeiden Sie Süßigkeiten, Kuchen, Limonaden, Weißbrot, Nudeln, Spaghetti und Makkaroni — und

süßen Sie nichts mit weißem Zucker. Wenn Sie auf weißen Zucker und weißes Mehl verzichten, kann die Pankreasdrüse für einen gesunden Stoffwechsel sorgen, der wiederum zu einem gesunden Hormonrhythmus führt.

6. Wählen Sie natürliche Nahrungsmittel ohne Zusätze. Gelegentlich legen Sie einen Fastentag mit rohem Gemüsesaft ein, um Ihren Körper von giftigen Rückständen zu reinigen und Ihrer Pankreasdrüse und den anderen Drüsen einen friedlichen Ruhetag zu gönnen. Nur einen Tag Saftfasten, und Ihre Drüsenuhren werden wieder reibungslos arbeiten.

7. *Die weiblichen Geschlechtsdrüsen oder Ovarien.* Diese Drüsen befinden sich im Unterleib und haben mit der Fortpflanzung zu tun. Ihre Hormone — Östrogen und Progesteron — steuern die Entwicklung der weiblichen Geschlechtsmerkmale und der Fortpflanzungsfähigkeit. Sie üben auch einen starken Einfluß auf das Gefühlsleben und die körperliche Verfassung der Frau aus. Diese weiblichen Geschlechtsdrüsen werden von den Hormonen der Hypophyse und der Schilddrüse beeinflußt, da alle Drüsen in einhelliger Harmonie zusammenarbeiten. Alle brauchen sorgfältige Ernährung und Pflege. Wenn eine davon in Unordnung ist, werden auch die anderen beeinträchtigt.

Wie man die Ovarien richtig einstellt. Gesunde Hormone werden bei einer proteinreichen, aber fett- und kohlenhydratarmen Kost erzeugt. Der Nachdruck liegt hier auf der natürlichen Hormon-Nahrung. Verfälschte oder chemisch behandelte Nahrung bringt eine große Zufuhr von Zucker und Stärke, was die Zusammenarbeit zwischen den Drüsen stört. Eine Frau mit gesunden Drüsen wird die Anforderungen des täglichen Lebens in geistig-körperlicher Gesundheit bewältigen.

Die Ovarien brauchen insbesondere die Vitamine A und C, und ebenso Vitamin E. Essen Sie deshalb viel gelbes und grünes Gemüse, lebhaft gefärbte Früchte und Vollkornprodukte.

„Ewige-Jugend-Tonikum." In ein Glas frisch gepreßten Gemüsesaft zwei Eßlöffel Weizenkeimöl geben, kräftig umrühren und trinken. Die Kombination von Vitamin A, B-Komplex und dem kostbaren Vitamin E verjüngt die Ovarien und weckt einen gesunden Rhythmus der weiblichen Hormone, die eine Frau immer jung, immer weiblich erhalten!

7. *Die männlichen Geschlechtsdrüsen und die Prostata.* Die Hoden oder männlichen Geschlechtsdrüsen befinden sich im Hodensack. Sie beeinflussen die männlichen Geschlechtsmerkmale und die Erzeugung von Samen. Die Prostata befindet sich direkt unter der Blase und umgibt die Harnröhre, wo diese aus der Blase tritt. Sie beeinflußt die Bildung der Spermatozoen und steuert die Entleerung der Samenflüssigkeit während der Kopulation, ebenso die Urinentleerung. Da sie sich direkt vor dem Rektum befindet, wird sie von Nahrung beeinflußt, die man zu sich nimmt und ausscheidet. Das Hormon Testosteron, in den Hoden gebildet, gilt als der Schlüssel, mit dem man vorzeitigem Altern Einhalt gebietet. Die Anregung der Testosteron-Produktion kann ein vorzeitiges Altern verhindern. Dieses Hormon hilft auch, schlaffe Muskeln wieder aufzubauen, die Gehirnzellen anzuregen, es hindert die Prostata daran, sich zu vergrößern, es ernährt die Herzmuskulatur und bringt im ganzen Körper erneuerte Muskelkraft (einschließlich der Muskulatur des Bauches und der Blase).

Wie man die Hoden und die Prostata richtig einstellt. Ungesättigte Fettsäuren, die in Eiern, in Reiskleieöl, in Sonnenblumenöl, Baumwollsamenöl, Weizenkeimöl und

anderen Gemüse- und Getreideölen enthalten sind, „ölen"
die Prostata und regen die Hoden an, das verjüngende
Testosteron zu produzieren. Das bedeutet, daß es am besten ist, wenn Sie die harten oder hydrogenisierten Fette
vermeiden und statt dessen ungesättigte Fettsäuren verwenden.

Sarsaparilla — Hoffnung auf Hormonrhythmus. Kräu-
terdoktoren und viele moderne Wissenschaftler haben
festgestellt, daß ein hochkonzentrierter Extrakt der Sarsa-
parillapflanze nicht nur ein Hormon enthält, sondern
deren drei — Progesteron, Kortin und Testeron. Dies ist
eine natürliche Hormonquelle, die für den Mann segens-
reich sein kann. Ihr Reformhaus müßte Sarsaparillapulver
vorrätig haben, aus dem Sie täglich eine Tasse Tee bereiten und trinken.

Magnesium korrigiert den Hormonrhythmus. Ein Mineralstoff, Magnesium, wurde mit Erfolg gegen Prostatabeschwerden angewandt, sowohl gegen eine Vergrößerung
dieser Drüse als auch gegen eine mangelhafte Hormonerzeu-
gung. Nach einem ärztlichen Bericht* wurden zehn von
zwölf Patienten, die Magnesiumtabletten erhielten, von
ihren Prostatabeschwerden befreit. Darüber hinaus stellte
sich bei vielen Männern ein Gefühl jugendlicher Energie
ein. Andere, die Magnesium in Tablettenform einnahmen,
litten jahrelang nicht an Störungen in der Produktion des
Prostata-Hormons. Sie zeigten jugendliche Vitalität, weil
dieses Mineral — Magnesium — ihnen zu einem gesunden Hormonrhythmus verhalf.

Vitamin-E-Tonikum. Vitamin E wurde ebenfalls als
wundertätiger Hormon-Verstärker gepriesen, der die
männlichen Keimdrüsen „ölt" und ihnen bei der Produk-

---

* Equilibre Mineral et Santé, Joseph Favier, M.D., Librairie le
  Froncois, Paris.

tion ihrer Hormone hilft. Vitamin E ist in Apotheken und Reformhäusern in Kapseln und als Flüssigkeit erhältlich.

Die Drüsen — Tore zu Gesundheit und Glück

Alles, was wir denken, tun oder essen, beeinflußt den Kern unseres Daseins — unser innersekretorisches Drüsensystem. In manchen Fällen halfen schon ein oder zwei der erwähnten Hormonkost-Programme, die Drüsenuhren aufzuziehen, so daß sie ihre ständige Absonderung von verjüngenden Hormonen aufrechterhielten. In anderen Fällen war ein langfristiges Hormon-Nahrungs-Programm erforderlich, um ein natürliches Gleichgewicht innerhalb des Systems herzustellen und eine gesunde Hormon-Produktion zu sichern. In allen Fällen lag der Nachdruck auf einer natürlichen Lebensweise.

Bei der wachsenden Kenntnis der Drüsen und ihrer Hormone stehen wir vielleicht an der Schwelle einer neuen Ära — des Hormon-Zeitalters. In der Tat, wenn es ein Geheimnis gibt, wie man jung bleiben kann, dann liegt es in einem gesunden und ausgeglichenen Hormongefüge. Die Quelle der Jugend liegt in Gestalt der sieben wichtigsten Drüsen in Ihrem eigenen Körper. Wenn Sie Ihre biologischen „Drüsenuhren" durch natürliche Mittel richtig einstellen und von einem inneren Hormonrhythmus profitieren, können Sie hoffen, sich Ihr Leben lang einer jugendlichen Gesundheit zu erfreuen.

Höhepunkte aus diesem Kapitel

1. Natürliche Hormonkost-Programme helfen Ihre biologischen Drüsenuhren aufziehen und richtig einstellen.

2. Ein Elf-Punkte-Programm hilft Ihnen, Ihre Drüsenuhren aufzuziehen.

3. Jede der sieben innersekretorischen Drüsen kann individuell beeinflußt werden, damit sie gesunde Hormone bildet.

4. Bevorzugen Sie unbehandelte und natürliche Nahrungsmittel, um Ihre innersekretorischen Drüsen richtig zu ernähren.

5. Die „Quelle der Jugend" befindet sich in Ihrem eigenen Körper in Gestalt von sieben wichtigen Drüsen, die in diesem Kapitel beschrieben wurden.

HORMON-KOST SORGT FÜR EINE
GEREGELTE VERDAUUNG

Früchte, die auf natürliche Weise an sonnenbeschienenen Bäumen reifen, enthalten viele Nährstoffe, die für Ihre Verdauungsdrüsen wichtig sind. Diese Früchte sind besonders wertvoll, weil sie Substanzen liefern, die die Verdauungsdrüsen als Nahrung und Brennstoff brauchen, um jene Hormone zu produzieren, die wiederum für den Stoffwechsel und die Aufnahme von Nahrung sorgen. Am Baum gereifte Früchte sind besonders reich an Nährstoffen für die Verdauungsdrüsen. Sie enthalten einen Überfluß an natürlichen Substanzen, die alle helfen, die Verdauungsdrüsen zu verjüngen.

Das Wunder der Verdauungshormone wird klar, wenn wir erfahren, daß sich im Magen etwa 35 Millionen „Drüsen" befinden — die alle ernährt werden müssen, um die wertvollen Hormone zu produzieren, die für die Verdauung und Assimilation gebraucht werden. In baumreifen Früchten liegt ein Schatz dieser wertvollen „Drüsennahrung".

Wie Hormon-Nahrung die Kraft der Verdauungsdrüsen erneuert

Wenn Früchte auf natürliche Weise reifen können, bilden sich in ihnen Vitamine, Mineralstoffe, Enzyme und Proteine, die dazu dienen, die Verdauungsdrüsen anzukurbeln und wiederzubeleben. Wenn diese Früchte auf natürliche Weise an der Pflanze gereift sind, entwickeln

34

sie oft einen natürlichen Vorrat von Kohlehydraten oder leicht verdaulichem Fruchtzucker. Dies ist der Schlüssel zur Jugend der Verdauungsdrüsen.

Nahrung für die Drüsen in baumreifen Früchten. Wenn die Natur Baumfrüchte reifen läßt, bringt sie in diesen Früchten Enzyme zur Entfaltung, die Stärke aufspalten. Die Stärke wird dadurch auf natürliche Weise in gesunden Fruchtzucker umgewandelt. Diese natürliche Veränderung im Gewebe bewirkt den Wohlgeschmack dieser am Baum gereiften Früchte. Wenn Sie die Früchte essen, nehmen Ihre Verdauungsdrüsen diese Bestandteile begierig auf, weil der natürliche Fruchtzucker eine mächtige Energiequelle ist. Die Drüsen benützen dann diesen Fruchtzucker, um einen normalen Stoffwechsel herbeizuführen und die Produktion von Verdauungshormonen in Gang zu setzen. Die leichte Verwertbarkeit des Fruchtzuckers aus baumreifen Früchten wirkt sich auf die Drüsen günstig aus, ebenso die alkalisierende Wirkung sowie das langsame Freiwerden von natürlichen Kohlehydraten.

Sie sind so jung und gesund wie Ihr Verdauungssystem! Das Geheimnis einer gesunden Verdauung liegt oft in dieser baumreifen Hormonkost. Hier sind andere Vorteile, die Ihr Verdauungsdrüsensystem aus baumgereiften Früchten ziehen wird:

1. Vitamin A ernährt die Verdauungsdrüsen. Baumgereifte Früchte enthalten viel Vitamin A, das von den Verdauungsdrüsen dazu benützt wird, Hormone zu produzieren, die die Haut und die Schleimhäute der inneren Organe brauchen.

2. Hormon-Verstärker. Am Baum gereifte Früchte enthalten noch eine Reihe anderer Vitamine wie Thiamin, Riboflavin, Niazin, Vitamin C, die alle in den Drüsenstoffwechsel eingehen und die Produktion von Hormonen fördern. Die Hormone selbst enthalten diese Stoffe und können nur dann arbeiten, wenn ihnen diese Energiespender zugeführt werden.

3. *Hormonnahrung trägt zur Bildung gesunder Blutkörperchen bei.* Die Verdauungsdrüsen haben die Aufgabe, Eisen in den Körper aufzunehmen, das für die Bildung der roten Blutkörperchen notwendig ist. Die Jugendlichkeit hängt von gesundem Blut ab. Die Verdauungsdrüsen brauchen eine ausreichende Zufuhr von Eisen, das in baumgereiften Früchten enthalten ist. Diese Drüsen setzen dann das Eisen um und bilden jene Hormone, die für eine ausreichende Menge an Hämoglobin sorgen und den Menschen die gesunde Gesichtsfarbe geben, die auf ein gesundes Blut hindeutet. Pflaumen, Aprikosen und Pfirsiche sind die drei eisenreichsten unter den baumgereiften Früchten. Diese drei Früchte wirken äußerst wohltuend auf die Verdauungsdrüsen ein, denn sie brauchen diese „Zündkerzen" für die Bildung der Hormone, von denen die Entstehung der roten Blutkörperchen abhängt.

4. *Verjüngte Verdauungsdrüsen durch Hormonkost.* Die baumgereiften Früchte könnte man „Sonnenfrüchte" nennen, denn sie trinken den Sonnenschein, bis sie ganz reif sind. Wenn sie geerntet werden, enthalten sie alle die Nährstoffe, die Ihre Verdauungsdrüsen brauchen. Baumgereifte Früchte enthalten besonders viel leicht verwertbaren Fruchtzucker. Sie geben daher den Verdauungsorganen rasch Energie und ermöglichen eine gute Assimilierung der aufgenommenen Nahrung.

5. *Hormonkost stellt das Gleichgewicht der Verdauung her.* Die Bestandteile dieser Früchte werden von den Verdauungsdrüsen aufgenommen und helfen ihnen, eine regelmäßige Verdauung herbeizuführen. Die Drüsen werden angeregt, Hormone zu produzieren, um die Nahrung in eine natürliche, weiche Masse zu verwandeln. Die Hormone schaffen dann die gute Muskelspannkraft, die erfor-

36

derlich ist, um eine gesunde Körperentleerung zu gewährleisten.

Aktives Prinzip in Früchten. Am Baum gereifte Früchte gehören zu den wenigen natürlichen Hormonnahrungsmitteln, die aktiv auf den Körper einwirken. Dieses Prinzip ist es, das die Tätigkeit der großen Därme reguliert und ein träges Verdauungssystem dazu bringt, gesunde Hormone zu produzieren, die für eine normale Verdauung sorgen.

6. Natürliche Anregung der Magensekretion. Baumreife Früchte regen einen gesteigerten Speichelfluß an, weil ihre Bestandteile die Nervenenden der Speicheldrüsen direkt anregen. Dies stimuliert wiederum die Verdauungsdrüsen und löst eine gesteigerte Magensaftsekretion aus, was die Verdauung erleichtert. Die Drüsen entscheiden über die Wirksamkeit der Verdauung!

7. Hormongenährte Drüsen bilden gesunde Verdauungshormone. Baumgereifte Früchte regen den rhythmischen Fluß von Hormonen aus gutgenährten Drüsen an. Ein gesundes Aussehen und ein Gefühl ewiger Jugend ist die Folge.

Zusammenfassend kann man sagen, daß am Baum gereifte Früchte für die Verdauungsdrüsen Nahrung sind und es ihnen ermöglichen, Verdauungshormone zu erzeugen. Früchte enthalten ein Pektin und ein zartes Gewebe, das die Verdauungsdrüsen nährt. Die natürlichen Fruchtzucker reifer Früchte sind besonders heilsam für die Drüsen, weil sie Protein sparen — ein zusätzlicher Vorteil. Die Drüsen benützen die Fruchtzucker ohne übermäßigen Gebrauch von Protein, so daß ein gesundes Verdauungsgleichgewicht hergestellt wird.

Wie Hormonkost gesunde Verdauung herbeiführte

Susan E., 46 Jahre alt, litt ständig unter Verdauungsbeschwerden. Sie sah, mit welcher Mühelosigkeit ihre Kinder aßen und ihre Nahrung verdauten. Dagegen blieb vieles von dem, was Susan E. aß, in ihrem Magen „wie ein harter Kloß". Gelegentlich hatte sie Magenkrämpfe und bohrende Schmerzen, die mitten in der Nacht am stärksten waren, wenn der Stoffwechsel sehr herabgesetzt ist und unverdaute Nahrung im Magen liegt.

Susan E. gewöhnte sich an Abführmittel. Sie nahm süße, nach Schokolade schmeckende Mittel, Salze, Flüssigkeiten und „Milche", die einen solchen Aufruhr in ihrem Magen bewirkten, daß es ihr schlechter ging als vorher.

Hilfe durch baumreife Früchte. Unfähig, schwere Nahrung zu sich zu nehmen, vermied Susan E. alle Speisen, die gebleichtes Weißmehl und weißen Zucker enthielten. Sie stellte fest, daß reife Früchte wohltuend wirkten. Sie hielt sich an folgenden Hormonkost-Plan, den man ihr vorschlug, um ihre schwachen Verdauungsdrüsen zu ernähren:

Sie begann die Mahlzeit mit frischen Früchten. Susan E. aß auf leeren Magen Fruchtsalat, bestehend aus frisch geschnittenen und ungekochten Äpfeln, Bananen, getrockneten Pflaumen und Beeren je nach der Jahreszeit. Nichts anderes. Wichtig: Sie aß diesen Fruchtsalat ungefähr 60 Minuten vor einer Mahlzeit. Die trägen Verdauungsdrüsen saugten den Schatz der Nährstoffe aus den Früchten auf und konnten dadurch einen heilsamen Fluß von Magenhormonen anregen, die ihrerseits Susans Verdauungssystem auf die nachfolgende Nahrung vorbereiteten. Nun konnte sie Kost zu sich nehmen, ohne nach der Mahlzeit Beschwerden zu bekommen.

Bananen — Schlüssel zur geregelten Verdauung. Susan E. versuchte, durch den Gebrauch starker Abführmittel eine geregelte Verdauung zu erreichen. Sie stellte fest, daß natürlich gereifte Bananen für träge Verdauungsdrüsen besonders nützlich sind. Sie aß eine Zeitlang täglich mehrere Bananen — und nichts dazu. Die natürlichen Abführeigenschaften der Banane regten die Verdauungsdrüsen an, so daß ihre Hormone eine normale Darmfunktion herbeiführen konnten. Auch das feine Zellgewebe der Banane half, Susans Verdauung zu regulieren. Die Verdauungshormone nahmen das zarte Gewebe auf, das dann den Mageninhalt geschmeidig machte. Die Verdauungshormone brachten das aus der Banane stammende Pektin in die Darmregion. Das Pektin absorbiert Wasser, dehnt sich deshalb aus und „schmiert" die Darmwände. Der natürliche Fruchtzucker trug ebenfalls zur Anregung der Hormonbildung bei. Diese Hormonkost — Bananen — erwies sich als der Schlüssel zur regelmäßigen Verdauung.

Beeren kräftigen die Drüsen. Susan E. aß dann jeden Tag eine Schale frische Beeren je nach der Jahreszeit. Die in den Beeren enthaltenen Nährstoffe ermöglichten es den Verdauungsdrüsen, einen Strom von Mineralien dem Blut zuzuführen. Die Drüsen benötigten das in den reifen Beeren enthaltene Eisen für die Regeneration des Hämoglobins, das gemeinsam mit Niazin und Vitamin C eine gesunde Sekretion bewirkt und die Aufnahme von Nahrung für die Körperorgane erleichtert. Sobald der Hormonrhythmus hergestellt war, hatte Susan E. auch keine Verdauungsbeschwerden mehr. Reife Früchte waren die natürliche Medizin für ihre Drüsen.

Wie Sie Ihre Drüsen mit reifen Früchten ernähren

Sie können zur richtigen Ernährung Ihrer Drüsen beitragen, indem Sie ihnen eine Vielfalt von frischem, rohem Obst zukommen lassen. Wichtig: Kaufen Sie möglichst biologisch angebaute Früchte. Vergewissern Sie sich, daß sie am Baum gereift sind, so daß die Natur den Fruchtzucker bilden konnte, der für die Drüsen so wertvoll ist. Wenn Sie nur Früchte bekommen können, die auf chemisch gedüngtem Boden gewachsen sind, mit Insektenbekämpfungsmitteln gespritzt oder geerntet wurden, ehe die natürliche Reife eintrat, haben Sie nicht den höchstmöglichen Nutzen. Waschen Sie in diesem Fall die Früchte unter dem kalten Wasserhahn. Entfernen Sie mit einer Bürste so gut es geht die chemischen Rückstände. Wenn es möglich ist, schälen Sie diese Früchte. Die Schale hält einen großen Teil der Chemikalien vom Fruchtfleisch fern, das darunter liegt.

Nachfolgend einige Möglichkeiten, wie Sie Ihre Verdauungsdrüsen mit reifen Früchten nähren können.

1. Essen Sie vor jeder Hauptmahlzeit einen Teller rohe und frisch geschnittene reife Früchte, am besten ungefähr 30 bis 60 Minuten vor der Mahlzeit, da die Früchte von den Verdauungsdrüsen umgesetzt werden müssen, und das dauert einige Zeit. Wenn Sie dann Ihre Mahlzeit einnehmen, sind Ihre Verdauungsdrüsen bereits genährt und bilden Hormone, um die Aufnahme der Nahrung zu erleichtern.

2. Legen Sie einmal in der Woche einen Obst-Fastentag ein! Essen Sie nichts als frisches, rohes, reifes Obst zu allen Mahlzeiten. Das ist vorteilhaft für Ihre Verdauungsdrüsen, da sie sich dann einzig und allein mit den Früchten befassen können, ohne Störung durch andere Kost.

3. Nehmen Sie gelegentlich eine Mahlzeit zu sich, die nur aus frischen, rohen Früchten besteht! Dies könnte zum Beispiel ein Abendessen sein. Der Abend ist die günstigste Zeit dafür, da Ihre Verdauungsdrüsen dann die Nährstoffe aus den Früchten verarbeiten können, während Sie schlafen! Der herabgesetzte Stoffwechsel während der

Nacht ist ein gesundes Medium für Früchte. Sie werden am Morgen mit einem verjüngten Gefühl aufwachen. Ihre Verdauungsdrüsen haben während der Nacht gearbeitet und einen Schatz von Hormonen erzeugt, der Ihnen hilft, den nächsten Tag glücklich und gesund zu bestehen.

Reife Feigen: Kraft für die Verdauungsdrüsen. In frischen, baumreifen Feigen liegt ein „Geheimnis" für die Kräftigung der Verdauungsdrüsen. Wenn es eine Frucht gibt, die einzigartig ist in ihrer Fähigkeit, die Verdauungsdrüsen zu nähren und zu verjüngen, dann ist es wahrscheinlich die Feige. Sie wird seit Jahrtausenden von Heilkundigen gepriesen und wird heutzutage als eine Wundernahrung für die Drüsenkraft erkannt. Das Geheimnis liegt vielleicht in der Art ihrer Samenbildung, die die Nährstoffe langsam zur Entfaltung bringt und dadurch Substanzen bildet, die den natürlichen und gesunden Fluß von Verdauungshormonen fördern.

„Junge" Drüsen durch Hormon-Kost. Als Bibliothekar verbrachte Fred T. oft den ganzen Tag in den staubigen Archiven oder blieb manchmal bis in den Abend hinein dort. Seine Mahlzeiten nahm er unregelmäßig ein. Er war blaß und mager und fühlte sich schwach. Er litt an Symptomen des vorzeitigen Alterns, war oft erkältet, hatte Verdauungsbeschwerden, langanhaltende Verstopfung und häufige Magenkrämpfe. Er aß nur noch fade schmekkende Sandwiches aus weißem, gebleichtem Mehl. Sein Gesundheitszustand verschlechterte sich zusehends.

Eines Tages mußte sich Fred T. mit Büchern über Früchte befassen. Dadurch erfuhr er, daß Feigen seit vielen tausend Jahren als Medizin galten. Er las, daß schon die alten Griechen in Kreta um 1500 v. Chr. in den Feigen eine Quelle von Energie und Jugendkraft sahen. Er erfuhr weiter, daß diese Frucht junge Menschen kräftigen und die Älteren bei besserer Gesundheit halten konnte. (Die griechischen Athleten bekamen oft Mahlzeiten, die einzig und allein aus frischen, reifen Feigen bestanden.) Viele weitere Vorteile wurden der Feige zugeschrieben. Fred T. entdeckte, daß baumreife Feigen mehr sind als ein Nahrungsmittel — sie sind eine natürliche Medizin für die Drüsen!

Eine Feigen-Fasten-Kur stellt Freds Gesundheit wieder her. Er versuchte es mit einer volkstümlichen Heilmethode und aß einen Tag in der Woche in erster Linie reife Feigen. Er aß an diesem Tag wenig anderes, außer einem rohen Fruchtsalat, der mit einer Mischung aus Zitronen- und Apfelsaft gewürzt war. Die Feigen, die Fred während seines einen Feigenfastentages aß, boten folgende Vorteile für die Drüsen:

1. Die Feigen beeinflußten die Drüsen und veranlaßten sie auf sanfte Weise, die aufgenommene Nahrung weichzumahlen und eine wohltuende Wirkung auf die Därme auszuüben.

2. Die Feigen enthielten viel wertvolles Vitamin A und Thiamin, Riboflavin, Niazin und andere Vitamine des B-Komplexes. Die Verdauungsdrüsen benutzten dann diese Bestandteile, um einen stetigen Vorrat von Hormonen zu produzieren. Die Hormone selbst brauchen diese Bestandteile, um den Körperrhythmus zu fördern.

3. Die Feigen führen den Drüsen Energie zu: rasch assimilierbare Fruchtzucker wie Dextrose und Lävulose — die in den meisten baumreifen Früchten enthalten sind — regen die Drüsen an, kräftigen sie und helfen ihnen, richtig zu arbeiten.

4. Feigen stellen ein natürliches Säure-Basen-Gleichgewicht her. Die Verdauungsdrüsen haben unter anderem die Aufgabe, eine normale und gesunde Alkalireserve im Körper aufrechtzuerhalten. Dadurch kann überschüssige

Säure gebunden werden. Baumreife Feigen und andere Früchte tragen dazu bei, daß diese wertvolle Alkalireserve vorhanden ist, indem sie die Verdauungsdrüsen nähren, damit sie jene Hormone erzeugen, die dafür verantwortlich sind. Diese Hormone bauen dann die Alkalireserve auf, die zur Verfügung steht, wenn beispielsweise im Magen ein Säureüberschuß herrscht. Auch hier liegt der Schlüssel in der Energiequelle für die Drüsen — in baumreifen Früchten, besonders Feigen.

Dadurch, daß Fred T. viel Feigen und andere Hormonnahrung zu sich nahm, konnte er sein Drüsensystem wieder regenerieren. Seine Hautfarbe besserte sich, seine Energie nahm zu, die Verdauungsbeschwerden waren behoben. Aber — da er nach wie vor viel künstliche Nahrung zu sich nahm wie gepökeltes Fleisch und chemisch behandelte Lebensmittel, blockierte er die volle Aktion seiner Drüsen. Fred T. erlebte nur eine teilweise Verjüngung. Wenn er sich völlig auf natürliche Nahrungsmittel beschränkt hätte, hätte er den ganzen Nutzen aus einem wohlgenährten Drüsensystem ziehen können. Sie sind so gesund wie Ihre Drüsen! Ernähren Sie sich richtig und vollständig, und Sie sind gesünder. Nähren Sie sie teilweise, wie Fred T., und Sie erleben nur eine teilweise Wiederherstellung Ihrer Drüsengesundheit.

Baumreife Früchte — Nahrung für die Drüsen

Wenn man frische, rohe Früchte ißt, nährt man seine Drüsen. Lassen Sie Ihren Drüsen die lebenswichtigen Elemente zukommen, die sie für die Verdauungsfunktion ebenso wie für die Produktion der Hormone brauchen. Hier sind einige Früchte, die wichtige Nährstoffe für die Drüsen bieten:

Bananen	Kirschen
Datteln	Papayas
Feigen	Äpfel
Rosinen	Zwetschgen
Trauben	Aprikosen
Pflaumen	Melonen
Birnen	Avocados
Orangen	Granatäpfel
Grapefruit	Mandarinen
Ananas	Erdbeeren
Zitronen	Brombeeren
Limonen	Heidelbeeren

Sie werden wahrscheinlich noch andere Früchte bei Ihrem Händler finden. Wählen Sie jene, die gerade reifen, die möglichst biologisch angebaut sind und frisch und gesund aussehen. *Sehr wichtig:* Die Früchte sollten am Baum völlig ausgereift sein. Denn nur dann konnte die Natur alle Nährstoffe in ihnen voll entwickeln.

Sechs Vorteile der Hormon-Kost

Fast alle natürlich gereiften Früchte bieten folgende sechs wichtigen drüsenverjüngenden Vorteile:

1. Die Früchte enthalten Samen und Gewebemasse in Verbindung mit einem natürlichen Lösungsmittel im Fruchtsaft, von dem man glaubt, daß es für die Drüsen lebenswichtig ist, um eine regelmäßige Verdauung zu gewährleisten.

2. Die Früchte haben einen hohen Gehalt an alkalischer Asche, die es den Verdauungsdrüsen ermöglicht, ein gesundes Säure-Basen-Gleichgewicht im Verdauungssystem herzustellen, worin oft der Schlüssel zur Gesundheit liegt.

44

3. Die baumreifen Früchte enthalten besondere, protein-verdauende Enzyme, die Aminosäuren freisetzen. Diese werden von den Drüsen begierig aufgenommen als „Brennstoff" für die Produktion der Hormone.

4. Die Früchte enthalten Mineralien wie Kalzium, Eisen, Natrium, Magnesium, Kupfer und Jod. Alle sind notwendig für die Drüsen, deren Hormone für starke Knochen, gesundes Blut und intakte Nerven sorgen, Wunden heilen und den Leber- und Hautzellen-Stoffwechsel steuern.

5. Die Früchte enthalten Bestandteile, die von den Drüsen gebraucht werden, um bei der Produktion von Hämoglobin und der Versorgung der Zellen mit Sauerstoff zu helfen — die Urquelle des hormonalen Rhythmus und einer verlängerten Jugend.

6. Die Früchte sind wichtige Lieferanten von Vitaminen, die für den Aufbau von Zellen und Geweben gebraucht werden, die Immunität gegen Infektionen stärken und die Wirkungen unnötigen und vorzeitigen Alterns verhindern. Vor allem setzen die Drüsen diese Vitamine aus baumreifen Früchten in die Grundbestandteile der Hormone selbst um.

Denken Sie daran — die Natur hat Früchte geschaffen, damit die natürliche Art des Reifens ein von der Sonne geschaffenes „Vorratslager" mit wertvollen Nährstoffen liefert, ebenso wie Fruchtzucker, der die Energiegrundlage für die Hormone selbst darstellt. Diese Nährstoffe sind das Lebensblut der Verdauungsdrüsen. Ebenso wie sie die Früchte ernähren, können sie auch die Drüsen aufwecken. Das Leben der Drüsen kann im Leben der Früchte liegen — der Quelle von Leben und Gesundheit!

1. Baumreife Früchte enthalten besonders viele Nähr-stoffe, die für die Verdauungsdrüsen wichtig sind.

Susan E. verjüngte ihr Verdauungssystem, indem sie ihre Drüsen mit einem einfachen und wohlschmeckenden Obstprogramm ernährte.

3. Ernähren Sie Ihre Drüsen, indem Sie die einfache Drei-Schritt-Methode mit gesunden, reifen Früchten an-wenden.

4. Reife Feigen sind eine einzigartige Kraftquelle für die Verdauungsdrüsen.

5. Fred T. stellte die jugendliche Drüsenharmonie mit Feigen teilweise wieder her.

6. Denken Sie an die sechs wichtigen drüsenverjüngen-den Vorteile von reifen Früchten.

WIE „MAGISCHE" PFLANZEN HORMONE HAUT UND HAAR BILDEN HELFEN

Meerespflanzen aus der Tiefe des salzhaltigen Ozeans bieten einen verborgenen Schatz von Mineralien, die Ihre Schilddrüse nähren und zur Bildung eines Hormons anregen, das eine jugendliche Haut und eine gesunde Kopfhaut fördert. Der Ozean ist eine der reichsten Quellen von Mineralstoffen. Die Meeresfauna ist besonders reich an diesen drüsennährenden Substanzen, denn durch die ständige Erderosion und die Bearbeitung des Bodens wird ständig mineralienreiche Erde in die Weltmeere geschwemmt. Daher kommt es, daß der Mineraliengehalt der Meerespflanzen ungefähr zwanzigmal größer ist als der jeder auf dem Land gewachsenen Nahrung. Etwa 22 Mineralien wurden in den Meerespflanzen nachgewiesen, und darüber hinaus ansehnliche Mengen an Vitaminen und einige Formen von Proteinen. Alle diese Bestandteile wirken zusammen und bieten Nahrung für das ganze Drüsensystem. Vor allem aber enthalten sie Jod für die Schilddrüse, die dann fähig ist, das Thyroxin zu produzieren — den kleinen „Schönheitsstrom", der Ihrer Haut und Ihrem Haar ein gesundes und jugendliches Aussehen gibt.

Wie Meerespflanzen Ihre Schilddrüse ernähren — der Weg zu gesunder Haut und gesundem Haar. Diese Meerespflanzen ernähren sich von dem Regenwasser, das mineralreiche Erde in Flüsse und Ströme geschwemmt hat. Die Pflanzen werden dadurch reiche Quellen dieser löslichen Mineralien, die aus der Erde, aus Felsen und dem

Waldboden herausgelöst wurden. Vor allem aber sind die Meerespflanzen wichtige Quellen von Jod, und dieses Mineral ist für die Schilddrüse wichtiger als für jede andere Drüse. Die Schilddrüse nimmt das Jod auf, zusammen mit einer Substanz namens Dijodtyrosin. Sie verwandelt diese Bestandteile in Thyroxin, und dieses Hormon wird dann in das Blut freigegeben.

Hormonkost verjüngt die Haut. Thyroxin wird erzeugt, um die Millionen kapillaren Blutgefäße, die Lymphgefäße, Nervenenden und Talgdrüsen zu ernähren und zu verjüngen. Thyroxin veranlaßt die Talgdrüsen, eine Substanz namens Sebum abzusondern, die der Haut und dem Haar ein festes und gesundes Aussehen verleiht.

Thyroxin nährt außerdem das subkutane Gewebe und die winzigen Fettzellen, die darunter liegen. Vorteil: Das Thyroxin, aus Jod und anderen Mineralien gebildet, die in Meerespflanzen vorkommen, stärkt diese winzigen Fettzellen, so daß sie ein festes Kissen zwischen Muskeln und Haut bilden. Das Thyroxin regt außerdem die Hautfollikel an, damit sie Wasser, Salz und Abfallprodukte aus den Kapillaren ziehen und an der Hautoberfläche durch winzige Öffnungen, die Poren, ausscheiden. Dieser Prozeß ist es, der die Haut verjüngt.

Hormonkost verjüngt Ihr Haar. Die medizinische Literatur berichtet über viele Fälle, in denen die gesteigerte Aufnahme von Jod die Schilddrüsen nährte, so daß sie einen stetigen Vorrat von Thyroxin herstellen konnten, das die Gesundheit und Jugendlichkeit des Haars regulierte. Jodmangel zeigt sich oft zuerst an vorzeitigem Ergrauen, trockenem, strähnigem, glanzlosem Haar und unnatürlichem Haarausfall. Wenn man die „Schilddrüsenuhr" mit angemessenen Mengen von Jod wieder richtig einstellt, erhalten auch die Haarfollikel genügend Nahrung.

Mineralien aus Meerespflanzen fördern die Bildung von Thyroxin, das in den Blutkreislauf geschickt wird und dann die Haarfollikel (Haarwurzeln) ernährt und in die Fettschichten unter der Kopfhaut eindringt. Das Thyroxin nährt die winzigen Öldrüsen, die dicht unter der Oberfläche der Kopfhaut liegen, so daß sie ihre Substanzen produzieren können, welche die Gesundheit des Haares beeinflussen.

Jod wird insbesondere gebraucht, weil es einen Bestandteil des Thyroxins bildet. Thyroxin arbeitet mit den Körpereiweißen zusammen, um andere Nährstoffe umzusetzen und die mikroskopisch kleinen Haarfollikel ernähren zu helfen. Vorteil: Das Thyroxin, mit Jod und den anderen Vitaminen, Mineralien und Proteinen aus Meerespflanzen befrachtet, ernährt die Papilla (eine kleine zwiebelartige Wurzel, aus der das Haar wächst), so daß diese die erforderlichen Substanzen bilden kann, die für gesundes Haar nötig sind. Dieses Wunder der Natur wird möglich gemacht, indem man die Schilddrüse ausreichend mit Jod versorgt, wie man es in dem reichen Schatzhaus der Vegetation in den Tiefen der Weltmeere findet.

Vier Hormon-Nahrungsmittel, die Ihre Schilddrüse ernähren und dadurch Haut und Haar verjüngen

Der Gebrauch von Meerespflanzen ist seit ungefähr 5000 Jahren bekannt. Man glaubt, daß er aus dem Orient stammt, wo Seetang seit langem als eine Delikatesse gilt und sogar als heiliges Opfer den Göttern dargeboten wird. Seit Jahrtausenden werden Meerespflanzen geerntet. Und noch heute tauchen Mädchen aus den Küstendörfern in die Gärten im Meer hinab, von wo sie die verschiedensten Arten von Meerespflanzen heraufbringen, die reich an Mineralien sind, vor allem an Jod. Hier sind vier Meerespflanzen, die in Reformhäusern erhältlich sind:

1. Seetang — Nahrung für Haut und Haare. Eine beliebte Art, die aus Japan kommt, ist ein dünnblättriger Seetang. Er kann zerkrümelt und auf Speisen gestreut werden, oder man kann ihn rösten, indem man ihn für ein paar Sekunden über eine kleine Flamme hält. Es ist ein guter Lieferant von Mineralien, die von der Schilddrüse aufgenommen und zu Thyroxin verarbeitet werden. Seetang aus Japan wird auch als Bestandteil von fertigen Würzen, Desserts und Getränken benutzt. Viele solche Produkte sind in Reformhäusern erhältlich.

2. Kelp — das hormonregulierende Seesalz. Kelp ist die pulverisierte Form einer Meerespflanze, die im Pazifischen Ozean entlang der atlantischen Küste und in einigen Meeren der südlichen Hemisphäre wächst. Kelp ist überaus reich an Jod. Dieses Mineral sorgt dafür, daß die Schilddrüse genügend große Mengen Thyroxin bildet. Besonderer Vorteil: Kelp bietet eine Art Jod, die einen ausgeglichenen und beständigen Hormonfluß erzeugt, der das Haar und die Haut gesund erhält.

Fünf hormonanregende Wirkungen von Kelp: Jod aus Kelp regt die Schilddrüse an, damit sie Hormone absondert, die folgendes bewirken:

Es kräftigt die Haut. Jod aus Kelp wirkt günstig auf die Schilddrüse ein, indem es schlaffe Haut straffen hilft, Falten glättet und unnötige Hautfettansammlungen verhindert.

Es stimuliert die Membranen und Lymphgefäße. Eine gekräftigte und jugendlich stimulierte, mit Kelp ernährte Schilddrüse schickt Thyroxin, um die Membranen und Lymphgefäße zu stärken (ähnlich den Blutgefäßen, die Nährstoffe aufnehmen und sie dem Haut-Haar-Netzwerk zuführen).

Sanfte Stimulierung und Kräftigung. Thyroxin erhält durch die im Kelp enthaltenen Mineralstoffe mehr Kraft, die Fettkörperchen zu beeinflussen und eine allgemeine Kräftigung von Haut und Haar zu bewirken.

Es regelt die Funktion der Körperorgane. Jod aus Kelp übt eine heilende und normalisierende Wirkung auf die Schilddrüse aus, so daß der „Schönheitsstrom" die sensorischen Nerven, die Arterien, die Gallenblase, die Gallengänge und die Nieren ernähren kann. Wenn diese anderen Organe ordentlich arbeiten, werden die Haut und das Haar einen gesunden Glanz annehmen.

Inneres Reinigungsmittel. Kelp-Mineralien bringen den rhythmischen Fluß des jodreichen Thyroxin in Gang und bewirken einen wertvollen inneren Reinigungsprozeß. Als Reinigungsmittel hilft das jodreiche Thyroxin arterielle Spannungen lösen, die Wände der Blutgefäße stärken und die venös-arterielle Elastizität wiederherzustellen. Auch dadurch unterstützt es den Körper bei der Bildung einer gesunden Haut und gesundem Haar. Kelp kann die „Wunder-Hormonkost" sein, die Sie innerlich und äußerlich verjüngt.

Wie Sie Kelp in Ihren Hormonkostplan einbauen. In der pulverisierten Form, erhältlich in den meisten Reformhäusern, ist Kelp sehr schmackhaft als Salzersatz. Auf Salate, Quark, geröstete Kartoffeln und Fleischgerichte streuen. Versuchen Sie Kelp auch als Salzersatz, wenn Sie Brot oder Gebäck backen.

Weitere Vorschläge: Versuchen Sie Kelp in Tablettenform zur zusätzlichen Mineralstoffzufuhr für Ihre Schilddrüse und andere Drüsen. Kelp ist auch als Gemüsegelatine erhältlich, aus der sich schmackhafte Desserts zubereiten lassen. In Flockenform kann man es einem Glas frischem Gemüsesaft hinzufügen.

3. Irländisches Moos — das Mineraltonikum für die Schilddrüse.

Diese Meerespflanze, auch Carrageen genannt, enthält viele Vitamine und Mineralien, die eine besondere und einmalige Wirkung haben. Die alkalischen Bestandteile machen das Irländische Moos zu einem sehr beruhigenden Nahrungsmittel, von dem es heißt, daß es das empfindliche Säure-Basen-Gleichgewicht wiederherzustellen hilft. Außerdem hat Irländisches Moos sehr wenig Kalorien. Es enthält auch viel Kalzium und Phosphor. Diese beiden Elemente sind für einen starken Knochenbau erforderlich, sie stärken die Nerven und die Haut- und Haarzellen, unterstützen den Stoffwechsel und tragen zur Gesundheit des ganzen Körpers bei.

Wie man Irländisches Moos anwendet. Irländisches Moos, das in Reformhäusern erhältlich ist, kann als Ersatz für tierische Gelatine bei der Zubereitung von Gelees, Pudding- und Eierspeisen sowie als ein Verdicker für Soßen, Kraftbrühen und Suppen benützt werden.

Irländisches Moos-Dessert. Weichen Sie eine viertel Tasse Irländisches Moos ungefähr 15 Minuten in kaltem Wasser ein, rühren Sie es dann in einen Viertelliter kochendes Wasser ein. Leise kochen lassen, bis sich das Irländische Moos aufgelöst hat. Den Saft von zwei Zitronen und einen viertel Teelöffel Zimt beifügen, mit Honig süßen. In Formen gießen. Das ergibt kräftige Schilddrüsennahrung in Form eines natürlichen Desserts!

Wie ein Schilddrüsen-Cocktail ein Gefühl ewiger Jugend hervorrief

Die Vitalität von Irene T. war auf ein Minimum herabgesunken, und ihre faltige Haut war ein sprechendes Symptom des vorzeitigen Alterns. Ihr einst glänzendes Haar war mausgrau und gab ihr ein eintöniges, lebloses

Aussehen. Ihr Gedächtnis ließ zu wünschen übrig, und es gab Tage, an denen ihre Hände und Füße kalt waren trotz des warmen Klimas.

Sie erschrak bei dem Gedanken, daß sie „in die Jahre kam". Dabei war sie erst Anfang vierzig, auf dem Höhepunkt des Lebens.

Niedriger Blutdruck — eine Folge von trägen Schilddrüsen:
Bei einer Routineuntersuchung erfuhr sie, daß sie einen zu niedrigen Blutdruck hatte. Dies deutete darauf hin, daß wahrscheinlich ihre Schilddrüse mangelhaft arbeitete. Weitere Untersuchungen zeigten, daß diese an starkem Jodmangel litt. Eine Unterfunktion der Schilddrüse war der Grund ihres vorzeitigen Alterns. Daraufhin empfahl man ihr eine einfache Kur. Sie trank täglich nach dem Aufstehen einen „Schilddrüsencocktail".

Schilddrüsen-Cocktail: Waschen Sie 60 Gramm Irländisches Moos in kaltem Wasser. Nun geben Sie das gewaschene Moos in einen Kessel, der zwei Liter frisches, kaltes Wasser enthält, und stellen ihn auf ein schwaches Feuer. Lassen Sie die Brühe langsam bis auf die Hälfte einkochen. Nun auspressen.

Irene T. trank jeden Morgen beim Aufstehen nur eine Tasse von diesem Schilddrüsen-Cocktail. Am Morgen, wenn das Verdauungssystem noch frisch und vital ist und keine andere Nahrung dazwischenkommt, sind die Mineralien im Schilddrüsencocktail außerordentlich wirksam. Sie nähren die Schilddrüse und helfen ihr, das viel benötigte Hormon Thyroxin zu bilden.

Irene T. nahm diese Hormonnahrung drei Wochen lang jeden Morgen zu sich, und dann begann sie sich besser zu fühlen. Nach einem Monat war sie auf dem Weg der Genesung. Ihre Haut straffte sich, ihr Haar wurde wieder glänzend, ihr Gedächtnis war intakt, und das Leben war wieder lebenswert — dank der Hormonnahrung, die ihre Schilddrüse ernährte.

Was der Schilddrüsen-Cocktail für Sie tun kann

Wenn die Schilddrüse richtig ernährt wird, so daß das Thyroxin als „Schönheitsstrom" durch den Körper geschickt wird und ein jugendliches Aussehen und Empfinden hervorruft, treten folgende heilsame Wirkungen ein:

1. Eine intakte Schilddrüse bringt Vitalität und reguliert normale Wachstumsprozesse des Körpers.
2. Das jodhaltige Hormon schützt den Körper gegen Gifte und Verletzungen.
3. Das Hormon wirkt als Energiespender und Schmiermittel, so daß Haut und Haar wieder jugendlich gesund aussehen.
4. Das Hormon ernährt die kleinen „Öldrüsen" unter der Hautoberfläche und trägt zu ihrem Wachstum bei.
5. Das im Schilddrüsen-Cocktail enthaltene Jod tritt in das Thyroxin ein. Dieser Lebensstrom fördert die geistige Regsamkeit und das rasche Denken.

Verjüngt den ganzen Körper. Die aus dem Ozean stammenden Hormon-Nährstoffe im Schilddrüsen-Cocktail erneuern den gesamten Körper und Geist. Er reguliert den Stoffwechsel (die Geschwindigkeit, mit der Nahrung abgebaut und in körpereigene Stoffe umgewandelt wird), er macht Kalzium und Phosphor nutzbar, beeinflußt das Wachstum, das Gewicht, die Persönlichkeit, Emotionen, die Herztätigkeit, die Reaktion auf Kälte und Hitze (eine träge Schilddrüse war verantwortlich für Irenes kalte Hände und Füße), verbessert das Gedächtnis und die Bildung von roten Blutkörperchen. Eine winzige Menge Jod kann solche verjüngenden Wirkungen haben, und doch kann die geringste „Aushungerung" große Störungen im Körper verursachen. Der Wert des Jods aus Meerespflanzen kann gar nicht überschätzt werden!

4. Algen — Quelle jugendlicher Kraft!

Eine andere Meerespflanze, die Alge, enthält die Vitamine A und D sowie Zink — ein Element, das in der Schilddrüse hochkonzentriert ist. Zinkmangel kann eine Störung des Hormonrhythmus verursachen, er kann die Prostata und die Bauchspeicheldrüse schädigen, was zu Prostataleiden und Diabetes führen kann. Algen sind eine Drüsennahrung, in der Zink und Jod mit einer Familie von Nährstoffen zusammenwirken. Algen können eine Quelle verdoppelter Energie sein. Sie liefern den Zündfunken für das jodhaltige Thyroxin und bieten dem Körper die Schätze des Ozeans an Mineralien und anderen wichtigen Nährstoffen.

Wie man Algen verwendet: In pulverisierter Form können Algen gut als Salzersatz benutzt werden. Nehmen Sie überall, wo Sie bisher Kochsalz nahmen (das einem gesunden Hormonsystem zuliebe vermieden werden muß), Algen als Würze. Nur ein halber Teelöffel Algenpulver täglich deckt den Bedarf der Schilddrüse, damit sie für eine gesunde Haut und gesundes Haar sorgen kann.

Wie Schilddrüsennahrung die Jugend wiederbrachte. Nach dem Bericht eines Arztes gelang es bei einigen Patienten, durch eine richtige Einstellung der Schilddrüse, das heißt durch eine zusätzliche Zufuhr von Jod, ein „Gefühl der ewigen Jugend" hervorzurufen. Das „Wunder" dieser Verjüngung bestand darin, daß lediglich eine Anregung der trägen Schilddrüse erforderlich war und kaum etwas anderes.

Einfache Hormonkost machte Mrs. R. wieder jung

Mit 64 Jahren war Doris R. bettlägerig und in einem Zustand halber Bewußtlosigkeit. Sie hatte bereits die

Letzte Ölung erhalten. Ihr Leiden wurde als Myxödem erkannt (eine schwere Unterfunktion der Schilddrüse), was sich an ihrer farblosen Haut und ihrem strähnigen Haar kundtat. Mrs. R. bekam sofort ein Präparat, das 15 Milligramm Jod enthielt, zusammen mit Bierhefe, die reich an den Vitaminen des B-Komplexes ist.

Diese einfache, schilddrüsennährende Behandlung verhalf Mrs. R. zu einer zweiten Jugend. Ihre tote Haut schälte sich ab, und es bildete sich eine neue Haut. Ihr weißes Haar bekam dunkle Strähnen, und ihre geistigen Fähigkeiten kehrten wieder. Sie erlebte tatsächlich eine zweite Jugend, als ihre Schilddrüse mit Jod und Bierhefe genährt wurde.

Hormonnahrung wirkt Wunder

Mr. L., ein Anwalt, mußte sich vorzeitig pensionieren lassen, da er an Bluthochdruck, schlechter Blutzirkulation, erhöhtem Cholesterin, gelegentlichen Herzunregelmäßigkeiten (Aussetzen des Herzschlags) und schlechtem Sehvermögen litt. Er hatte auch etwa 15 Pfund Untergewicht (ein Zeichen für eine nach Jod ausgehungerte Schilddrüse). Mr. L. war ein passionierter Bridgespieler, aber sein Gedächtnis war so schlecht geworden, daß er sich nicht daran erinnern konnte, was für ein Wochentag es war, geschweige denn, wie die Karten gelegt werden.

Die Behandlung erforderte eine Jod-Zufuhr und wenig mehr, außer der Rückkehr zu einer natürlicheren und gesünderen Hormonkost. Es klingt einfach, war aber so wirksam, daß sich sein Blutdruck innerhalb von sechs Monaten normalisierte und sein Gedächtnis so frisch war wie früher, so daß er wieder Bridge spielte. Nur ein paar Hormonnahrungsmittel, mit einer winzigen Menge Jod machten den Unterschied aus zwischen vorzeitigem Altern und frischer Jugendlichkeit!

B-Komplex-Vitamine steuern die Wirkung von Jod!
Das „Geheimnis" dieses Erfolges ist es, Jod mit den B-
Komplex-Vitaminen der Bierhefe zu kombinieren. Es gibt
einen biochemischen Grund für diese Therapie. Mehrere
der B-Komplex-Vitamine in der Bierhefe (Riboflavin,
Niazin, Thiamin und andere) befassen sich mit dem
Transport von Sauerstoff innerhalb der Zelle. Jod hilft
dem Thyroxin, die Oxydation zu beschleunigen. Jod
braucht die B-Komplex-Vitamine der Bierhefe, um Ener-
gieverluste zu verhindern.

Jod allein, in der Form von Meerespflanzen, verbessert
den Stoffwechsel. Aber seine Wirkung wird durch die
gleichzeitige Zufuhr von Hefe verstärkt. Wenn man bei-
des zusammen einnimmt, setzt der Vitamin-B-Komplex
der Bierhefe in den Zellen nützliche Energie frei und veranlaßt die Schilddrüse zu einer ausgeglichenen Funktion.

Eine intakte Schilddrüse hilft das Leben verlängern! Es
wird berichtet *, daß eine richtig ernährte Schilddrüse vorzeitige Alterungsprozesse aufhält und auch der Arterio-
sklerose entgegenwirkt (einer Verhärtung der Arterien,
bei der die inneren Gefäßwände durch Fettansammlungen
geschädigt werden, ein Vorläufer von Herzkrankheiten).
Eine richtig ernährte Schilddrüse kann die Bildung solcher
Krankheitserscheinungen verhindern und dadurch das Leben verlängern. Es gibt viele Beweise dafür, daß die Bildung und Nutzbarmachung von Thyroxin im Alter nachläßt, auch wenn Laborbefunde normale Werte zeigen.

*Wie Ozeanpflanzen eine träge Schilddrüse stimulieren
und dadurch Haar und Haut pflegen.* Die in den Meerespflanzen enthaltenen Mineralstoffe bewirken eine gesunde
Produktion von Thyroxin, das durch den ganzen Körper
strömt. Dieses Hormon ist am Fettstoffwechsel beteiligt

* James C. Wren, M.D., Journal of the American Geriatric Society,
Januar 1971.

und läßt die biologische Uhr gleichmäßig gehen. Fehlerhafter Fettstoffwechsel kann zu ungesunden Fettablagerungen an den Arterienwänden führen. Wenn dies geschieht, wird der ganze Stoffwechselprozeß beeinträchtigt, und auch die Gesundheit von Haar und Haut hat darunter zu leiden. Der Gebrauch von Jod-Präparaten zusammen mit Hefe bietet eine Hormonnahrung, die von der Schilddrüse um der Gesundheit des ganzen Körpers willen gebraucht wird.

Vorzüge einer richtig ernährten Schilddrüse: Die Meerespflanzen, die der Schilddrüse einen Schatz an Vitaminen und Mineralstoffen zuführen, wirken gut gegen Nervosität und Depressionen, gegen Reizbarkeit von Körper und Geist, sie kräftigen den Organismus, bringen angenehme Wärme in Hände und Füße, verbessern die Atmung, bringen gesunden Schlaf und stärken das Gedächtnis.

Ein hervorragender Bestandteil von Hormonnahrung ist *Mannit* — ein natürlicher Zucker, der den Blutzuckerspiegel nicht erhöht. Er wird von der Schilddrüse aufgenommen und als Energiespender benutzt, um einen reichen Strom von Thyroxin in die zarten Gänge und Gefäße zu schicken, die zur Oberfläche der Kopfhaut führen. Dadurch wird das Netzwerk der Blutgefäße genährt, die sowohl die Haut als auch die Kopfhaut versorgen. *Mannit* ist der natürliche Energiespender, der die Schilddrüse aufweckt, in das Thyroxin eingeht und Haut und Kopfhaut verjüngt.

Andere Jod-Quellen: Außer den Meerespflanzen gibt es noch andere wichtige Jod-Lieferanten. Dazu gehören Lachs, dunkler Sirup, Brunnenkresse, Sardinen, Eier, Hafermehl, Kartoffeln mit Schale und Milch.

Unter den Gemüsen ist Knoblauch die reichste Jodquelle. Machen Sie es sich zu einer kulinarischen Regel, geschnittenen, *rohen* Knoblauch zu rohen Gemüsesalaten zu geben, um Ihre Jodaufnahme zu steigern und Ihre Schilddrüse zu nähren.

Ausgewählte organische Nahrungsmittel. Normalerweise nehmen Pflanzen Jod aus der Erde auf. Jod ist auch im Überfluß in Milch verfügbar, sofern das Element in der Erde enthalten ist, auf der die Kühe weiden. Auf organischer Erde, die jodreiche Düngemittel zugeführt bekommt, wachsen gesunde, organische Gemüse und Früchte. Kaufen Sie biologisch angebaute Nahrungsmittel, wo immer Sie können, damit der Jodgehalt nicht herausgelaugt oder chemisch verfälscht ist. Kaufen Sie nach Möglichkeit auch Meeresprodukte im Reformhaus oder bei einem Händler, der biologische Nahrung aus abwässerfreiem Meereswasser führt.

Spezialvorschlag: Kaufen Sie Salzwasserfische. Denn sie haben einen höheren Gehalt an Jod als Süßwasserfische.

Meerespflanzen sind eine wichtige Quelle von Schilddrüsennahrung. Das in Seepflanzen enthaltene Jod befindet sich in einem natürlichen Gleichgewicht, wie es auch in der Schilddrüse vorkommt. Es ist fast so, als hätte die Natur den Meerespflanzen ihr eigenes Thyroxin gegeben. Dies ist ein Grund, warum Jod aus Meerespflanzen so wirksam ist. Es ist fast identisch mit dem Jod in der Schilddrüse. In Ihrem Hormonkost-Programm sollten Meerespflanzen an erster Stelle stehen. Sie sind ein Geschenk des Meeers.

Hauptpunkte:

1. Um eine gesunde Haut und Kopfhaut zu bekommen, nähren Sie Ihre Schilddrüse mit einer ausreichenden Zufuhr von Jod aus Meerespflanzen.

2. Eine intakte Schilddrüse schickt Thyroxin, das „Schönheitshormon", das die Millionen Kopfhautöffnungen nährt und dem Haar ein gesundes und jugendliches Aussehen verleiht.

3. Vier Meerespflanzen ernähren die Schilddrüse.

4. Ein wohlschmeckendes Dessert aus Irländischem Moos bietet kräftige „Schilddrüsennahrung".

5. Irene T. erfuhr eine wunderbare Verjüngung mit einem einfachen und natürlichen Schilddrüsen-Cocktail.

6. Zusätzliche Jod-Zufuhr in Verbindung mit einfacher Bierhefe verhalf Mrs. R. zu einer zweiten Jugend.

7. Zusätzliche Jodzufuhr mit natürlicher Hormonkost ließ einen Anwalt sich wieder jung fühlen.

8. Um körperliche Gesundheit zu erlangen, regulieren Sie den Uhrenrhythmus, indem Sie der Schilddrüse natürliches Jod zuführen — der Schlüssel zu einem Gefühl der ewigen Jugend!

NATÜRLICHE HORMONE HEILEN
ARTHRITISCHE BESCHWERDEN

Mineralische Nährstoffe aus frischen Früchten, Gemüsen und Molkereiprodukten haben die Fähigkeit, die Nebennieren anzuregen, damit sie für eine ausreichende Versorgung mit natürlichem ACTH und Kortison sorgen, das allen jenen Erleichterung verspricht, die an arthritisch-rheumatischen Beschwerden leiden. Diese Mineralstoffe aktivieren und stimulieren die trägen Nebennieren. Sie pflegen und nähren diese Drüsen und befähigen sie, ihr wertvolles Kortison zu erzeugen — das gleiche Hormon, das Arthritikern als Medikament verabreicht wird. Durch ein natürliches Programm, das den Nachdruck auf gesunde Hormonnahrung legt, ist es möglich, den Nebennieren natürliches Kortison zuzuführen.

Wie ein verbesserter Drüsenstoffwechsel die natürliche Kortisonbildung anregen kann. Es ist allgemein anerkannt, daß arthritisch-rheumatische Leiden mit einer Störung des innersekretorischen Drüsen-Stoffwechsel beginnen. Insbesondere die Nebennieren sind schwach oder träge geworden, und die Hormonzufuhr läßt nach. Der Cortex (Nebennierenrinde) ist eine Schale, deren Zellen bestimmte Hormone, die Steroide, produzieren. Von den mehr als 30 Hormonen, die von einem gesunden Cortex erzeugt werden sollen, ragt eines heraus als der Schlüssel zum gesunden Drüsen-Stoffwechsel — *Kortison.* Ein Mangel an diesem Hormon ist die Hauptursache von Störungen im Drüsen-Stoffwechsel und vieler anderer Symptome, vor allem aber der arthritischen Beschwerden. Eine Störung der Nebennierenrinde gilt als die Hauptursache von arthritischen Beschwerden. Während synthetisches Kortison verabreicht wird, um diesen Mangel auszugleichen, kann man die Nebennieren auch auf natürliche Weise dazu anregen, genügend körpereigenes Kortison zu bilden, um die Beschwerden zu mildern. Wenn man diese Stoffwechselstörung durch die richtige Ernährung der Drüsen ausgleicht, bringen die Hormone eine Erleichterung der arthritischen Beschwerden.

Wie eine „Mineralische Kraftbrühe" arthritische Azidose erleichtert

Eine natürliche Hormonkost kann der Azidose entgegenwirken, einer Vermehrung saurer Stoffe im Blut, die den Stoffwechsel beeinträchtigt und ein gesundes Funktionieren der Kortison erzeugenden Nebennieren verhindert. Um ein gesundes Drüsengleichgewicht wiederherzustellen, sollte täglich folgende Mineralkraftbrühe eingenommen werden.

Mineralkraftbrühe. In einen großen Topf aus rostfreiem Stahl gibt man zwei gewürfelte Kartoffeln, eine Sellerie (mit den Blättern und allem), eine Tasse irgendeines Gemüsekrautes, zum Beispiel Rübenkraut oder Betekraut. Einen Viertelliter Milch hinzufügen, zudecken und 30 Minuten bei kleiner Hitze kochen. Die Flüssigkeit abgießen und abkühlen lassen, dann trinken. Im Kühlschrank aufbewahren und vor dem Servieren anwärmen.

Wie die Mineralkraftbrühe Adeles Morgensteifheit lindern half. Adele R. war beim Aufwachen immer ganz zerschlagen. Die frühen Morgenstunden waren am schlimmsten wegen ihrer steifen Glieder. Sie brauchte ungefähr

eine Stunde, um die „Knoten" in ihren Armen und Beinen
zu lösen. Sie trank oft bis zu drei Tassen Kaffee, mit Zukker gesüßt, aß dazu Kuchen und Früchte aus Dosen — alle
reich an raffiniertem Zucker. Adele R. dachte, dies würde
ihr „Energie" geben. Aber es störte das Gleichgewicht in
ihrem Kalzium-Phosphor-Haushalt. Ihre Drüsen wurden
träge, und der Hormonmangel war eine Hauptursache
ihrer arthritischen Beschwerden. Nun gab sie die Gewohnheit auf, am frühen Morgen Kaffee und Zucker zu sich zu
nehmen und trank statt dessen die Mineral-Kraftbrühe.

Adele R. profitierte von der alkalischen Mineralkraftbrühe, weil sie der Azidose entgegenwirkte (eine Folge
von übertriebener Kaffee-Zucker-Aufnahme) und ihre
Nebennieren ernährte. Mit einer gesunden Drüsentätigkeit
fühlte sie sich am Morgen beweglicher und froh.

Aber um die Mittagszeit ergab sich ein Problem. Sie fiel
in ihre Gewohnheit zurück, mit Zucker gesüßte Limonaden und viel gesüßten Kaffee zu trinken. Am frühen
Nachmittag hatte sie wieder die alten Beschwerden. Oft
klagte sie, daß sie sich „ganz verknotet" fühlte. Ja, sie
konnte ihren Hang zu Süßigkeiten nicht aufgeben, und
das vertrug sich nicht mit einem gesunden Hormonrhythmus. Die Mineralkraftbrühe bot zwar Hoffnung auf Heilung, war aber nur ein Schritt zur Gesundheit. Es ist notwendig, auch auf künstliche Süßigkeiten, Stärken und synthetische Nahrungsmittel zu verzichten.

*Die natürliche Mineralstoffkur für hormonales Gleich-
gewicht.*

Ein natürliches Gleichgewicht von Mineralstoffen lindert arthritische Beschwerden, weil es die Nebennieren
ebenso wie die anderen Drüsen richtig ernährt und der

Cortex zu einer gesunden Kortisonproduktion angeregt wird. Halten Sie sich an folgende Regeln, um das Hormongleichgewicht wiederherzustellen, Stoffwechselschäden zu beheben und dadurch arthritische Beschwerden zu lindern.

1. *Vermeiden Sie Zucker.* Alle zuckerhaltigen Lebensmittel, dazu gehören gebleichtes Weißbrot und Fertigerzeugnisse aus solchem kraftlos gemachten Mehl, müssen vermieden werden. Zucker steigert den Säurespiegel des Blutes. Manche Arthritis beginnt mit den Anzeichen der Azidose. Die Eliminierung von Zucker hilft Säure abbauen. Die Nebennieren müssen rasch arbeiten und mit den anderen Drüsen zusammenwirken, um Zucker umzusetzen. Dies verursacht eine Überarbeitung der Drüsen und eine allgemeine Schwächung. Ein Mangel an Kortison ist die Folge. Helfen Sie Ihren Nebennieren, Kortison zu erzeugen, indem Sie Zucker vermeiden, damit Ihre Drüsen ohne Störung durch unnatürliche Nahrung arbeiten können.

2. *Essen Sie viele frische Früchte und Gemüse.* Diese natürlichen Hormonnahrungsmittel sind wichtige Lieferanten von kostbaren Mineralien, die gebraucht werden, um die Nebennieren zu ernähren. Frische Früchte und Gemüse-Mineralien tragen zur Bildung von Protein bei, beeinflussen die Reaktion der Drüsen, kontrollieren die Hormone, schicken die Nährstoffe zu Millionen Körperzellen und Geweben und veranlassen die Nebennieren, eine gesunde Zufuhr von Kortison zu erzeugen.

3. *Ein Fastentag mit rohen Säften hilft ätzende Verunreinigungen hinausschwemmen.* Mineralien in frisch gepreßten, rohen Säften bieten einen Alkaloid-Überschuß, um die Säuren zu neutralisieren, die in großen Mengen im Blut und in den Geweben vorhanden sind, wenn die Nebennieren nicht richtig arbeiten. Legen Sie einen Fastentag

ein, an dem Sie nur rohe Gemüsesäfte zu sich nehmen. Der Nutzen liegt hier darin, daß das Fasten den Organismus und vor allem die Drüsen von angesammelten Verunreinigungen reinigen und sie befähigen wird, eine gesunde Menge wertvoller Hormone zu erzeugen.

4. *Pflanzenöle arbeiten mit Mineralien zusammen.* Die Öle der Safranpflanze, der Sonnenblume, von Baumwollsamen, Mais, Weizen und anderen samentragenden Pflanzen sind besonders nützlich für eine gesunde Drüsentätigkeit. Die ungesättigten Fettsäuren verbinden sich mit den Mineralstoffen und schaffen Substanzen, die den Stoffwechsel fördern. Die Nebennieren werden dadurch beruhigt und erfrischt. Verwenden Sie diese Öle für Salate und beim Kochen anstelle von Butter.

Natürliches Hormon-Regulierungselixier. Geben Sie ein halbes Glas Apfelsaft, ein halbes Glas Beerensaft und vier Eßlöffel kaltgepreßtes Samenöl zusammen. Kräftig umrühren oder kurz mit dem Quirl mixen. Dieses natürliche Hormon-Regulierungs-Elixier enthält viele Mineralien und ungesättigte Fettsäuren, die zusammenwirken und allen Drüsen zugute kommen, besonders aber den Nebennieren. Trinken Sie dieses natürliche Hormon-Regulierungselixier zweimal täglich, während Sie gleichzeitig die anderen Grundregeln befolgen — ein natürliches Ernährungsprogramm ohne alle verfälschten und synthetischen Nahrungsmittel.

5. *Die kalte Dusche.* Man weiß seit Jahrhunderten, daß eine kalte Dusche einen außerordentlich wohltuenden Effekt auf den ganzen Körper ausübt. Eine altmodische kalte Dusche — sie sollte angenehm kühl und nicht eiskalt sein — reguliert den Blutkreislauf, stärkt die Muskel- und Nervenkraft und beschleunigt den Stoffwechsel. Sobald der Stoffwechsel reguliert ist, werden auch die verschiedenen Drüsen einschließlich der Nebennieren ihre Funk-

tion aufnehmen und die Hormonproduktion steigern. Eine kalte Dusche am Morgen wirkt wohltuend auf die Drüsen und hilft der Nebennierenrinde, das viel benötigte Kortison zu bilden.

Ratschläge für gesunde Nebennieren. Um gesunde Nebennieren zu erhalten, ist es ratsam, alle scharfen Gewürze wie Salz, Essig, Senf, Ketchup und Pfeffer zu meiden. Trinken Sie keinen Kaffee, keinen Tee, außer natürlichen Kräutertees, vermeiden Sie Tabak und Alkohol. Essen Sie nichts, was aus weißem Zucker oder weißem Mehl hergestellt ist. Vermeiden Sie alle Lebensmittel, die chemisch behandelt wurden. Dann brauchen Ihre Nebennieren keine Überstunden zu machen, um mit unnatürlichen Substanzen fertig zu werden. Die Nebennieren können dann die gesunden, natürlichen Nahrungsmittel verarbeiten und genügend Kortison produzieren, das nötig ist, um arthritische Beschwerden zu lindern.

Wie Sie Ihrem Drüsensystem Mineralstoffe zuführen und arthritische Beschwerden lindern.

Mineralstoffe in gesunder Hormonnahrung bekämpfen Infektionen, helfen beim Umsetzen der Nahrung, indem sie ihr nährende Substanzen entnehmen und kräftigen die Nebennieren. Mineralstoffe nähren insbesondere diese Drüsen und regen sie dazu an, ihre wertvollen Hormone zu bilden. Hier eine kleine Anleitung, wie Sie Ihren Nebennieren die erforderlichen Mineralien zuführen können:

Kalzium. Dieses Element zirkuliert in den Körpergeweben und -säften und sorgt für den Austausch von Flüssigkeiten durch die Zellwände. Kalzium wirkt den Beschwerden der Osteoporose, des Knochenschwundes, entgegen. Die Drüsen brauchen dieses Mineral für die Produktion jener Hormone, die arthritische Beschwerden mildern. Alle Molkereiprodukte, natürlicher Käse, grüne Gemüse, Grünkohl, Brokkoli, Wirsing enthalten Kalzium.

Phosphor. Die Zellen der Nebennieren enthalten viel Phosphor. Die Nebennieren benötigen Phosphor, um Verbrennungsenergie in Zellenarbeit zu verwandeln und um die Sekretion von Kortison und etwa 30 anderer Hormone zu unterstützen. Die Nebennieren brauchen dieses Mineral außerdem, um überschüssige Säure zu neutralisieren, die häufig bei Arthritis vorkommt, und um ein gesundes alkalisches Gleichgewicht aufrechtzuerhalten. Alle Milchprodukte, Geflügel, Fisch, Erbsen, Vollkorngetreide, Bohnen, Nüsse liefern Phosphor.

Eisen. Die Gewebe und Zellen der Nebennieren brauchen Eisen, um sie mit Sauerstoff zu versorgen. Die Nebennieren nehmen dieses Eisen auf und benutzen es als Energieträger. Die Nebennieren brauchen das Eisen auch, um die Gesundheit und Farbe des Blutes zu verbessern. Eisenhaltige Nahrungsmittel: Leber, Nieren, Eigelb, grüne, krautige Gemüse, Trockenfrüchte, Sirup, Kirschen, Rosinen, Trauben.

Jod. Dieses Mineral ist in der Nebennierenrinde hochkonzentriert. Es ist notwendig, um die zerebrospinale Flüssigkeit zu bilden und die Knochenstruktur des Körpers zu ernähren. Die Hormone sind reich an Jod. Ein Mangel daran kann eine Verminderung in der Zufuhr des wichtigen Kortisons bedeuten. Meerwassernahrung, Sardinen, Eier, Hafermehl, ungeschälte Kartoffeln, Kraut, Knoblauch sind reich an Jod.

Natrium. Die Nebennieren brauchen natürliches Natrium, damit sie ihre wertvollen Hormone erzeugen können, die der Arthritis entgegenwirken. Die Nebennieren brauchen das Natrium vor allem, um den Flüssigkeitsaustausch zwischen Gewebe und Blut zu beeinflussen. Die

Nebennierenhormone lagern dieses natürliche Natrium in den Muskeln und im Nervensystem ab und wirken der Steifheit der Glieder entgegen. Ein besonderer Vorzug ist, daß das Hormon dieses Mineral in das Blut trägt, um coaguliertes Fibrin aufzulösen, einen Vorläufer von steifen Fingern und Gelenken. Vom Körper gut verwertbares Natrium ist enthalten in Fleisch, Fisch, Geflügel, Milch, natürlichem Käse, Betekraut, Sellerie, Karotten.

Kalium. Die Nebennieren verbinden dieses Mineral mit Natrium und regulieren damit den Stoffwechsel. Kalium wirkt auf die Drüsen ein und hilft ihnen, Abfallstoffe aufzulösen — ein lebenswichtiger Reinigungsprozeß. Alle Zitrusfrüchte, Brunnenkresse, Pfefferminzblätter, grüner Pfeffer und Meerespflanzen wie Kelp enthalten Kalium. Eine Kraftquelle von Kalium für Ihre Nebennieren ist roher Kartoffelsaft. Er führt Alkaloide und Kalzium zu und ist eine hervorragende Nahrung für träge Nebennieren. Er kann das „Tonikum" sein, das gebraucht wird, um die natürliche Bildung von Kortison zu regulieren.

Magnesium. Die Nebennieren benützen Magnesium als „Anlasser" für die inneren biochemischen Reaktionen, um die Produktion von Kortison zu regulieren. Ein weiterer Vorteil ist der, daß die Nebennieren Magnesium benutzen, um Bluteiweiß zu erzeugen, das als Katalysator bei der Assimilierung von Kohlehydraten dient, so daß der Körper nicht zu viel Fett speichert. Dies ist ein innerer Stoffwechsel, der einen rhythmischen Fluß der harmonischen Hormone herbeiführt, ungestört von übermäßig viel Fett. Nahrungsquellen: Vollkorngetreide, Bohnen, Molkereiprodukte, Eigelb, Kokosnuß.

Kupfer. Die Nebennieren setzen Nahrungsmittel in Hämoglobin um und benutzen dazu Kupfer. Dieses Element ist Nahrung für die Nebennieren, die verdaute Nahrung in jene Substanzen umwandeln, aus denen die Hormone bestehen. Insbesondere brauchen die Nebennieren Kupfer, um die Oxydation des Thyrosins zu unterstützen, einer Aminosäure, die die Nutzbarmachung von Vitamin C beeinflußt, um die Körpergewebe und das Knochengerüst zu regenerieren. Diese natürliche Harmonie wirkt der Entstehung der Arthritis entgegen. Nahrungsquellen: Rindsleber, Kalbsleber, Mandeln, Aprikosen, schwarze Feigen.

Schwefel. Die Nebennieren brauchen Schwefel, um den Blutstrom zu kräftigen und bakteriellen Infektionen zu widerstehen, die oft in den „Knochenpaketen" auftreten, wo die Arthritis entsteht. Die Nebennieren brauchen Schwefel, um den Eiweißstoffwechsel zu fördern und umgesetzte Aminosäuren in die Hormone einzubauen, die sie erzeugen. Das Kortison, wie es von einer intakten Nebenniere hergestellt wird, enthält einen ansehnlichen Teil Schwefel. Nahrungsquellen: Kraut, Sirup, Rosenkohl, rote Johannisbeeren.

Kieselsäure. Die Nebennieren nehmen Silizium auf und benutzen es zur Bildung starker Muskeln und Verbindungsgewebe und zur Ernährung von Haut und Zellwänden. Kieselsäure ist ein Teil der Nebennierenhormone, die eine Heilwirkung auf brüchige oder schwammige Knochen ausüben. Es wird oft als das „Jugendmineral" in den Hormonen betrachtet. Nahrungsquellen: Lebensmittel aus Vollkorngetreide, Linsen, Pilze, Leber, Tomaten, Karotten, Buchweizen. Alle Nahrungsmittel, die aus natürlichem Buchweizen hergestellt sind, enthalten viel Kieselsäure, das Jugendmineral für die Nebennieren.

Zink. Die Nebennieren selbst enthalten viel von diesem Mineral, das sie brauchen, um einige Proteine und Kohlehydrate umzusetzen und den Knochenbau widerstandsfähig zu erhalten. Das in den Hormonen enthaltene Zink hilft dem Körper, Zucker und Stärken zu assimilieren. Es macht die Gelenke beweglich, indem es die Hormone der Nebennieren befähigt, Sauerstoff aufzunehmen und Kohlendioxid und giftige Abfallstoffe auszuscheiden. Dies bewirkt eine innere Reinigung, die die Gliedmaßen in einer jugendlichen Kondition erhält. Wenn die Nebennieren Zink für ihre Hormone aufnehmen, machen sie Kohlehydrate nutzbar und dies erzeugt biologische Energie. Die Spannkraft von Fingern, Zehen und Gelenken kann von der Zufuhr dieses wichtigen Stoffes, Zink, abhängen. Nahrungsquellen: Grüne Blätter von Gemüsen, Eigelb, Samen, Nüsse, Bohnen, Erbsen.

Wunder-Hormon-Nahrung für die Drüsen. Die Mineralstoffe in Hormonkost arbeiten eng zusammen und wecken ein Gefühl der Jugendlichkeit im ganzen Körper, da das Netzwerk der Drüsen ernährt wird, besonders aber die Nebennieren. Wenn diese Mineralien die „Drüsenuhr einstellen", tragen sie zur Bildung gesunder Hormone bei — Kortison ist der Schrittmacher —, die arthritische Beschwerden erleichtern und ein jugendliches Gefühl in den Gelenken hervorrufen.

Mineralkost lockerte Johns steife Gelenke. John C., der an einer Drehbank arbeitete, brauchte gelenkige Finger und frei bewegliche Gelenke, um seine komplizierte Maschine zu bedienen. Als er das Gefühl hatte, daß seine Knochen steif wurden und er einen unsichtbaren Druck zwischen den Schulterblättern spürte, dachte er, das sei nur die Folge des langen Stehens. Aber als die angespannten Muskeln wie „Knoten" waren und er ein betäubtes Gefühl in Fingern und Knien hatte, erkannte er, daß er nicht nur einfach müde war, sondern daß er rheumatische Beschwerden hatte.

Falsche Ernährung führte zur Drüsenstörung. Da John C. viele Stunden arbeiten mußte, hatte er keine Zeit für eine gesunde Ernährung. Er aß gewöhnlich kalte Weißbrot-Sandwiches mit Fleisch, trank dazu gesüßten Kaffee und aß gekauftes Gebäck. Dies verursachte einen ungesunden Stoffwechsel, wie eine Untersuchung beim Endokrinologen zeigte. Er erfuhr, daß die schlecht ernährten Nebennieren die Zufuhr von wertvollem Kortison vermindert hatten. Auch seine anderen Drüsen waren in Unordnung geraten, da das gesamte Drüsennetzwerk in einem zusammenhängenden Rhythmus arbeitet. Wenn eine Drüse gestört ist, werden auch die anderen beeinflußt, wie in einer Kette miteinander verbundener Glieder. Als Johns unterernährte Nebennieren die Produktion ihrer mehr als 30 Hormone verlangsamten und ein Mangel an Kortison zu der schmerzhaften Versteifung seiner Finger und Gelenke führte, bedeutete das den Beginn arthritischer Beschwerden. Dies zwang ihn dazu, seine Lebensweise zu ändern.

Einfacher Mineralkostplan. John C. befolgte nun eine natürliche Heilmethode, um die rhythmische Tätigkeit der Drüsenfamilie wiederherzustellen:

1. *Kurze, kühle Dusche am Morgen.* John C. nahm am Morgen eine kühle Fünf-Minuten-Dusche (harte Strahlen sind besonders kräftigend für die Drüsen). Dies half, die Funktion seiner Drüsen und andere Körpervorgänge am frühen Morgen anzukurbeln, wenn sie normalerweise träge und „schläfrig" sein können.

2. *Frischer Beerensaft.* Vor dem Frühstück lieferte ein Glas frischer Beerensaft eine Kraftquelle von Mineralien und Vitaminen sowie von Enzymen, die das Feuer in seinem Drüsenofen schürten. Das Ergebnis war ein rhythmischer Strom von Hormonen.

3. *Fruchtsalat zum Frühstück.* Ein frischer Fruchtsalat zum Frühstück lieferte Enzyme und andere Nährstoffe, die wiederum die Mineralien veranlaßten, in den Nebennierenprozeß einzutreten. Rohes Obst ist besonders vor-

teilhaft, weil es eine natürliche Quelle der gleichen Mineralien ist, die in den Hormonen selbst enthalten sind!

4. *Protein-Nahrung aktiviert die Nebennieren.* Proteinnahrung zum Frühstück, wie Eier, Fisch, Fleisch, Käse, Bohnen und Nüsse, boten eine Zufuhr wichtiger Aminosäuren, die später die Nebennieren regulierten und aktivierten, so daß die Hormone die Körperorgane ernähren halfen und ihren Prozessen Kraft gaben.

5. *Natürliche Getränke wirken beruhigend.* Als warmes Getränk zum Frühstück (die Wärme ist am Ende der Mahlzeit wichtig für die Nebennieren und das Verdauungssystem, um die Kortisonerzeugung anzuregen) trank John C. einen koffeinfreien Kaffee-Ersatz, eine Tasse Kräutertee oder eine Mischung von Rübensirup (zwei Eßlöffel) in einer Tasse abgekochtem Wasser. Dies ist eine Kraftquelle von Mineralien für die Drüsen.

6. *Zum Mittagessen rohe Gemüse.* Zum Mittagessen nahm sich John C. Zeit. Er aß einen Teller rohes Gemüse mit einer Salatsoße, die aus gleichen Teilen Zitronensaft und Apfelweinessig und einem halben Teelöffel Honig bestand. Dies gab ihm eine reiche Zufuhr von Vitaminen, Mineralien, Proteinen und Enzymen sowie von ungesättigten Fettsäuren. Dazu trank er Kaffee-Ersatz oder Kräutertee. Auch dies bot natürliche Nährstoffe. Vorteil: Um die Mittagszeit bekommen die Drüsen den physisch-geistigen Druck der Arbeit zu spüren und verlangen Nahrung aus natürlichen Quellen. Das rohe Gemüse lieferte einen Überfluß solcher Nährstoffe. Zusätzliches Protein: John C. hätte auch eine Beigabe aus geschmorter Leber oder fettgerändertem Fleisch zu sich nehmen können.

7. *Zum Abendessen aß er hochproteinhaltige Nahrung.* Beim Abendessen lag der Nachdruck auf der Proteinzufuhr, damit die Drüsen noch mehr Aminosäuren erhielten. Nun produzierten die Nebennieren gekräftigte Hor-

mone, die die Ernährung seiner müden Knochen und Gelenke besorgten. Die hochproteinhaltige Kost bestand aus Fleisch, Fisch, Geflügel, Sojabohnen oder Käse. Wieder aß er dazu rohen Gemüsesalat, um Mineralien zuzuführen, die die Kraft der Aminosäuren verstärkten und die Nebennieren und andere Drüsen ernährten.

8. *Rückkehr zur Natur brachte für die Drüsen Rückkehr zur Jugend.* John C. vermied alle Nahrungsmittel, die künstliche Zucker, Stärke und Salz enthielten. Er sorgte dafür, daß er jede Nacht mindestens acht Stunden gesunden Schlaf bekam. Er machte regelmäßige Pausen bei der Arbeit und achtete auf seine Ernährung. Es dauerte fast drei Monate, bis er sich wieder wohl fühlte und seine Finger mit der Geschmeidigkeit eines Jünglings öffnen und schließen konnte! Seine Haltung war wieder aufrecht. Seine Haut und sein Haar bekamen jugendlichen Glanz. Seine gutgenährten Drüsen hatten seinen vorher arthritischen Fingern und Muskeln die Jugend wiedergegeben. Es ist zu hoffen, daß er seine natürliche Lebensweise beibehält, damit seine rheumatischen Beschwerden nicht wiederkehren.

Die natürliche Hormonkost, die Ihre Drüsen weckt und Finger und Muskeln verjüngt

Europäischen Ärzten ist es gelungen, mit Hilfe einer natürlichen Hormonkost arthritische Beschwerden bei ihren Patienten zu mildern und sogar zu heilen.

Bierhefe verjüngt die Finger. Bierhefe ist reich an einem Nährstoff namens Pantothensäure — Teil des komplexen Moleküls des Co-Enzyms, das den Drüsenstoffwechsel der Proteine, Fette und Kohlehydrate besorgt. Die Pantothensäure aus der Bierhefe bewirkt zusammen mit Mineralien eine gesunde Kortisonproduktion, die gemeinsam mit Sterolen und Steroiden ein Gefühl der Verjüngung in Fingern und Gelenken hervorruft.

Zwei natürliche Hormonnahrungsmittel verjüngen Gelenke. Eine Forschergruppe[*] beobachtete, daß rheumatische Arthritis mit einem abnorm niedrigen Panthotensäuregehalt im Blut einhergeht. Je niedriger der Gehalt, um so stärker die arthritischen Beschwerden. Die Ärzte gaben diesen Patienten eine tägliche Zufuhr von zwei natürlichen Substanzen — Honig und Pantothensäure, wie sie in der Bierhefe enthalten ist. Diese beiden natürlichen Nahrungsmittel gemeinsam hoben den Pantothenspiegel im Blut an. Sie veranlaßten dadurch die Nebennieren, eine gesunde Menge an natürlichem Kortison zu liefern. Das Allgemeinbefinden der Patienten besserte sich und ihre vorher steifen Finger und Gelenke wurden wieder beweglich. Die tägliche Aufnahme von Honig und Bierhefe bewirkte diese „Verjüngung". Es liegt wahrhaftig alles in den Drüsen! Nähren Sie Ihre Drüsen, und Sie verjüngen Ihren Körper!

Gesunde Nebennieren durch Bierhefe. Mehrere andere Patienten[*], die an Osteoarthritis litten, bekamen täglich Bierhefe allein, um die Nebennieren mit der dringend nötigen Pantothensäure zu versorgen. Es trat eine fühlbare Verbesserung in den steifen Fingern ein. Als die Hefe aus der Diät entfernt wurde, bekamen die Patienten wieder steife Finger und Gelenke.

Wie dieses Hormonkostprogramm die Drüsenkraft stärkt. Dieses einfache Programm verlangt die tägliche und regelmäßige Aufnahme von Bierhefe, weil dadurch viel Pantothensäure zugeführt wird, und von Honig, we-

[*] Lancet, 2:862, 26. Oktober 1963.
[*] Lancet, 2:1168, 30. November 1963.

gen seines hohen Mineraliengehalts. Beide wirken zusammen, um die Nebennieren und andere Drüsen zu nähren.

Fördert die Kortison-Bildung. Die Bestandteile in diesem „Hefetonikum", wie es genannt wurde, ernährten die Nebennieren. Sie halfen den Nebennieren bei der Bildung von Kortison und besonders von Desoxkortikosteron oder DOC. Dieses Kortisonhormon half dem Körper, arthritische Infektionen bekämpfen, indem ein Schild um die Bakterien und giftigen Substanzen gelegt wurde und sie so daran hinderte, sich in die benachbarten Gewebe auszubreiten. Dies ist ein Dämmprinzip, ähnlich wie bei der Bekämpfung eines Waldbrandes. Kortison schafft dann Blut, Gewebeflüssigkeit und weiße Blutkörperchen herbei, um in der von Arthritis befallenen Gegend zu Hilfe zu kommen. Hier können einige Schwellungen und Schmerzen auftreten, aber der übrige Körper ist geschützt. Das „Feuer" ist unter Kontrolle.

Kortisonlieferung wird durch Hefetonikum aufrechterhalten. Das Kortison hält das Hormon DOC in Schach. Aber es muß ein Vorrat von in der Nebenniere erzeugtem Kortison vorhanden sein. Dies wird durch ein „Hefetonikum" und andere hier beschriebene natürliche Hormonkostprogramme ermöglicht. Wichtig: Ein Mangel an Mineral- und Nährstoffen bedeutet einen Mangel an Kortison. Wenn dies eintritt, dann nimmt das DOC überhand, und die Entzündung wird einem rasenden Waldbrand ähnlich, der sich jedes Jahr verstärkt und zu schwerer Arthritis und einer rheumatischen Versteifung führt. Um sich davor zu schützen, ist es wichtig, das einfache, aber sehr wirksame „Hefetonikum" anzuwenden, das die Mineralien liefert, die die Nebennieren brauchen, um natürliches Kortison zu erzeugen.

Hefetonikum. In ein Glas Tomatensaft geben Sie vier gehäufte Eßlöffel Hefepulver oder Hefeflocken und fügen zwei Eßlöffel Naturhonig hinzu. Kräftig umrühren oder besser zwei Minuten mit dem Quirl mischen. Trinken Sie jeden Morgen ein Glas von diesem Hefetonikum. Dadurch führen Sie Ihrem Drüsensystem und besonders den Nebennieren viele Vitamine, Mineralstoffe, Pantothensäure und Enzyme zu. Die Bestandteile des Hefetonikums geben den Nebennieren Kraft, die dann gesundes Kortison erzeugen, das als Wächter das DOC-Hormon kontrolliert, so daß das letztere seine „gefangenen" infektiösen Bakterien zerstören kann. Dieser biologische Rhythmus hilft arthritisch-rheumatische Beschwerden lindern und die Gelenke und Gliedmaßen kräftigen und verjüngen.

Natürliches Jugend-Hormon-Tonikum. Selleriesaft und Naturhonig ergeben zusammen ein Tonikum, das die Nebennieren kräftigt. In ein Glas Selleriesaft mischen Sie zwei Eßlöffel Naturhonig. Täglich trinken. Spezieller Tip: Fügen Sie Hefe hinzu. Sellerie reagiert alkalisch, was für „brennende Gelenke" beruhigend wirkt. Der Honig und die Hefe bieten eine Kombination von Mineralien und Pantothensäure, die die Fähigkeit der Nebenniere stärkt, ihr wertvolles Kortison zu erzeugen.

Dieses Tonikum korrigiert einen trägen Stoffwechsel und beschleunigt die biochemischen Prozesse bei der Regeneration der Gewebe, der Proteinsynthese, der Antikörperproduktion und, was am wichtigsten ist — sie hilft bei der Bildung von natürlichem Kortison, das in den ganzen Körper gelangt, die Muskeln stärkt, steife Finger und Gelenke lockert und tatsächlich einen Menschen sich wieder jung fühlen läßt.

Andere Quellen von Pantothensäure: Leber, Nieren, Herz, Lachs und Eier. Pilze, Brokkoli, Rindszunge, Erdnüsse und Sojabohnenmehl enthalten noch mehr Pantothensäure. Das dunkle Fleisch vom Puter enthält doppelt so viel Pantothensäure wie das helle Fleisch. Innereien sind reicher daran als Muskelfleisch. Versuchen Sie Linsen, Sesam und Sonnenblumenkerne, braunen Reis, Sardinen, Wassermelonen und wilden Reis. Am meisten Pantothensäure enthält jedoch Bierhefe, nämlich etwa zwölfmal so viel wie jede andere Nahrung, und dazu Vitamine, Mineralien, Enzyme und Aminosäuren — die alle zusammenarbeiten, um das Drüsensystem zu ernähren und insbesondere die Nebennieren veranlassen, das wertvolle Kortison zu erzeugen.

Wie Frauen sich durch mineralbereicherte Drüsen verjüngen können. Barbara J. litt an stechenden Schmerzen in der unteren Rückenpartie, so daß sie kaum ihre normale Hausarbeit erledigen konnte. Wenn sie sich gebückt hatte, um einen Teppich zu saugen, konnte sie sich kaum wieder aufrichten. Sie wollte nicht glauben, daß sie an Arthritis litt. Sie meinte, es handele sich um einen vorübergehenden Rückenschmerz, der wieder vergehen würde. Aber diese Hoffnung war vergeblich. Die Schmerzen nahmen noch zu.

Ihr gealtertes Aussehen veranlaßte eine Verwandte, eine Korrektur ihres Stoffwechsels vorzuschlagen. Die Verwandte erklärte, Frauen seien in den frühen vierziger Jahren ebenso empfindlich wie Männer, weil die hormonalen Änderungen eine Erschöpfung des Mineralgehalts der Knochen mit sich bringen. Dies bedeutete, daß Barbaras Stoffwechsel wegen des Verlustes an Mineralien nicht im Gleichgewicht war. Sie konnte Osteoporose bekommen, einen Mineralabbau in den Knochen, die dann mit schwammartigen Löchern durchsetzt und schwach und brüchig werden. Barbaras Schmerzen im Rücken waren Warnzeichen der Natur, daß sie ihren Stoffwechsel korrigieren und die Zufuhr von Nahrung für die Hormone regulieren mußte.

Kalzium-Cocktail. Barbara J. verrührte vier gehäufte Eßlöffel Knochenmehl in einem Glas Vollmilch oder Sojamilch. Sie trank ein Glas dieses Kalziumcocktails dreimal täglich.

Vorteile: Das Kalzium hilft zwei bestimmte Hormone ins Gleichgewicht bringen: das Parathyroidhormon oder PTH, das Kalzium aus den Knochen ins Blut freigibt, und Thyrocalcitonin oder TCT, das verhütet, daß Kalzium verlorengeht. Die Mineralien im Kalzium-Cocktail führen zu einer Unterdrückung des Parathyroidhormons und einer vergleichsweise verstärkten Anregung der TCT-Absonderung. Dadurch wird ein gesundes Kalzium-Gleichgewicht hergestellt und eine verbesserte Vorratshaltung von Kalzium erzielt, und dazu eine gesündere Absorption beider Mineralien. Dies Ergebnis gibt ein Gefühl jugendlicher Geschmeidigkeit in den Gelenken und Gliedmaßen.

Barbara J. kann wieder arbeiten und sich bücken. Indem Barbara J. dazu beitrug, dieses Gleichgewicht aufrechtzuerhalten, konnte sie ein gesundes biologisches Hormongleichgewicht wiederherstellen und ihr Leiden lindern. Bald konnte sie wieder mit jugendlicher Energie arbeiten und sich bücken. Sie nimmt den Kalzium-Cocktail dreimal täglich zu sich. Sie hält sich an die anderen natürlichen Ernährungsregeln und kann den geänderten Östrogenstoffwechsel korrigieren, der eine Frau oft so frühzeitig altern läßt.

Warum Frauen Magnesium brauchen. Besonders Frauen brauchen wegen der Veränderungen im Hormongefüge während der Wechseljahre ein besonderes Mineral — Magnesium. Dieses Mineral hält die Hypophyse von einer Überfunktion ab, reguliert die anderen Drüsen und hilft Hormone produzieren, die die Resorption von Knochengewebe in das Blut regulieren. Magnesium nährt die Hypophyse, so daß die Drüse eine allmähliche und gleichmäßige Ernährung des Hormonalsystems zustande bringt. Dies wirkt einer Entstehung der Osteoporose entgegen.

Magnesium in Nahrungsmitteln. Dieses Mineral ist enthalten in dunkelgrünen, krautigen Gemüsen, in Sojamehl (eine der reichsten Quellen), in Nüssen, den Früchten des Nierenbaums, Mandeln, Paranüssen, Kürbiskernen und Vollkorngetreide. Wichtig: Durch Kochen kann das Magnesium zerstört werden. Essen Sie daher so viel rohe Kost wie möglich.

Ergänzende Magnesiumquellen: In Reformhäusern und Apotheken gibt es Magnesiumtabletten zu kaufen. Es ist auch in einigen Vitaminpräparaten enthalten. Meerespflanzen wie Kelp, Rotalgen, Algen und Seetang enthalten ebenfalls dieses Mineral. Eine Mindestaufnahme von 500 Milligramm Magnesium täglich ist für Frauen und auch für Männer gesund und könnte zu Ihrem natürlichen Programm gehören, mit dem Sie durch gekräftigte Drüsen Ihre Jugendlichkeit wiederherstellen.

Achtung: Sogenannte arthritisch-rheumatische Beschwerden sind keine Einzelkrankheit, die nur die Gelenke betrifft. Ihre Ursache liegt im Organismus selbst auf Grund einer Stoffwechselstörung, die oft von einer Störung im Drüsensystem hervorgerufen ist. Durch eine natürliche Lebensweise, wozu natürliche Hormonkost gehört, spezielle Gesundheits-Tonikums und besseres Essen, gemäßigte Übungen, angemessener Schlaf und die Eliminierung synthetischer Lebensmittel, können die Nebennieren und andere Drüsen gestärkt werden. Das Endresultat sollte eine gesunde Bildung von Kortison und der anderen Hormone sein, die für ein glückliches und jugendliches Leben so wichtig sind.

1. Jugendlich biegsame Gelenke durch Korrektur des Drüsenstoffwechsels und natürliche Kortisonbildung.

2. Eine Mineralkraftbrühe mildert arthritische Azidose und Steifheit am frühen Morgen.

3. Fünf einfache natürliche Schritte helfen, das hormonale Gleichgewicht wiederherzustellen.

4. Ein natürliches Hormon-Elixier gibt den Nebennieren Kraft.

5. Zehn „Wundermineralien" in gewöhnlichen Lebensmitteln verjüngen die Drüsenfamilie.

6. John C. nährte seine Nebennieren und behob dadurch arthritische Beschwerden.

7. Bierhefe und Naturhonig ergeben zusammen ein Hefe-Tonikum, das viele Arthritiker heilte.

8. Das natürliche „Jugend-Hormon-Tonikum" regelt die natürliche Kortisonbildung.

9. Frauen haben einen besonderen Bedarf an Nebennierennahrung durch einen Kalzium-Cocktail, um die Probleme der Wechseljahre zu meistern.

10. Magnesium gilt als ein „Jugendmineral", das die Flexibilität der Gelenke wiederherstellt, indem es die Drüsenfamilie aktiviert.

EIN EIWEISSREICHES FRÜHSTÜCK
GIBT DEN DRÜSEN ENERGIE

Ein eiweißreiches Hormonfrühstück bietet am frühen Morgen einen Energiespender für das Drüsensystem, nährt und kräftigt die schläfrige Bauspeicheldrüse, so daß die „biologische Uhr" gleich von Anfang des Tages an richtig eingestellt und ein stetiger Hormonrhythmus herbeigeführt wird. Die Drüsen müssen am Morgen aufgeweckt werden, damit sie den Aufgaben des neuen Tages gewachsen sind. Mit einem eiweißhaltigen Frühstück können Sie Ihre Drüsen mit den Aminosäuren versorgen, die sie brauchen, um eine gesunde Quelle von körperlich-geistiger Energie zu sein.

Eiweißreiche Nahrungsmittel zum Frühstück veranlassen die Bauchspeicheldrüse und die anderen Drüsen, ausreichend gesunde Hormone zu liefern, die am Morgen ein Gefühl jugendlicher Kraft hervorrufen.

1. *Hormonnahrung bereichert das Blut.* Aminosäuren, umgesetztes Eiweiß, senden eine reiche Zufuhr von Hämoglobin in das Blut und rufen ein Gefühl von Wärme und Vitalität hervor.

2. *Hormonnahrung stärkt die Widerstandskraft gegen Infektionen.* Die Aminosäuren schaffen Antikörper, die die Widerstandskraft gegen morgendlichen Schnupfen und allergische Übel stärken.

3. *Hormonnahrung am Morgen sorgt für den Wasserhaushalt.* Ein schlecht ernährtes Drüsensystem kann eine Schwellung der Körpergewebe infolge von Wassereinlage-

rungen verursachen. Das ist besonders in den frühen Morgenstunden spürbar. Ein eiweißreiches Frühstück schickt einen Strom von Hormonen, durch Aminosäuren angeregt, die den Wasserhaushalt in den Zellen und Geweben regulieren.

4. *Hormonnahrung bereitet Zellen und Gewebe auf die Tagesarbeit vor.* In der Form von Aminosäuren setzen Proteine die Funktionen der Drüsen in Gang, deren Hormone beim Austausch von Nährstoffen und interzellularen Flüssigkeiten zwischen den Zellen und zwischen Geweben, Blut und Lymphe mitwirken.

5. *Hormonnahrung gewährleistet jugendliche Energie.* In der Form von Aminosäuren werden Proteine von den Hormonen der Bauchspeicheldrüse aufgenommen und in Glukose und Glykogen umgewandelt. In dieser Form werden sie in der Leber aufbewahrt, um in einem gleichmäßigen Rhythmus freigesetzt zu werden. Dies versorgt Sie für den größten Teil des Vormittags mit jugendlicher Energie von Körper und Geist. Frühstücksproteine sind die Quelle dieser natürlichen Energie.

Gesunde Protein-Nahrungsmittel: Fleisch, Fisch, Eier, Käse, Erbsen, Bohnen und Nüsse — das sind die wichtigsten Nahrungsmittel, die einen hohen Gehalt an Eiweiß und wichtigen Vitaminen, Mineralien und Enzymen haben, die nötig sind, damit die Bauchspeicheldrüse und die anderen Drüsen richtig arbeiten und den ganzen Tag Energie liefern.

Protein-Hormon-Nahrung gegen Müdigkeit durch „niedrigen Blutzucker". Eine ständige Zufuhr von Protein in den frühen Morgenstunden wirkt der Müdigkeit entgegen, die infolge eines niedrigen Blutzuckerspiegels besonders am Morgen und sogar bis zur Mittagszeit empfunden wird. Ein niedriger Blutzuckerspiegel wird auch als

Hypoglykämie bezeichnet. Dieses Wort stammt aus zwei Wurzeln — „hypo" bedeutet „weniger als normal", „glycemia" heißt „Zucker". Es handelt sich dabei um so etwas wie das Gegenteil des Diabetes, bei dem infolge einer Störung in der Produktion des Insulins in der Bauchspeicheldrüse zuviel Zucker im Blut vorhanden ist. Hypoglykämie verursacht Müdigkeit, da der Bauchspeicheldrüse die Nährstoffe fehlen, die sie normalerweise braucht, um Insulin und damit körperliche Frische zu erzeugen. Diese Nährstoffe sind in eiweißreichen Hormonnahrungsmitteln enthalten. Die Aminosäuren werden dann vom Insulin aufgenommen und zu den anderen Drüsen geschickt, wo sie eine Kettenreaktion jugendlicher Vitalität auslösen. Protein behebt die nur zu bekannte Müdigkeit am frühen Morgen.

Eiweiß korrigiert Drüsenstörungen. Bei niedrigem Blutzuckerspiegel oder Hypoglykämie ist die Bauchspeicheldrüse (die sich hinter dem unteren Teil des Magens befindet) überempfindlich oder überaktiv geworden und produziert zuviel Insulin. Dies ist oft der Fall, wenn Menschen zu viele Süßigkeiten und/oder zu viele Kohlehydrate gegessen haben und dafür ein Mangel an Protein eintritt. Dies bewirkt, daß der gespeicherte Zucker (die Glukose) rasch verbrannt wird. Protein hat eine einmalige hormonsparende Eigenschaft, da es einen stetigen und beruhigenden Stoffwechsel herbeiführt, so daß die Drüsen gleichmäßig statt unregelmäßig arbeiten können. Wichtig: Die Gehirnzellen hängen in ihrer Ernährung völlig vom Blutzucker oder der Glukose ab. Wenn sie dieser Nahrung beraubt werden, kann das zu geistiger Trägheit und einem Gefühl chronischer Müdigkeit führen. Um dem abzuhelfen, bietet ein eiweißreiches Frühstück einen stetigen und rhythmischen Hormonnachschub, der die inneren Quellen der Glukose reguliert.

Einfache Korrektur der gestörten Drüsenfunktion. Um diese Fehlfunktion der Bauchspeicheldrüse zu beheben, muß die Ernährung umgestellt werden. Das Versagen der Bauchspeicheldrüse und der unregelmäßige oder spasmische Fluß von Hormonen rührt oft von einer Überstimulierung der Langerhansinseln her (Zellen inder Bauchspeicheldrüse) durch den übermäßigen Genuß von Süßigkeiten, rasch absorbierbaren Stärken, Kaffee, Tabak, Alkohol und Limonaden. Wenn man diese eliminiert und zum Frühstück durch eine eiweißreiche Diät ersetzt, kann man hoffen, diese Störung zu beheben.

Junge erholt sich von Morgenmüdigkeit mit eiweißreichem Frühstück. Robert E. litt an Infektionen der Atmungsorgane, asthmatischen Anfällen, die morgens am stärksten waren, und an chronischer Müdigkeit. Robert E. hatte eine Vielzahl von Behandlungsmethoden durchgemacht, aber sie nützten alle nur vorübergehend. Seine Mutter erfuhr davon, daß man den „Hormonrhythmus" durch ein eiweißreiches Frühstück regulieren kann. Nachdem sie einen Fachmann konsultiert hatte, gab sie Robert E. folgende Kost:

1. Am Morgen bekam er ein großes Glas frisch gepreßten Fruchtsaft, um seine Bauchspeicheldrüse und die anderen Drüsen mit natürlichem Fruchtzucker zu versorgen. Zusätzlicher Nutzen: Große Mengen Vitamin C sättigten die Gewebe und Zellen der Drüsen und kräftigten sie.

2. Robert E. bekam eine Kombination von Vitamin C (3000 Milligramm täglich) und Kalzium (500 Milligramm), um noch weitere Zellnahrung zuzuführen, ebenso wie mineralienreiche Nahrung für die Bauchspeicheldrüse.

3. Das Frühstück bestand aus eiweißreichen Nahrungsmitteln, mit wenig Zucker und wenig Kohlehydraten.

Ergebnis: Die asthmatischen Anfälle ließen nach, seine geistig-körperliche Verfassung besserte sich, und er war bald so lebhaft, wie es ein Junge in seinem Alter sein sollte.

Dieser Fall zeigt, daß hormonale Störungen in jedem Lebensalter vorkommen können, sogar in der Jugend. Mit einer kleinen Umstellung der Ernährung ist jedoch eine Verjüngung der Drüsen in allen Lebensaltern möglich.

Hormon-Nahrung zum Frühstück

Früchte: Äpfel, Aprikosen, Beeren, Grapefruits, Birnen, Melonen, Orangen, Pfirsiche, Ananas. Diese können roh oder gekocht gegessen werden, mit oder ohne Sahne. Nehmen Sie keinen Zucker! Wenn Sie Früchte in Dosen kaufen, sollen sie in Wasser eingelegt sein, nicht in Sirup. Lesen Sie das Etikett.

Gemüse: Spargel, Avocado, Bete, Brokkoli, Rosenkohl, Kraut, Blumenkohl, Karotten, Sellerie, Gurken, Mais, Eierfrucht, Bohnen, Zwiebeln, Erbsen, Rettich, Sauerkraut, Kürbis, Tomaten, weiße Rüben, Lattich, Pilze.

Getränke: Schwache Tees, coffeinfreier Kaffee und Kaffee-Ersatz. Kräutertees sind ratsam, da sie frei von Coffein und Gerbsäure sind. Sie können auch Mineralwasser oder Malzbier trinken.

Hauptnahrungsmittel: Fleisch, Fisch, Eier, Käse, Erbsen, Bohnen, Nüsse.

Vermeiden Sie folgende Anti-Drüsennahrung: Spaghetti, Makkaroni, Nudeln, Lebensmittel mit hohem Zucker- und Kohlehydratgehalt, Brezeln, Biskuits, Wein, Likör, Cocktails, Bier, chemisch behandelte Nahrungsmittel und solche, die mit Zucker hergestellt sind. Der Nachdruck liegt auf natürlichen Lebensmitteln, hohem Eiweißgehalt und natürlichen Früchten und Gemüsen.

Musterfrühstück: Beim Aufstehen essen Sie eine Orange, eine halbe Grapefruit oder trinken ein Glas frisch gepreßten Fruchtsaft. Zum Frühstück nehmen Sie weiteres Obst oder Fruchtsaft zu sich, ein Ei mit oder ohne zwei Scheiben fettgerändertes Fleisch und eine Scheibe Vollkornbrot mit Butter und einem Getränk.

Die Zwei-Wochen-Frühstücks-Kur

Ein einfaches korrektives Ernährungsprogramm versorgt den Organismus mit genügend Eiweiß und bietet eine Grundlage für den ganzen Tag.

Beim Aufstehen: Eine mittlere Orange, ein Achtelliter Saft oder eine halbe Grapefruit.

Frühstück: Obst oder ein Achtelliter Saft. Ein Ei und eine Scheibe Vollkornbrot mit Butter, Getränk.

Zwei Stunden nach dem Frühstück: Ein Achtelliter Saft.

Mittagessen: Fisch, Käse, Fleisch oder Eier. Salat — große Portion Lattich, Tomaten oder Apfelsalat mit Mayonnaise oder Salatsoße aus dem Reformhaus. Gemüse nach Belieben. Eine Scheibe Vollkornbrot oder Toast, Dessert und Getränk.

Drei Stunden nach dem Mittagessen: Ein Achtel Milch.

Abendessen: Suppe, wenn gewünscht (nicht gedickt), Gemüse, mäßige Portionen Fleisch, Fisch oder Geflügel, eine Scheibe Vollkornbrot, Dessert und Getränk.

Zwei bis drei Stunden nach dem Abendessen: Ein Achtelliter Milch.

Alle zwei Stunden bis zum Zubettgehen: Ein Achtelliter Milch oder eine kleine Handvoll Nüsse.

Vorteile: Diese Kost stellt die falsch gehende Drüsenuhr wieder richtig ein und bewirkt eine stetige, ausgeglichene Hormonbildung, die nötig ist, um den Glukosestoffwechsel zu regulieren, der am frühen Morgen Energie gibt. Der ganze Tag wird beeinflußt von dem, was man zum Frühstück zu sich nimmt! Oft empfindet man am Vormittag und am frühen Nachmittag Müdigkeit. Aus diesem Grund ist ein herzhaftes Frühstück und eine Zwischenmahlzeit mit mineralienreicher Milch oder Früchten angeraten, um ein Absinken des Blutzuckerspiegels zu verhindern, das ungefähr drei Stunden nach dem Frühstück eintreten kann. Ersetzen Sie die Kaffeepause durch eine Saftpause, und Sie werden durch eine gesunde Hormonbildung voll jugendlicher Vitalität sein.

Wie ein eiweißreiches Frühstück Mike E. „wieder jung" machte

Als Lastwagenfahrer mußte Mike E. früh aufstehen und zeitig auf der Straße sein. Sein Problem war, daß er in den frühen Morgenstunden appetitlos war, und daß sein Reaktionsvermögen zu wünschen übrig ließ, ein Zeichen für eine träge Drüsenfunktion.

Er verfiel in die Gewohnheit, gezuckerten Kaffee zu trinken und Gebäck oder Süßigkeiten zu essen und sich dann hinter das Steuerrad zu setzen. Oft nahm Mike E. eine Thermosflasche mit gesüßtem Kaffee und eine Tasche mit süßem Gebäck und süßem Kuchen mit. Das aß er dann unterwegs, um rasch Energie zuzuführen.

Mike E. stellte bald fest, daß seine Sinne noch träger wurden und sein Reaktionsvermögen nachließ. Er bog in die falsche Richtung ein, war dauernd gereizt und völlig desorientiert. Sein Seh- und Hörvermögen war beeinträchtigt.

Als er einmal fast einen Unfall verursacht hätte, kamen seine Vorgesetzten zu dem Schluß, daß Mike E. gründlich ärztlich untersucht werden mußte. Er war fast von der Straße abgekommen, um den Zusammenstoß mit einem Wagen zu vermeiden, der in sicherer Entfernung von ihm war. Aber sein Nervenzustand war so, daß er den Wagen direkt auf sich zukommen sah. Es war Zeit, der Sache auf den Grund zu gehen.

Die Untersuchung bestätigte, daß die übertriebene Aufnahme von Kaffee und süßem Gebäck zu einer Störung seiner Bauchspeicheldrüse geführt hatte. Weitere Untersuchungen und Gespräche brachten ans Licht, daß Mike E. zu Mittag abermals Süßigkeiten verzehrte, und dies quälte seine Bauchspeicheldrüse und das Netzwerk der verwandten Drüsen noch mehr. Diese verfehlte Kost verursachte die Fehlfunktion der biologischen Drüsenuhr.

Ein wirksamer, hormonfördernder Frühstücksplan

Mike E. wurde aufgefordert, ein Frühstück einzunehmen, das aus einem weichgekochten Ei, einer Schale frischen Früchten, einer Scheibe Vollkornbrot mit Butter (ideal auch eine Scheibe gebratenes Fleisch) und einer Tasse Kaffee-Ersatz bestand.

Der hohe Eiweißgehalt dieser Kost wurde durch den Stoffwechsel in Aminosäuren umgewandelt, die eine träge Bauchspeicheldrüse aufweckten, damit sie eine stetige Zufuhr ihres Hormons, des Insulins, gewährleistete. Das Protein nährte ferner die Bauchspeicheldrüse und andere Drüsen und befähigte sie, genügend Hormone zu bilden, so daß Mike E. wach und sich wieder jugendlich fühlte. Er war 38. Vor dieser Kur war er sich wegen der schlechten Ernährung seiner Drüsen aber doppelt so alt vorgekommen. Er wurde wieder ein sicherer Fahrer und Arbeiter.

Eines Tages verlor er trotzdem seine Stellung. Er nahm zwar ein nährendes Frühstück ein, aber zu Mittag trank er wieder Kaffee mit Zucker und aß viel schwere, kohle-

hydrathaltige Kost, so daß sein Reaktionsvermögen nachließ und sein Hormonnachschub unregelmäßig wurde. Als
er fast einen Unfall verursachte, wurde er entlassen.

*Bananen-Getreide-Milch-Frühstück nährt die Drüsen so-
fort.* Drei natürliche Hormonnahrungsmittel bieten einen
Schatz von Nährstoffen, die die Drüsen am Morgen rasch
aufwecken, wenn sie nach einer Kräftigung verlangen. Zusammen bieten sie alle Bestandteile, die die Drüsen brauchen, um Hormone zu produzieren. Hier sind die drei
natürlichen Hormonnahrungsmittel und ihre Vorzüge:

1. *Bananen.* Die natürlichen Fruchtzucker der Banane
sind zu 96 % bis 99,5 % verwertbar, leicht verdaulich und
auch proteinsparend, wenn sie vom Drüsensystem aufgenommen werden. Diese Wirkung ist am stärksten, wenn
Protein und Fruchtzucker miteinander eingenommen werden. Daher wirkt eine Banane, am Morgen gegessen,
wohltuend auf das Drüsensystem ein und ermöglicht es
ihm, einen ausgeglichenen Strom von Hormonen zu erzeugen. Spezialtip: Ganz reife Bananen enthalten besonders
viel und leicht verwertbaren Fruchtzucker. Völlig reife
Früchte sind die besten. Wenn Sie grüne Bananen haben,
lassen Sie sie bei Zimmertemperatur reifen, damit die hor-
monnährenden Fruchtzucker sich entfalten können.

2. *Getreide.* Ihre Drüsen brauchen das Protein und die
natürlichen Kohlehydrate des unbehandelten ganzen
Korns. Vollkorngetreide enthalten Kohlehydrate, die
rasch die Bauchspeicheldrüse und verwandte Drüsen aufwecken. Sie halten auch den Blutzuckerspiegel in der richtigen Höhe. Diese Kohlehydrate aus Getreide regulieren
den Wasserhaushalt und wirken Hungergefühlen entgegen. Die Proteine des Vollkorns helfen der Bauchspeicheldrüse, den Blutzuckerspiegel zu regulieren, sie senden
gesunde Hormone, die das Reaktionsvermögen verbessern,
das neuromuskuläre Netzwerk stärken, die Kraft und

Ausdauer erhöhen, und den Vorrat an Sauerstoff vermehren, der gebraucht wird, um eine bestimmte Menge Arbeit zu verrichten. Die Kohlehydrate, Proteine, Vitamine und Mineralien im Vollkorngetreide richten am Morgen die biologische Uhr und verbessern die geistig-körperlichen Reaktionen.

Wenn Sie sich gern Ihren eigenen kraftvollen Frühstücksbrei zubereiten, hier zwei seit langer Zeit erprobte Rezepte:

Hirsebrei: Eine halbe Tasse geschälte Hirse, eine Tasse Wasser, eine Tasse Milch, ein Eßlöffel Honig.

Lassen Sie Wasser und Milch im oberen Teil eines Turmtopfes kochen. Fügen Sie die Hirse hinzu. Fünf Minuten kochen lassen, dann über kochendem Wasser 30 Minuten lang ziehen lassen. Rosinen oder Trockenfrüchte und Honig zufügen und weitere fünf Minuten ziehen lassen.

Dieser Hirsebrei bietet eine natürliche Quelle von Kohlehydraten ebenso wie von Eiweiß und Mineralien, die harmonisch zusammenwirken, um die biologischen Drüsenuhren am frühen Morgen einzustellen. Der einmalige Vorteil ist der, daß dieses Frühstück eine Quelle von Alkaloiden bietet. Protein, Minerale, Enzyme und Kohlehydrate wirken in dieser alkalischen Umgebung günstiger auf die Drüsen ein.

Fünf-Minuten-Frühstück. Geben Sie in eine Pfanne einen Eßlöffel Vollkornmehl, zwei Eßlöffel ganze Weizenkleie, zwei Eßlöffel ganze Leinsamen und zwei gehackte Feigen oder eingeweichte Pflaumen. Mit Wasser bedecken und fünf Minuten kochen lassen. Kurz umrühren, um das Anbrennen zu verhüten. Sofort mit etwas Naturhonig oder Vollmilch servieren.

Dieses Fünf-Minuten-Frühstück enthält viele Kohlehydrate und ist eine besonders kräftige Quelle von natür-

lichen Fruchtzuckern und Proteinen sowie von Mineralstoffen. Alle diese Bestandteile wecken die Drüsen und
stärken die Fähigkeit der Bauchspeicheldrüse, einen ausgeglichenen Nachschub von gespeichertem Glykogen frei-
zusetzen, der am Morgen Energie spendet. Der besondere
Vorzug des Fünf-Minuten-Frühstücks liegt darin, daß es
eine Verbindung von Nährstoffen ist, die es den Drüsen
erleichtert, Stickstoff, Kalzium, Phosphor und Eisen nutzbar zu machen, so daß das Hormon von einer besonders
jugendlichen Qualität ist. Ein klarer Geist und ein jugendlich widerstandsfähiger Körper sind die Folge.

3. *Milch.* Vollmilch, vorzugsweise von Kühen, die auf
organischer Erde weiden, ist eine hervorragende Quelle
von dynamischem Protein, das dem Körper jene Aminosäuren liefert, die notwendig sind, um das ganze Drüsensystem am frühen Morgen zu kräftigen und zu stimulieren. Milch verbindet sich mit den anderen Nahrungsmitteln, um eine bessere Verwertung von hormonbildendem
Stickstoff, Kalzium, Phosphor, Thiamin und Niazin zu
fördern. Milch stellt ein gesundes Gleichgewicht dieser Bestandteile her, das dem ganzen Drüsensystem hilft, am
Morgen Hormone zu erzeugen: die Grundlage für den
übrigen Tag!

Eine Verbindung von Banane, Getreide und Vollmilch
kann deshalb als der Zündfunke angesehen werden, der
die Drüsen in Bewegung setzt, damit sie in den frühen
Morgenstunden vitale Energie erzeugen.

Morgen-Tonikum für unterwegs. Wer unmittelbar nach
dem Aufstehen nichts essen kann oder überhaupt ein
Frühstück ablehnt, kann ungefähr eine Stunde nach dem
Weggehen von zu Hause folgendes Tonikum zu sich nehmen:

Zerdrücken Sie eine ganz reife Banane in einem Behäl-
ter mit kalter Milch. Langsam trinken. Kratzen Sie mit

einem Löffel die Banane heraus.

Dieses Tonikum wird das Drüsensystem anregen und die träge Bauchspeicheldrüse aufwecken. Es ist ein schmackhaftes und natürlich süßes Frühstück für diejenigen, die morgens an Appetitlosigkeit leiden. Die feinen Fasern fördern zudem gleichzeitig die Verdauung und reinigen den Magen.

Vollkorngetreide für bessere Drüsenreaktionen. Ein Frühstück mit Vollkorngetreide verbessert das Reaktionsvermögen des Drüsensystems. Vollkorngetreide mit Schale und Keim ist reich an konzentrierter Drüsennahrung wie Protein, den Vitaminen des B-Komplexes, Eisen und Phosphor. Vor allem zwei Aminosäuren — Lysin und Tryptophan — sind hervorragende Drüsennahrung. Beide regen die Bauchspeicheldrüse dazu an, die Vitamine des B-Komplexes in Bestandteile zu verwandeln, die in den Hormonen selbst gefunden werden, und verbessern dann am Morgen den trägen Stoffwechsel. Diese beiden Aminosäuren sind wichtig für die Verjüngung des Drüsensystems und die Bildung gesunder, jugendlicher Hormone.

Vollkornnahrung

Helfen Sie Ihren Drüsen mit folgender Vollkornnahrung:

Buchweizenmehl — das feingemahlene Produkt ist reich an Vitaminen, Mineralstoffen und Protein.

Hafermehl — oder Haferflocken, eine hervorragende Quelle von Nährstoffen, die den Blutzuckerspiegel am frühen Morgen regulieren.

Sojaprodukte — sie gelten als nahe verwandt mit dem tierischen Protein und sind reich an fast allen bekannten Aminosäuren, die eine träge Bauchspeicheldrüse aufwecken und den Fluß der Hormone fördern. Kaufen Sie, wenn möglich, kalt gepreßte oder kalt behandelte Sojaprodukte, denn sie enthalten mehr Nährstoffe.

Unbehandelte Getreide sind gut für die Drüsen. Nehmen Sie als Kraftwecker zum Frühstück unbehandelte Getreide mit Schale, Keim und Endosperm. Sie liefern die Bestandteile, die in den Hormonen selbst enthalten sind.

Um am Morgen die Drüsenfunktion anzukurbeln, ist ein gesundes, proteinreiches Frühstück sehr vorteilhaft. Es weckt die Drüsen auf und veranlaßt sie, Ihren Organismus mit verjüngenden Hormonen zu versorgen.

Zusammenfassung

1. Ein Protein-Frühstück weckt träge Drüsen auf und fördert die Hormonproduktion.

2. Ein Proteinfrühstück bietet fünf spezielle Vorteile für die Drüsen.

3. Protein wirkt der Müdigkeit durch niedrigen Blutzucker entgegen, die auf eine träge Drüsenfunktion zurückzuführen ist.

4. Eine einfache Umstellung der Frühstücksgewohnheiten befreite Robert E. von Atembeschwerden, indem sie seinem Körper half, den Hormonrhythmus durch natürliche Mittel wiederherzustellen.

5. Besondere Frühstückskost, die in Reformhäusern erhältlich ist, kann die Kraft der Drüsen am Morgen stärken.

6. Machen Sie die Zwei-Wochen-Frühstücks-Protein-Kur, um die hormonbildenden Kräfte zu steigern.

7. Mike E. stellte einen gesunden Hormonrhythmus her durch eine einfache Verbesserung seines Frühstücks.

8. Ein Bananen-Milch-Frühstück bietet Sofortnahrung für die Drüsen.

9. Kräftigen Sie Ihre Drüsen mit den natürlichen Frühstücksrezepten, die den Stoffwechsel anregen und jugendliche Energie geben.

10. Vollkorngetreide bieten genau jene Substanzen, die in den Hormonen selbst enthalten sind.

NATÜRLICHES HORMON-TONIKUM FÜR DAS GEHIRN

Natürliche Energiespender aus Pflanzen und Pflanzensäften haben die Fähigkeit, die Hypophyse und die Nebennieren anzuregen und zu ernähren, so daß sie genügend von ihren Hormonen absondern, die dem Gehirn jugendliche Kraft geben. Für viele Menschen sind Hormon-Tonikums ebenso hilfreich wie „Gehirnnahrung".

Pflanzensäfte zur Gehirnstärkung. Die rohen Säfte von Pflanzen und Samen sind reich an jenen Substanzen, die von der Hypophyse benötigt werden, damit sie einen ausgeglichenen Strom von Hormonen ins Gehirn senden kann, der nötig ist, um die fünf Sinne jung zu erhalten und das Gedächtnis und die Denkkraft zu stärken. Pflanzen wirken auf folgende Weise günstig für das Gehirn:

1. Obst- oder Gemüsesäfte werden von der Hypophyse als Nahrung für das Gehirn aufgenommen. Beim Prozeß des Stoffwechsels nimmt die Hypophyse, der Hauptkontrolleur des Körpers, der sich an der Basis des Gehirns befindet, die Pflanzensäfte auf und benützt sein eigenes „Pigment" aus Kohlenstoff, Wasserstoff, Sauerstoff, Stickstoff und Eisen ebenso wie Vitamine, Mineralien, Enzyme und Aminosäuren, um mindestens zwölf verschiedene Hormone zu bilden. Die Nährstoffe in den Pflanzensäften stellen die Hypophyse richtig ein, so daß sie diese Nährstoffe als Zündfunken für die Produktion dieser zwölf das Gehirn nährenden Hormone benutzt. Diese

Hormone regen dann die Tätigkeit der beiden gesonderten Teile der Hypophyse, der sogenannten Lappen, an, welche die Hormone als Aktivatoren brauchen, um die Millionen Gehirnzellen zu versorgen.

Ein großer Vorzug der Pflanzensäfte ist der, daß sie Fruchtzucker oder Fruktose enthalten, auch Lävulose genannt. Die Hormone nehmen diese natürlichen Energieträger aus dem Zucker auf und geben sie rasch in den Blutstrom ab, wo sie Sauerstoff an sich binden, der dann ins Gehirn gelangt. Die Gewebe und Zellen des Gehirns brauchen Sauerstoff zum „Atmen". Sauerstoffmangel kann zu einer „Erstickung" des Gehirns führen oder zu Anzeichen vorzeitiger Senilität. Wenn der Fruchtzucker und die Aminosäuren der Pflanzensäfte gleichzeitig vom Körper aufgenommen werden, arbeiten sie harmonisch zusammen und senden einen wertvollen Strom von Sauerstoff ins Gehirn und regen die normalen Denkprozesse an.

Eine Hypophyse, die richtig mit Fruktose und Aminosäuren aus Pflanzensäften ernährt wird, beschleunigt die Vorgänge in den Zellen und setzt diese Energie in eine gesunde, jugendliche und vitale Gehirnkraft um!

2. *Pflanzensäfte stellen das Hormongleichgewicht her und verbessern die Geisteskraft.* Die Vielzahl von verfügbaren Pflanzensäften — oder Samenölen — helfen der Hypophyse, ein hormonales Gleichgewicht zu schaffen und für eine stetige Hormonzufuhr zu sorgen, die notwendig ist, um das Gehirn zu nähren. Pflanzensäfte oder -öle, verfügbar in Form von Weizenkeimöl, Sonnenblumenöl, Maisöl, Avicadoöl, Mandelöl, Olivenöl, Leinsamenöl, Erdnußöl, Sojaöl, Reiskeimöl und Baumwollsamenöl sind Schmiermittel für die Hypophysenuhr.

Pflanzensäfte und -öle spielen außerdem insofern eine wichtige Rolle, als sie den Sauerstoff daran hindern, sich mit den Fettsäuren zu Peroxiden und sogenannten „freien

Radikalen" zu verbinden, die die Zellmembranen im Gehirn einhüllen und dadurch ihre Durchlässigkeit für Hormone und Nährstoffe beeinträchtigen.

Die Nährstoffe der Pflanzenöle kräftigen die Hypophyse, so daß sie mit den Nebennieren harmonisch zusammenarbeitet und jene Hormone produziert, die den Zellstoffwechsel aufrechterhalten. Dadurch steht immer jener Vorrat von Sauerstoff zur Verfügung, den die Hormone brauchen, um über den Blutstrom zu den Millionen Gehirnzellen als Nahrung transportiert zu werden.

Sechs Vorzüge von natürlichen Hormon-Tonikums. Durch den Stoffwechsel umgesetzte Säfte von Früchten, Gemüsen, Samen oder Getreide üben folgende sechs heilsame Wirkungen durch einen gekräftigten Hypophysen-Nebennieren-Rhythmus aus:

1. *Ruhige Nerven.* Die Säfte und Tonikums helfen Ihnen, eine jugendliche Nervenreaktion zu behalten und beseitigen die von einem nach Sauerstoff ausgehungerten Gehirn ausgehende Spannung.

2. *Verbessern die fünf Sinne.* Ein rhythmischer Hormonfluß zum Gehirn verbessert den Gesichtssinn, den Tastsinn das Gehör, den Geruchssinn und den Geschmackssinn. Gut ernährte Nebennieren werden ihr Kortison erzeugen, das vom Cortex (der Nebennierenrinde) produziert wird. Dies hilft die fünf Sinne verjüngen. Ein träger Kortin-Nachschub dagegen wird die Kraft der fünf Sinne beeinträchtigen.

3. *Fördert jugendlichen Tatendrang.* Ein mit Sauerstoff versorgtes Gehirn regt die Denkvorgänge an und bewirkt ein Gefühl wacher Jugendlichkeit und stärkt den Tatendrang.

4. *Vergrößert den Wunsch nach Arbeit und Spiel.* Pflanzensäfte tragen zur Bildung des Hämoglobins bei, des Transportmittels das Sauerstoff zu den Körperzellen und Geweben bringt. Das Gehirn wird auf diese Weise mit Sauerstoff versorgt, und dies weckt das Bedürfnis nach Arbeit und Spiel.

5. *Verbessert den Lebensantrieb.* Säfte stellen die biologische Drüsenuhr so ein, daß der Strom der Hormone die Cholesterinablagerungen in den Arterien auflösen hilft, die zu vorzeitigem Altern und einem Nachlassen des normalen Antriebs führen können. Indem Säfte auch die träge Hypophyse und die Nebennieren anregen, tragen sie zu einer inneren Reinigung durch eine „hormonale Verjüngung" bei und fördern eine gesunde Antriebskraft für das tägliche Leben.

6. *Verlängert gesunde Jugendlichkeit.* Die Hormone ernähren nicht nur das Gehirn, sondern helfen auch die Nahrung rascher in jugendliche Energie umzusetzen. Sie stärken die Muskelkraft und lassen Müdigkeit leichter überwinden. Insbesondere bieten Pflanzensäfte rasch assimilierbare Enzyme, Fruktose und Aminosäuren, die eine natürliche Hormonbildung gewährleisten, dadurch geistige und körperliche Ausdauer und das Gefühl eines ewig jungen Geistes in einem sich jung fühlenden Körper hervorrufen.

Die Hormon-Tonikums, die Rose C.s Denken verjüngten. Rose C. litt immer wieder an Gedächtnisstörungen. Manchmal vergaß sie, was sie einkaufen wollte, wenn sie in den Laden kam, ohne sich vorher eine Liste gemacht zu haben. Zu anderen Zeiten zeigte sie langsame Reaktionen. Familie und Freunde mußten ihr die gleiche Frage mehrmals stellen, ehe sie antwortete. Sie zeigte Symptome der Senilität, obwohl sie manchmal völlig wach und zugänglich war.

Wohlmeinende Freunde versuchten, Rose C. vor der Einlieferung in eine Anstalt zu bewahren. Sie glaubten, daß eine hormonale Störung vorlag und sorgten deshalb dafür, daß Rose C. ihre Lebensweise änderte und ihre Drüsenuhr richtig einstellte. Sie rieten Rose C. zu folgendem Programm:

1. Eliminierung von chemisch behandelten Nahrungsmitteln und allen Speisen, die weißen Zucker, Gewürze, synthetische Aromastoffe und Zusätze enthielten.

2. Viel frisch gepreßte Obst- und Gemüsesäfte, die den ganzen Tag über langsam getrunken werden mußten.

3. Pflanzenöle oder Pflanzensäfte sollten alle harten oder gesättigten Fette ersetzen, die beim Kochen oder für Salate benützt wurden.

4. Ein Tag in der Woche sollte einem Obstfasten gewidmet sein, damit die Nährstoffe der Säfte die Hypophyse, die Nebennieren und die anderen Drüsen schmieren konnten und damit das Hämoglobin den notwendigen Sauerstoff in das Gehirn transportierte.

Hier sind einige der „Hormon-Tonikums", die Rose C. halfen:

Gehirn-Trank. In einen Mixer gibt man eine Tasse frischen, ungesüßten Ananassaft. Eine halbe Tasse von irgendwelchen grünen Blättern hinzufügen, wie Lattich, Kohl, Brunnenkresse, Petersilie, Schnittlauch usw. Rasch quirlen, bis sich alles völlig aufgelöst hat. Am frühen Morgen trinken. Spezieller Vorteil für die Hormonproduktion: Der Ananassaft enthält viele nichtfermentierte Enzyme, die günstig auf das Blutpigment einwirken, und die mit Sonnenenergie aufgeladenen grünen Blätter geben leicht assimilierbare Vitamine, Mineralien und Aminosäuren direkt in den Blutstrom frei. Gemeinsam wirken die Bestandteile des Gehirn-Tranks rasch auf die wichtigsten Drüsen ein, vor allem auf die Hypophyse und die Nebennieren, damit sie ihre lebenswichtige Funktion erfüllen — die Bildung von Hämoglobin im Knochenmark anzuregen, das dann von den Hormonen Kraft erhält, zum Gehirn strömt und wertvollen Sauerstoff zu den Millionen Gehirnzellen bringt. Am Morgen, wenn die Stoffwechselprozesse langsam vonstatten gehen, kann der Gehirn-Trank rasch und ohne Störung durch andere Nahrung wirken.

Hormon-Tonikum. Um die Qualität der Hormone selbst zu verbessern, nehmen Sie vier Eßlöffel irgendeines kalt gepreßten Samenöls und geben es in ein Glas frisch bereiteten Gemüsesaft. Jodreiches Kelp oder Seesalz darüberstreuen (Jod wird von der Schilddrüse als Hormonnahrung gebraucht). Trinken Sie dieses Hormon-Tonikum zu Mittag und am späten Nachmittag. Besonderer Vorteil: Der Schatz der Mineralien verbindet sich mit den ungesättigten Fettsäuren und Vitamin E im Samenöl. Dies verursacht eine genau regulierte Hormonbildung, die dazu dient, die Gehirnzellen zu nähren. Die rohen Aminosäuren des Hormon-Tonikums gehen in das komplizierte Gefüge der Hormone selbst ein und bewirken eine Verjüngung von Körper und Geist.

Rose C. ist geistig wieder jung. Es dauerte fast drei Monate, bis Rose C. eine Besserung spürte. Als die Tonikums ihre Hypophyse und die Nebennieren ernährten, wurde ihr Denken wieder lebhafter, ihre mit Sauerstoff versorgten Gehirnzellen konnten arbeiten, ihr Gedächtnis wurde wiederhergestellt und sie vergaß nicht mehr, was sie einkaufen wollte, wenn sie in den Laden kam.

Wie Gehirnnahrung einen Kaufmann verjüngte

Als Handelsvertreter fiel es Oscar C. schwer, ein geregeltes und gesundes Leben zu führen. Er schlief unregelmäßig und machte oft bis spät in den Abend hinein Kundenbesuche. Manchmal war er noch auf der Straße, wenn er eigentlich längst hätte im Bett liegen sollen. Auch seine Mahlzeiten nahm er unregelmäßig ein. Er mußte sich mit gebleichten, vorgekochten und vorverpackten Nahrungsmitteln begnügen, die einen geringen oder gar keinen Nährwert hatten, sondern nur rasch Energie lieferten, die ebenso rasch nachließ und zu einer chronischen Müdigkeit von Körper und Geist führte.

Oscar C. spürte die Folgen dieser Lebensweise nicht plötzlich. Sein Gedächtnis ließ allmählich nach. Er vergaß, sich wichtige Notizen zu machen, er versäumte wichtige Besuche. Als sich sein Zustand verschlimmerte, fühlte er sich geistig träge und verlor sogar das Bedürfnis, das zu tun, was immer seine Leidenschaft gewesen war — verkaufen! Er glaubte, er werde alt — dabei war er erst knapp über vierzig! Seine Antriebskraft ließ nach, und jeder Tag kam ihm wie eine schwere Tretmühle vor. Er fühlte sich müde und „alt".

Gehirn-Balsam hielt den Alterungsprozeß auf. Bei einem Essen mit einem Kunden lernte er einen speziellen Gehirnbalsam kennen, von dem der Kunde sagte, er sei ein unübertrefflicher Energiespender. Der Kunde erklärte, er beginne den Tag stets mit dem Gehirn-Balsam und nähme sogar zum Mittagessen oder für eine „Saftpause" etwas davon mit. Dadurch verbessere er seine geistige Leistungsfähigkeit und fühle sich „rundum" jünger. Der Kunde bot Oscar C. etwas von seinem Gehirn-Balsam an.

Ein großes Glas davon entfernte tatsächlich alle Spinnweben aus Oscars Kopf. Seine nach Sauerstoff ausgehungerten Gehirnzellen wurden genährt, und er hatte bald seinen klaren Geist wiedergewonnen. Er fühlte sich tatsächlich wieder jung und hatte den Eindruck, daß der Alterungsprozeß aufgehalten worden war. Diesen Gehirn-Balsam bereitet man folgendermaßen zu:

> $1/2$ Tasse gekühlter Aprikosensaft
> 1 Teelöffel Zitronensaft
> Eine Prise Seesalz oder Kelp
> 1 Ei
> $1^1/2$ Tassen Milch

Diese Zutaten werden in einem Cocktail-Shaker oder einem Mixgerät gut gemischt und langsam getrunken.

Wirkung des Gehirn-Balsams: Das Eisen aus dem Aprikosensaft verbindet sich mit den im Ei enthaltenen Aminosäuren, wird vom Vitamin C des Zitronensaftes gebunden und dann von den in der Milch enthaltenen Nährstoffen aufgesammelt. Alle diese Bestandteile zusammen bewirken eine Koordination der hormonalen Aktivität. Die „Binde"-Charakteristik dieser akkumulierten Stoffe stärken die Nervenfasern des Hypophyse-Nebennieren-Systems und ermöglichen diesem eine gesunde und — was wichtig ist — genau bemessene Absonderung von wichtigen Hormonen. Diese Hormone nehmen dann das Eisen auf, versorgen das Knochenmark, wo Hämoglobin gebildet wird, das den Sauerstoff in das ausgehungerte Gehirn trägt. Der Vorzug des Gehirn-Balsams ist es, daß die erwähnten Bestandteile harmonisch zusammenwirken und einen gesunden Hormonrhythmus bewirken, so daß das Gehirn genügend genährt wird. Dadurch wird das Denk- und Merkvermögen gestärkt, und Körper und Geist fühlen sich verjüngt.

Wie Samenmilch die Hormone stärkt

Eine Allergie gegenüber Kuhmilch veranlaßte Lillian I., Samenmilch zu trinken. Lillian I. war augenscheinlich gesund, abgesehen davon, daß sie manchmal zerstreut war und ihr Reaktionsvermögen zu wünschen übrig ließ. Als sie von Kuhmilch einen Hautausschlag bekam, probierte sie Samenmilch. Auf diese unerwartete Weise konnte sie ihr Drüsensystem so verjüngen, daß ihre Zerstreutheit nachließ und ihr Reaktionsvermögen wieder so gut war wie einst.

Die Gesundung ihres Drüsensystems war zweifellos eher der Kraft des Proteins in der Samenmilch zuzuschreiben als der Eliminierung der Kuhmilch, aber es war ein heilsamer Hinweis der Natur, der sie zu dieser Änderung veranlaßte.

Samenmilch für junge Hormone

1 Tasse Samen (Sonnenblumen, Safran, Sesam, Anis, Johannisbrot, Kümmel, Leinsamen, Fenchel, einzeln oder zusammen, je nach Geschmack)
1 Tasse kaltes Wasser
2 Eßlöffel Naturhonig
Eine Prise Seesalz oder Rotalge

In ein elektrisches Mixgerät geben und gründlich miteinander vermengen. Langsam trinken oder mit Obst servieren. Die Samenmilch läßt sich als Flüssigkeit in einem Vollkornmüsli verwenden.

Besonderer Vorzug der Samenmilch: Das Milchgetränk ist reich an wertvollen ungesättigten Fettsäuren, die sich mit den Vitaminen, Mineralien, Proteinen und Enzymen verbinden und die Hypophyse und die anderen Drüsen befähigen, einen reichen Nachschub von bisher trägen Hormonen zu produzieren. Besonderer Vorzug: Das Samenmilchgetränk enthält viele von den Substanzen, aus denen die Hormone selbst bestehen. Die Samenmilch liefert gewissermaßen die „Hormone der Natur". Sie enthält fast alle wichtigen Aminosäuren, die gebraucht werden, um den Hormonen jene Kraft zu geben, die normale Gehirnreaktionen bewirkt.

Befolgen Sie die grundlegenden Gesundheitsregeln. Neben dieser Samenmilch aß Lillian I. nur noch gesunde Nahrungsmittel und vermied alles, was weißen Zucker, Weißmehl, künstliche Zusätze und chemische Farbstoffe enthielt. Sie aß Vollkornbrot, fettgeändertes Fleisch, Geflügel, frischen Fisch und viel rohes Gemüse und rohes Obst. Sie sorgte für genügend Nachtruhe. Besonders nährte sie ihr Drüsensystem mit einem Überfluß an frischen Frucht- und Gemüsesäften und mit Samenmilch, bis ihre Drüsenuhren so intakt waren, daß sie sich wieder jung fühlte und jung aussah.

Samensäfte regulieren die hormonale Gesundheit des Körpers

Wenn die Drüsen mit Samensäften oder Samenölen ernährt werden, kommt die Hormonbildung ins Gleichgewicht. Dies kräftigt Herz, Leber, Nieren, Blut und Muskeln. Das Gehirn wird mit dem notwendigen Sauerstoff versorgt. Die Samenöle helfen weiterhin bei der Assimilierung und Resorption anderer Fette, die den Hormonen zusätzliche Energie geben und sie bei ihrer ständigen inneren Reinigungsaktion unterstützen.

Samenöle sollten daher ebenso wie Pflanzenöle in der täglichen Ernährung eine wichtige Rolle spielen. Samen sind komplette Drüsennahrung. Pflanzen- und Samensäfte gemeinsam ergeben natürliche Verjüngungselixiere für das

Gehirn. Von diesen natürlichen Säften profitieren die Hypophyse, die Nebennieren und die ganze verwandte Drüsenfamilie, und deren Hormone stellen die von der Natur geschaffene „Gehirnnahrung" dar!

Zusammenfassung

1. Obst- und Gemüsesäfte sind Nahrung für die Hypophyse, deren Hormone die Gehirnfunktion beeinflussen.

2. Samensäfte und Samenöle bewirken eine innere Reinigung und unterstützen die Versorgung des Gehirns mit Sauerstoff.

3. Natürliche Hormon-Tonikums bewirken auf sechserlei Weise ein verjüngtes Denken.

4. Spezielle Hormon-Tonikums stellten die geistigen Fähigkeiten von Rose C. wieder her.

5. Ein einfaches Ernährungsprogramm hilft die biologische Drüsenuhr einstellen.

6. Ein Gehirn-Trank verhalf anderen zu geistiger Frische.

7. Samenmilch behob Lillian I.s Zerstreutheit.

ERPROBTE HEILKUREN
FÜR LEBENSLANGE JUGENDLICHKEIT

Schon seit über einem Jahrhundert sind Heilmethoden bekannt, mit denen die Drüsen durch eine natürliche Ernährung gekräftigt werden können. In vielen Kurorten und Sanatorien kennt man seit langem einfache und rasch wirkende Methoden, die Drüsen zu ernähren und dadurch die Gesundheit von Körper und Geist zu verbessern. Die gleichen Heilmethoden, die dort angewandt werden, eignen sich auch für den Hausgebrauch, und viele Menschen haben ein Gefühl der Verjüngung erlebt, wenn diese Heilkuren ihr Drüsensystem erneuerten. Der Nachdruck liegt bei allen diesen Heilmethoden auf dem Wort „natürlich". Viele Heilkundige sehen darin schon lange die beste Möglichkeit, die Drüsen funktionsfähig zu erhalten und sie zur Bildung verjüngender, heilender Hormone anzuregen. Diese Naturheilmethoden können der Weg zu einer lebenslangen Jugendlichkeit sein.

Das Schweizer Hormon-Tonikum

Das bekannte Sanatorium Dr. Bircher-Benner in der Schweiz empfiehlt seit langem ein sehr wirksames Hormon-Tonikum, um die biologischen Drüsenuhren aufzuziehen und einzustellen, so daß sie eine stetige und kraftvolle Versorgung des Organismus mit Hormonen gewährleisten. Viele Bircher-Benner-Patienten erlebten durch dieses Tonikum eine solche Verjüngung, daß sie diese Kur auch zu Hause fortführen wollten. Hier ist das Rezept, wie man diese hochwirksame Drüsennahrung zu Hause selbst herstellen kann:

Schweizer Hormon-Tonikum: Nehmen Sie ein Pfund geschälte Sonnenblumenkerne, ein Viertelpfund Mandeln und ein Pfund Weizenkeime. Verarbeiten Sie alles im Mixgerät, bis ein feines Mehl entsteht. Dieses rühren Sie in einen Viertelliter Milch ein und geben zwei Eßlöffel Naturhonig dazu.

Trinken Sie ein Glas des Schweizer Hormon-Tonikums am Morgen, ein zweites Glas zu Mittag (keine anderen Speisen, da dieses Tonikum alle Nährstoffe eines normalen Mahls enthält), ein drittes Glas zur Abendessenszeit (das Abendessen sollte lediglich aus einem rohen Gemüsesalat bestehen), und ein letztes Glas vor dem Schlafengehen.

Vorteil für die Drüsenuhren: Die Proteine, Vitamine, Mineralstoffe und Enzyme wirken zusammen, um die Verdauung zu regeln und die Drüsen zu ernähren. Die Kombination dieser Nährstoffe liefert eine vollständige Protein-Reihe, die vom Drüsensystem leicht aufgenommen wird. Die gleichen Bestandteile gehen dann in die Hormone ein, die direkt in den Blutkreislauf übergehen. In dieser Zusammensetzung können die verdauten Proteine oder Aminosäuren die trägen Drüsenuhren aufziehen und anregen, so daß die verjüngten Hormone alle geistigen und körperlichen Lebensprozesse verbessern.

Schweizer Hormon-Tonikum als Wunderheilmittel. Als Elsa R. in das Bircher-Benner-Sanatorium kam, war sie abgespannt und fühlte sich vorzeitig gealtert. Sie litt an kalten Händen und Füßen, und ihre Nerven schienen schwer angeschlagen. Die Symptome deuteten auf ein völlig gestörtes Drüsensystem hin.

Elsa R. hatte schon andere Methoden ausprobiert, aber ihr Gesundheitszustand hatte sich dabei noch verschlechtert. Ein verständnisvoller Freund meinte, daß ihre innersekretorischen Drüsen wahrscheinlich träge arbeiteten und daß eine Rückkehr zur Natur helfen könnte, sie zu einer jugendlichen Hormonbildung anzuregen. Deshalb empfahl er ihr eine Kur bei Dr. Bircher-Benner.

Rohkost und Schweizer Hormon-Tonikum wirken. Ihre Kur bestand aus viel frischer Luft, einem genau bemessenen Quantum Sonnenschein — und ihre Kost beschränkte sich ausschließlich auf rohe Hormonnahrung und das oben beschriebene Schweizer Hormon-Tonikum.

Drei Monate lang aß Elsa R. rohes Obst, rohes Gemüse und rohes Vollkorngetreide und trank unbehandelte Milch. Sie nahm in dieser Zeit *keinerlei gekochte Speisen* zu sich. Dadurch erlangte ihr Verdauungssystem die Kraft, die Nährstoffe aus dem Schweizer Hormon-Tonikum aufzunehmen, das die Bildung heilender Hormone in ihren ermüdeten Drüsen anregte. Es dauerte drei Monate, bis Elsa R. wieder Farbe in die Wangen bekam, ihre geistige Trägheit überwand und spürte, daß ihre Gesundheit wiederkehrte. Die hormonale Kräftigung bewirkte eine innerliche und äußerliche Verjüngung. Dies war der vollständigen Protein-Versorgung zuzuschreiben, die den Drüsen durch die Hormonkost zugeführt wurde, so daß sie einen regelmäßigen Nachschub verjüngender Hormone produzieren konnten. Durch die Rohkostkur lernte Elsa R. eine neue Lebensfreude kennen. Hoffentlich nahm sie das Schweizer Hormon-Tonikum weiterhin zu sich, auch nachdem sie wieder gekochte Speisen wie Fleisch, Fisch und Eier essen durfte, wobei allerdings weiterhin rohes Obst, Gemüse und Vollkorngetreide den Hauptteil ihrer Nahrung ausmachen sollte.

Andere Patienten, die ihre Drüsen mit Hilfe von Rohkost in Verbindung mit dem Schweizer Hormon-Tonikum richtig einstellten, haben eine wunderbare Rückkehr der Jugend erlebt! Viele wenden diese Kur zu Hause an. Dazu gehört:

1. Täglich rohes Obst, Gemüse und Vollkorngetreide essen.

2. Täglich vier Glas Schweizer Hormon-Tonikum trinken.

3. Täglich für genügend Ruhe, Körperbewegung und gesunden Schlaf sorgen.

4. An gekochten Speisen fettgerändertes Fleisch, eiweißreiche Seefische, befruchtete Eier und unbehandelte Molkereiprodukte essen. Nichts Tiefgekühltes, nichts aus Dosen! Alle Nahrungsmittel sollten so natürlich wie möglich und nicht chemisch oder sonstwie behandelt sein.

Dieses Programm ist überwältigend wirksam, so einfach es ist, denn dadurch werden die Drüsenuhren auf natürliche Weise richtig eingestellt.

Die bayerische Hormonkost-Kur

Pfarrer Sebastian Kneipp leitete in der zweiten Hälfte des vorigen Jahrhunderts ein neues Zeitalter der natürlichen Ernährung ein, indem er seine Patienten anwies, einen einfachen 15-Punkte-Plan zu befolgen. Der Vorzug dieser Methode ist der, daß sie das Drüsensystem heilsam beeinflußt. Sie bewirkt eine allmähliche Anpassung, so daß die Drüsen den Bedarf des Organismus an verjüngenden Hormonen decken können.

Der 15-Punkte-Plan war für Tausende von Patienten so erfolgreich, daß viele andere Heilstätten ihn übernahmen und heute noch anwenden. Für zahllose Menschen gehört diese Methode zu ihrem täglichen Leben. Sie haben festgestellt, daß sie einfach und wirksam ist und zu einer geregelten Drüsenfunktion beiträgt. Hier ist Pfarrer Kneipps Ernährungsplan, der keine besonderen Apparate erfordert, keine komplizierten Zubereitungen und keinerlei Verzichte:

1. *Essen Sie langsam.* Kauen Sie die Speisen gründlich, damit die natürlichen Nährstoffe freiwerden, die es den Drüsen ermöglichen, Hormone zu bilden. Wenn Sie Ihr Essen hastig hinunterschlingen, gelangen viele Nährstoffe nicht zu den Drüsen, die dann bald „ausgehungert" sind. Essen und kauen Sie langsam und mit Genuß.

2. *Seien Sie guter Laune.* Vermeiden Sie während des Essens alle störenden Gedanken oder Handlungen. Ihre Drüsen arbeiten besser, wenn Sie fröhlich und optimistisch sind. Jeder ärgerliche Gedanke, jedes böse Wort wirkt sich störend auf das Verdauungssystem und die Drüsenfunktion aus. Seien Sie glücklich, während Sie essen — andernfalls verschieben Sie das Mahl, bis Sie wieder fröhlich sind.

3. *Essen Sie, was Ihnen zusagt.* Wenn Ihnen eine bestimmte Kost widersteht, zwingen Sie sich nicht! Das Drüsensystem des Menschen ist so individuell wie seine Fingerabdrücke. Was für den einen Menschen nahrhafteste und gesündeste Nahrung ist, kann dem anderen widerstehen. Essen Sie daher Speisen, die Ihnen schmecken. Wenn eine gesunde Kost Ihnen widersteht, essen Sie eine andere, die Ihren Appetit anregt.

4. *Trinken Sie gesunde Getränke.* Ihre Drüsen werden gut ernährt mit natürlichen Kräutertees, frischen Obst- und Gemüsesäften und Kaffee-Ersatz. Vermeiden Sie Kaffee oder Tee, die Koffein, Gerbsäure oder ätherische Öle enthalten. Diese peitschen die Drüsen auf und verursachen eine rasende und unregelmäßige Hormonproduktion. Auch Limonaden sind tabu wegen ihres Koffein-

gehalts und der chemischen Zusätze. Beruhigen Sie Ihre Drüsen mit honiggesüßten natürlichen Kräutertees, rohen Säften und Kaffee-Ersatz.

5. *Geben Sie Ihren durstigen Drüsen Wasser.* Natürliches Quellwasser enthält viele Mineralien, die die „Geschmacksnerven" Ihrer durstigen Drüsen befriedigen. Außerdem „schmiert" es die Drüsen. Natürliches Quellwasser pflegt die angrenzenden Gewebe der Drüsen und veranlaßt sie, gesunde Hormone zu produzieren, die eine Heilwirkung auf den Körper ausüben.

6. *Essen Sie morgens zwei rohe Äpfel und trinken Sie dazu zwei Glas Wasser.* Die Drüsen arbeiten besser, wenn das Verdauungssystem regelmäßig von den angesammelten Abfallstoffen gereinigt wird. Essen Sie morgens auf nüchternen Magen zwei reife Äpfel, wenn möglich, biologisch angebaute Äpfel. Falls diese nicht zu bekommen sind, waschen Sie die Äpfel unter dem Wasserhahn, um eventuelle Chemikalien zu entfernen. Sie können die Äpfel auch schälen, wenn Sie wegen der Rückstände von Insektenbekämpfungsmitteln besorgt sind. Dann trinken Sie zwei Glas Wasser, das Zimmertemperatur haben sollte. Wenn Sie es dem Wasserhahn entnehmen, lassen Sie es etwas stehen. In Flaschen gefülltes Quellwasser ist natürlich besser. Vorzug: Die Mineralien und Enzyme der Frucht werden vom Wasser aufgenommen und bewirken dann eine natürliche Darmbewegung.

7. *Getränke sollen angenehm kühl oder warm sein.* Alle Getränke sollen die Drüsen beruhigen. Eiskalte Getränke sind zu vermeiden, weil sie die zarten Gefäße und Zellen der Drüsen zusammenziehen und ihre normale Fähigkeit, Hormone zu produzieren, beeinträchtigen. Übermäßig heiße Getränke können die empfindlichen Drüsengewebe ebenfalls schädigen. Getränke sollten daher immer gemäßigt in der Temperatur sein.

8. *Fettgerändertes Fleisch sollte dreimal wöchentlich gegessen werden.* Pfarrer Kneipp betonte, daß Fleisch einen hohen Säuregehalt hat. Fleisch enthält außerdem Harnsäure, die die Drüsenfunktion erschweren kann. Die im Fleisch enthaltenen Substanzen und Extraktstoffe gehen durch den Stoffwechsel in Aminosäuren über und finden ihren Weg in die Hormone, wo sie dann schädlich auf die Körperorgane einwirken. Pfarrer Kneipp glaubte, daß man Fleisch nicht mehr als zwei- bis dreimal wöchentlich essen sollte, daß es fettgerändert sein sollte, und daß man es backen oder schmoren, aber *niemals* braten sollte! Wenn diese Regeln eingehalten werden, kann das tierische Eiweiß vom Drüsensystem bequem aufgenommen werden.

9. *Essen Sie täglich frisches, reifes Obst und Gemüse.* Rohes Obst und Gemüse — getrennt gegessen — liefert viele Vitamine, Mineralien, Enzyme und ungesättigte Fettsäuren sowie angemessene Mengen von nichtfleischlichen Aminosäuren, die den Drüsen „Brennstoff" liefern, so daß sie genügend gesunde Hormone erzeugen können.

10. *Ihr Badewasser sollte angenehm warm oder kühl sein — Niemals heiß, niemals eiskalt.* Jedes Extrem von sehr heißem oder eiskaltem Wasser erschreckt das Drüsensystem. Pfarrer Kneipp ließ seine Patienten angenehm warme oder kühle Bäder oder Duschen nehmen.

1. *Tabak meiden.* Die Drüsen brauchen Atemraum! Tabakteerstoffe und Nikotin erzeugen eine innere Verschmutzung im Organismus, die die lebenswichtigen Atemräume für die Drüsen verstopft. Diese beeinträchtigt ihre Funktion. Die Rückkehr zu einer natürlichen Lebensweise verlangt die Eliminierung von Tabak in jeder Form.

12. *Alkoholische Getränke sind zu vermeiden.* Die verbrennenden Wirkungen des Alkohols können für Ihre Drüsen schädlich sein. Alkohol wird von der Bauchspeicheldrüse und anderen Drüsen aufgenommen und greift

die zarten Gewebe an. Die Drüsen geben den Alkohol ins Blut ab, wodurch weitere innere Krankheiten ausgelöst werden. Pfarrer Kneipp und andere Naturheilkundige bestanden darauf, daß Alkohol gänzlich gemieden werden muß.

13. *Geben Sie Ihren Drüsen Nachtruhe.* Die Drüsen und die anderen Körperorgane und die fünf Sinnesorgane brauchen ihre Nachtruhe. Wenigstens acht Stunden Schlaf ist für die Drüsen erholsam, so daß sie am nächsten Morgen erfrischt und mit jugendlicher Energie ihre Arbeit aufnehmen können. Auch Schlaf ist Nahrung für die Drüsen.

14. *Bessere Drüsenfunktion durch Entspannung.* Machen Sie tagsüber kleine Entspannungspausen. Auf diese Weise können Sie auch den Gang Ihrer Drüsenuhren regulieren. Wenn Sie angespannt sind, dann ist die Hormonproduktion der nervösen Drüsen entweder übermäßig stark oder zu träge. Sie werden feststellen, daß sich Ihr Gesundheitszustand bessert, wenn Sie gelegentlich Entspannungspausen einlegen und Ihren Drüsen ein wenig Ruhe gönnen.

15. *Ein fröhlicher Geist schafft gesunde Hormone!* Die Nebennieren und die Hypophyse verbinden sich mit der Schilddrüse und dem Rest der innersekretorischen Familie, um Ihre Gesundheit zu fördern — wenn sie fröhlichen Geistes sind. Diese Drüsen sind besonders empfindlich für Gefühlserregungen. Eine negative Haltung, ein haßerfüllter Geist, Eifersucht, Zorn, Rachsucht und Mißtrauen veranlassen die Drüsen, höchst ungesund zu reagieren. Oft kann eine negative Haltung die biologische Drüsenuhr dermaßen überziehen und stören, daß der Hormonrhythmus für Tage oder Wochen ernsthaft unterbrochen wird. Die Folge sind Gesundheitsschäden. Pfarrer Kneipp achtete sorgfältig auf jede Bedrückung oder Depression unter seinen Gästen und wirkte dann vorsichtig darauf hin, daß

sie sich mit der Natur verbündeten und glücklich und fröhlich waren — um ebenso zufriedene Drüsen zu schaffen und gesunde Hormone.

Drei Vorzüge des bayerischen Hormonkost-Programms

Pfarrer Kneipp berichtete, daß dieses natürliche Ernährungsprogramm eine wunderbare Heilwirkung hatte, und zwar aus folgenden Gründen:

1. Den Drüsen wurde geholfen, sich selbst zu regulieren.

2. Die Drüsen konnten sich dem Rhythmus des täglichen Lebens anpassen und heilende Hormone bilden.

3. Die richtig eingestellten Drüsenuhren konnten sich durch jugendliche Hormone selbst regulieren.

Pfarrer Kneipps Methode gab den Drüsen die Möglichkeit, selbstregulierend, selbsteinstellend und selbstaufbauend zu werden! Jugend durch Hormone war der erfolgreiche Grund hinter Sebastian Kneipps „Hormonkost-Kur".

„Kam gealtert — ging als junger Mensch."

Bertha J., 42 Jahre alt, kam zu Pfarrer Kneipp mit dem Gefühl eines völligen körperlichen Zusammenbruchs. Sie hatte eine belegte Zunge, chronischen Husten, schmerzhafte Verstopfung und schwere Gallenbeschwerden. Bertha J. kam gebückt, mit steifen Armen und Beinen, trübem Blick und wächserner Haut.

Sofortprogramm bewirkte teilweise Erholung. Unter strenger Aufsicht machte Bertha J. nun folgende Kur. Vor allem bekam sie eine spezielle Drüsenkraftbrühe, die sie zweimal täglich trinken mußte, und zwar um 2 Uhr und dann wieder um 6 Uhr. Hier ist das Rezept:

Drüsenkraftbrühe: In einen Topf aus rostfreiem Stahl (kein Aluminium) gibt man drei Tassen geriebene rohe Karotten, drei Tassen feingehackte Sellerie, eine Tasse gehackten Lattisch und eine halbe Tasse gehackte Petersilie oder Brunnenkresse. Mit einem Viertelliter natürlichem

Quellwasser auffüllen und langsam erhitzen. *Nicht ko-chen.* Wenn die Drüsenkraftbrühe dampft, die Hitze sehr klein schalten und 20 Minuten ziehen lassen. Regelmäßig umrühren. Durch ein Käsetuch oder ein feines Filtertuch drücken. Alle Flüssigkeit herausquetschen. Dies ist die Drüsenkraftbrühe.

Vorzüge: Ein Schatz von Mineralstoffen, vor allem Kalzium, liefert „Lebensblut" für das unterernährte Drüsensystem. Dieses Mineral reguliert die Aktivität der Drüsen und hilft ihnen bei der Produktion von Hormonen.

Genesung binnen drei Wochen. Als Bertha J. den 15-Punkte-Plan befolgte und zweimal täglich die Drüsenkraftbrühe trank, erholte sie sich rasch. Ihre Gliedmaßen wurden wieder locker, ihre Verdauung besserte sich, ihre Sinne waren wachsamer, ihre Haut nahm wieder eine gesunde Farbe an. Bertha J. konnte tatsächlich sehen, wie sich die Jahre zurückspulten, als ihre Drüsenuhren richtig eingestellt wurden.

Die Waerlandmethode

Der schwedische Arzt Are Waerland verkündete für viele Tausende eine neue Gesundheitsbotschaft. Dr. Are Waerland empfahl eine Heilmethode, die auch in angeblich unheilbaren Fällen Hilfe brachte — durch die Wiederherstellung der Drüsen! Dr. Are Waerland glaubte, daß die Drüsen nur dann gesunde Hormone bilden können, wenn die Fehler der täglichen Lebensweise korrigiert würden. Sobald dies durch natürliche Mittel geschah, arbeiteten die Drüsen wieder einwandfrei und produzierten genügend lebens- und gesundheitsbildende Hormone. „Das Leben des Körpers ist das Leben der Drüsen", sagte er.

Die einfache Drüsen-Heilmethode von Dr. Waerland.

Dieser schwedische Arzt heilte Zehntausende, indem er ihnen diese sehr einfache Drüsen-Heilmethode empfahl:

1. Alle Nahrungsmittel müssen natürlich und gesundheitsfördernd sein und zu Hause zubereitet werden. Keinerlei Kost aus Dosen darf gegessen werden.

2. Viel frische Luft bei Tag und Nacht, Spaziergänge, mäßige Sonnenbestrahlung.

3. Tägliche Gymnastik und Körperbewegung. Selbst gewöhnliches Gehen oder vom Arzt gebilligtes Wandern wurde als gesunde Übung betrachtet.

4. Angenehme Bäder und kräftiges Abreiben des Körpers mit einem rauhen Handtuch regt die trägen Nervenzellen an, die dann helfen, die Drüsenreaktionen zu regulieren.

5. Viel rohes Obst und Gemüse und eine vegetarische Milch-Kost, um die Drüsen mit Nährstoffen zu versorgen. Dr. Waerland lehnte Fleisch und Fisch ab, weil er glaubte, daß Fleisch und Fisch übermäßig viel Harnsäure enthalten, die ungesunde Hormone erzeugen. Viele seiner Anhänger erlebten eine Verjüngung durch ein vegetarisches Milch-Programm (Obst, Gemüse, Milchprodukte, Eier, Samen, Nüsse usw.), und noch mehr Menschen berichteten über ebenso gute Erfolge, wenn sie dabei einmal wöchentlich Fisch und/oder Fleisch aßen.

6. Eine gesunde geistige Einstellung war erforderlich, um die Drüsen zu heilen. Dr. Waerland beobachtete, daß die Drüsen entweder positiv oder negativ auf Gefühlserregungen reagierten. Er glaubte, daß eine richtige Ernährung der Drüsen diese rehabilitieren konnte — aber Gefühlserregungen konnten Störungen mit sich bringen. Seine Patienten wurden aufgefordert, Streit, Wettbewerbsdenken und nervöse Unruhe zu vermeiden.

Ergebnis: Tausende berichteten, daß ihre biologischen Drüsenuhren so präzis eingestellt wurden, daß die jugendlichen Hormone ihre Beschwerden heilten, wenn andere Methoden versagt hatten. Dr. Are Waerland konnte tatsächlich den Körper selbst heilen — indem er die Drüsen heilte!

Das schwedische Hormon-Elixier. Dr. Waerland empfahl ein spezielles Morgenelixier, das für die Drüsen Wunder wirkte. Hier ist das Rezept:

1 Tasse Gemüsesaft
1 Eßlöffel Leinsamen
1 Teelöffel Weizenkeime

Etwa fünfzehn Minuten einweichen, gut umrühren und trinken, mit Leinsamen und allem. Am Morgen sind die Stoffwechselvorgänge langsam und reagieren günstig auf dieses Hormon-Elixier. Der Gemüsesaft ist reich an Mineralien, die von den ungesättigten Fettsäuren der Samen aufgenommen werden und dadurch zusätzliche Kraft erhalten, die Drüsen aufzuwecken und wiederherzustellen. Außerdem ist das Hormon-Elixier alkalisch und neutralisiert übermäßige Säure. Leinsamen wird von Kräuterkundigen seit langem benützt, um Unruhe der Drüsen zu besänftigen.

Waerlands Hormonprogramm. Kurz, Sie können Ihre Drüsen wiederherstellen, indem Sie sich mit der Natur verbünden. Dr. Waerland empfahl seinen Anhängern, scharfe Gewürze oder Zutaten zu vermeiden, darunter Salz, Essig, Pfeffer, Ketchup und Senf. Kaffee, Tee, Alkohol oder Tabak waren verboten, ebenso weißer Zucker, Weißmehl und Produkte daraus. Keine eingemachten, raffinierten, chemisch behandelten Nahrungsmittel waren erlaubt. Dr. Waerland war auch davon überzeugt, daß es seinen Patienten besser bekam, wenn sie Fleisch und Fisch mieden. Viele andere, die einmal wöchentlich Fleisch und Fisch aßen, erfuhren ebenfalls eine Besserung ihres Gesundheitszustandes.

Zehntausenden hat die beliebte Waerland-Methode schon geholfen, die Drüsen zu rehabilitieren und die Bildung jugendlicher Hormone zu fördern — und dies auf natürliche Weise.

Zusammenfassung des Kapitels

1. Die Bircher-Benner-Kur kann leicht zu Hause durchgeführt werden. Beginnen Sie mit dem Schweizer Hormon-Tonikum.

2. Der 15-Punkte-Plan von Pfarrer Kneipp stellt die Drüsenuhren genau ein.

3. Die Drüsen-Kraftbrühe bietet eine Kraftquelle für die Drüsen.

4. Die Heilmethode von Dr. Are Waerland brachte Zehntausenden Genesung.

5. Das schwedische Hormon-Elixier in Verbindung mit sechs Grundregeln hilft den Drüsen, gesunde Hormone zu produzieren und dem Menschen seine Jugendlichkeit wiederzugeben.

GESÜNDERES BLUT DURCH HORMONKOST

Damit das Blut gesund ist, muß es ständig gereinigt werden. Diese Reinigung hängt vom Zusammenspiel sämtlicher Drüsen ab. Wenn die Drüsen durch eine eisenreiche Kost richtig eingestellt sind, können sie die entsprechenden Hormone erzeugen, die direkt in den Blutstrom gehen und dort ihre Reinigungsaktion ausführen. Weil der Blutstrom seine Nahrung *direkt* von den Hormonen erhält, ist es wichtig, daß Sie Ihre Drüsen mit gesunden und natürlichen Nährstoffen versorgen, die diesen Reinigungsprozeß in Gang halten, der während des ganzen Lebens vonstatten geht. Wenn die Drüsen schlecht arbeiten, wenn die Hormone „dünn" sind oder keine Kraft haben, dann wird der Blutstrom nicht in der Lage sein, Körper und Geist auf der Höhe zu halten. Kurz, gesunde Hormone bringen die Nahrung direkt ins Blut. Hormone sind die „Springbrunnen" genannt worden, die sich unmittelbar ins Blut ergießen, um dieses zu reinigen. Die Hormonspringbrunnen sind so kräftig wie die Drüsen selbst. Die Quelle ihrer Kraft ist im wesentlichen die richtige Ernährung und die Assimilierung der Nährstoffe aus der Nahrung.

Das Mineral, das die blutbildenden Drüsen richtig einstellt

Ein Mineralstoff hat die natürliche Fähigkeit, die Schilddrüse, die Nebennieren und die Nebenschilddrüsen so einzustellen, daß sie frische und kräftige Hormone erzeugen können, die die Qualität des Blutes und damit auch die allgemeine Gesundheit verbessern. Dieses ist das Eisen.

Wenn Eisen im Körper umgesetzt wird, benutzen es die Drüsen, um im Knochenmark die lebenswichtigen roten Blutkörperchen herzustellen, die den Sauerstoff von den Lungen in die anderen Körperteile transportieren. Die Hormone geben den roten Blutkörperchen Energie, Abfallprodukte zurück in die Lungen zu tragen, wo sie ausgeatmet werden. Dies ist ein Teil des Selbstreinigungsprogramms, durch den das Blut „gewaschen" und die Gesundheit des Blutes aufrechterhalten wird.

Eisen liefert dem Drüsensystem Energie, um das Blut anzutreiben, so daß dieses ähnlich arbeitet wie ein inneres Beförderungssystem. Der Blutstrom zieht die „Rohmaterialien" heraus, die von den Drüsen geliefert werden, und trägt sie durch das ganze Netzwerk der Arterien, Venen und Kapillaren. Ihre Wangen röten sich. Ihre Widerstandskräfte gegen Infektionen werden gestärkt und die anderen Drüsen und wichtigen Körperorgane werden genährt, die Gehirnfunktion angeregt. Dieser ganze Prozeß wird in Gang gesetzt, wenn Eisen durch die Arbeit der Drüsen verfügbar gemacht wird. Eisenarme Hormone bedeuten eisenarmes Blut! Um Ihr Blut mit Eisen zu versorgen, nähren Sie Ihre Drüsen damit.

Wie James T. die Eisenzufuhr regulierte. James T. ging und saß mit gebeugten Schultern. Er trug einen warmen Pullover bei warmem Wetter, er fror und hatte feuchte Hände und Füße. Seine blasse Gesichtsfarbe deutete auf Eisenmangel hin. James T. hatte eine Erkältung nach der anderen, er litt an Allergien, fühlte sich schlapp und war chronisch müde, selbst wenn er genügend Nachtruhe gehabt hatte. Er glaubte zwar, seine natürliche Ernährung sei ausreichend, aber man sagte ihm, er müsse die Zufuhr von Eisen steigern, das von den Nebennieren, der Schilddrüse und den anderen Drüsen gebraucht wurde, damit sie gesunde Hormone bilden und in den Blutstrom abgeben konnten. Hier ist das einfache, wirksame, natürliche, eisenreiche Hormon-Tonikum, das er jeden Morgen trank:

Eisen-Tonikum: Kaufen Sie an der Sonne getrocknete, nicht geschwefelte Aprikosen und legen Sie eine Handvoll davon in einen tiefen Teller. Geben Sie etwas leicht gekochtes Wasser darüber. Umrühren, zudecken und stehen lassen, bis sich das Wasser abgekühlt hat. Dann über Nacht in den Kühlschrank stellen. Am Morgen den Aprikosensaft in ein Glas geben und langsam trinken. Die Früchte können Sie zum Frühstück essen. Statt der Aprikosen eignen sich auch an der Sonne getrocknete und nicht geschwefelte Pfirsiche, Rosinen oder Pflaumen, einzeln oder zusammen.

James T. stellte fest, daß dieses Hormon-Tonikum die Gesundheit seines Blutes verbesserte, denn:

1. Die Drüsen brachten das Eisen ins Knochenmark, wo sie es umwandelten und in die roten Blutkörperchen einbauten. Die Hormone nahmen dann die mit Eisen angereicherten Blutzellen aus dem Knochenmark und sandten sie in den Blutstrom, wo sie die dringend erforderliche Reinigungsaktion ausführten.

2. Das Eisen aus diesem natürlichen Tonikum wurde von den Hormonen benutzt, um das Hämoglobin aufzubauen (den roten Farbstoff des Blutes). Insbesondere war das Eisen für die Bildung der vier Globin-Moleküle erforderlich, aus denen jedes Hämoglobin-Molekül besteht.

3. Das Eisen aus diesem Tonikum nahm über die Hormone Aminosäuren aus dem Verdauungssystem auf, die dann die Blutzellenmoleküle kräftigten. Jedes Globinmolekül enthält alle lebenswichtigen Aminosäuren und viele andere Aminosäuren. Ein eisenreiches Hormon kann

Aminosäuren aus dem Verdauungssystem herausziehen als Baumaterial für die Moleküle. Ein eisenarmes Hormon ist dagegen unter Umständen nicht fähig, alle Aminosäuren ins Blut zu bringen, und die Globin-Moleküle können dadurch ausgehungert werden. Dies ist ein Glied in einer Kettenreaktion, die das Blut schädigen und dadurch Krankheiten auslösen kann. Der Schlüssel zu gesundem Blut liegt im Eisen, das die Hormone Aminosäuren aufnehmen läßt als Bausteine für die Globinmoleküle.

4. Die gesunden Hormone in James T.s Blut waren die Baumeister des Hämoglobins. Die Hormone benutzten das Eisen, um Wärme zu erzeugen, Vitalität und natürliche Widerstandskraft. Das Eisen in dem Hormontonikum verband sich mit den anderen Nährstoffen, so daß rote Blutkörperchen bester Qualität gebildet wurden.

James T. wird jung und gesund mit Eisen-Tonikum. Jeden Morgen nahm James T. dieses natürliche Hormon-Tonikum ein. Seine Schultern strafften sich wieder, sein Sehvermögen wurde normal, er hatte warme Finger und Zehen, seine Hautfarbe hatte ein gesundes Aussehen, seine Allergien waren weniger spürbar, und er fühlte sich vollkommen jung und gesund — dank der mit Eisen versorgten Drüsen.

Ein-Tages-Kur für besseres Blut

Hier ist eine Ein-Tages-Kur, die sehr schmackhaft ist und eine ausgeglichene Versorgung mit Nährstoffen und Eisen gewährleistet.

Vor dem Frühstück:
Trinken Sie zwei Glas Hormon-Tonikum.

Frühstück:

2 Eier, pochiert oder nach Belieben — weich- oder hartgekocht.
1 Scheibe 100prozentiges Vollkornbrot
1 Stück Butter
2 Eßlöffel an der Sonne getrocknete Rosinen
1 Tasse ganzes Vollkorn-Hafermehl
1 Eßlöffel Weizenkeime, auf das Hafermehl gestreut
Ein Viertelliter Milch
1 mittlere geschälte Orange

Mittagessen:

Kleine gebackene Kartoffeln (mit der Schale essen)
$1/2$ Tasse gekochtes Gemüse
1 dünne Scheibe 100prozentiges Vollweizenbrot
1 Stück Butter
Gemüsesalat — große Schüssel
Ein Viertelliter Milch
2 Eßlöffel an der Sonne getrocknete Rosinen

Am Nachmittag:

Ein Viertelliter ungesüßter Grapefruitsaft

Abendessen:

1 Portion (4 Hälften) Aprikosen oder Pfirsiche
(2 Hälften), eingemacht mit Wasser, nicht mit Sirup
1 dünne Scheibe 100prozentiges Vollweizenbrot
1 Stück Butter
Ein Viertelliter Milch
$1/2$ Tasse Quark
Gemüsesuppe oder Kraftbrühe
Zur Abwechslung können Sie zum Abendessen Obst
oder einen gemischten Fruchtsalat essen.

Vor dem Schlafengehen:

1 Eßlöffel Rübensirup in warmer Milch

Diese Kur führt dem Körper fast 30 Milligramm Eisen zu, das von den Drüsen rasch nutzbar gemacht und dann von den Hormonen aufgenommen und direkt in den Blutstrom abgegeben wird. Nur ein Tag dieser Diät ist erforderlich, aber er kann einen enormen Unterschied für Ihre Gesundheit ausmachen!

Die tägliche Eisenzufuhr. Eine einfache und schmackhafte Kost für alle Tage sorgt für den richtigen Eisenstoffwechsel. Diese Kost veranlaßt die Nebennieren und die Schilddrüse im Zusammenwirken mit der Bauspeicheldrüse, ein Säuremedium zu schaffen, in dem das Eisen aufgelöst wird. Da die Drüsen Eisen nur in einer sauren Umgebung aufnehmen können, brauchen sie diese natürliche Kost, um das Eisen für die Hormonproduktion nutzbar zu machen. Um ein natürliches und gesundes Säuremedium zu schaffen, sollten Sie folgende Nahrungsmittel täglich zu sich nehmen:

Buttermilch, Sauermilch, Joghurt, alle Zitrusfrüchte, Äpfel und andere sauren Früchte.

Bereiten Sie Ihr eigenes Säuremedium. Gewöhnliche Sauermilch ist eine Nahrung, die von den Drüsen wegen ihrer natürlichen Säure benötigt wird. Geben Sie zwei Eßlöffel Zitronensaft in ein Glas Milch und rühren Sie um. Zudecken und bei Zimmertemperatur stehen lassen, bis sie fest wird.

Diese selbstgemachte Sauermilch schafft ein natürliches Säuremedium im Verdauungssystem. Dies ermöglicht es den Hormonen, das in der Nahrung enthaltene Eisen aufzulösen. Es ist gesund, jeden Tag ein Glas zu trinken. Dann bekommen die Drüsen das Säuremedium, das sie für den Eisenstoffwechsel brauchen.

Die einfache Kur, die das Blut einer Designerin verjüngte. Janice E. arbeitete als Modedesignerin und mußte viele Stunden im Zimmer verbringen. Sie war blaß und fühlte sich schwach und lustlos. Ihre Hände zitterten oft, und ihre einst kräftigen Finger konnten die Nadel nicht mehr so ruhig halten wie in ihrer Jugend. Sie war erst 39, kam sich aber viel älter vor. Janice E. hatte immer wieder Verdauungsstörungen. Sie litt an Verstopfung und gelegentlichen Durchfällen. Dies verursachte einen Verlust an wertvollen Nährstoffen und an Eisen und war hauptsächlich verantwortlich für ihr „schlechtes Blut".

Die Natur bringt Drüsengesundheit. Janice E. stellte mit natürlichen Mitteln ihre träge Drüsenfunktion wieder her. Sie trank täglich zwei Glas selbstgemachte Sauermilch. Sie aß viele Zitrusfrüchte und steigerte auch die Eisenaufnahme. Insbesondere fand sie, daß folgendes einfache Rezept ihr Drüsensystem mit Eisen und blutreinigender Kraft versah:

Leber in Weizenkeimen. Sie panierte Leber mit Weizenkeimen. Dann schmorte sie die Leber in Pflanzenöl. Dies führte ihrem Organismus Eisen, Protein und die wertvollen B-Komplex-Vitamine zu. Nun hatten Janices Drüsen „Brennstoff", der den Eisenstoffwechsel unterstützte.

Verjüngung stößt auf Hindernis. Janices Drüsenernährungsprogramm stellte die Gesundheit ihres Blutes wieder her, besserte ihre Gesichtsfarbe und brachte wieder Farbe in ihre Lippen und Fingernägel. Sobald die eisenreichen Hormone ihren Blutstrom reinigten, war sie weniger anfällig für Erkältungen und Allergien. Aber — ihre Verjüngung stieß auf ein Hindernis. Sie hatte immer wieder Anfälle von Durchfall und Verstopfung. Dies zehrte an den kostbaren Eisenquellen, und ihre Drüsen bekamen nicht genügend von diesem Mineral. Sie erlebte einen Rückfall.

Der Grund war der, daß Janice E. regelmäßig alkalische Mittel gegen Sodbrennen nahm. Sie mißbrauchte ferner ihre Hormone, indem sie Abführmittel nahm, um die gelegentliche Verstopfung zu bekämpfen. Die Alkalien neutralisierten das für den Eisenstoffwechsel notwendige Säuremedium. Die Abführmittel peitschten das Verdauungssystem auf, so daß es mit den Abfallprodukten auch die nötigen Nährstoffe ausschied. Die Hormone bekamen dadurch nicht genügend Vitamine des B-Komplexes, Eisen und Protein. Kein Wunder, daß sie einen Rückschlag erlebte.

Natürliches Hormonnahrungsprogramm stellt die Drüsenuhr ein. Immerhin war Janice E. ermutigt durch die teilweise Erneuerung ihres Blutes. Deshalb kehrte sie zu einer natürlichen Lebensweise zurück, um die gestörten biologischen Drüsenuhren wieder richtig einzustellen. Sie vermied Salz, Pfeffer, Gewürze, Zucker und Weißmehl und alle Nahrungsmittel, die mit ihnen zubereitet waren. Dies beruhigte die Drüsentätigkeit. Allmählich waren ihre Drüsen wieder richtig eingestellt, ihr natürlicher Säurebedarf war gedeckt, so daß die Hormone das verdaute Eisen auflösen konnten. Nun konnte das umgesetzte Eisen von den Hormonen dazu benutzt werden, das Blut zu reinigen. Janice E. fühlte sich wieder jugendlich gesund, dank der eingestellten Drüsenuhren und den eisenreichen Hormonen in ihrem Blutstrom.

Wie Sie Ihren Drüsen Eisen zuführen. Natürliche und gesunde Nahrungsmittel, die viel Eisen enthalten, sind: Trockenleber, weiße Rüben, Gemüse, Sojabohnen, Fleisch, Pilze, Sonnenblumenkerne, Eier, Herz, Niere und Linsen. Eine normale Scheibe Kalbsleber enthält 21 Milligramm Eisen. Eine Tasse Weizenkleie enthält 12 Milligramm Eisen!

Dunkle Säfte erhöhen den Eisengehalt der Hormone. Dunkler Traubensaft oder der Saft jeder anderen dunklen Frucht wie Brombeeren, Blaubeeren, schwarze Johannisbeeren oder Pflaumen erhöht den Eisenvorrat, der den Hormonen zur Verfügung steht, um die Produktion der roten Blutkörperchen zu regulieren.

Vorschlag: Trinken Sie zweimal täglich ein Glas dunklen Beerensaft. Das Eisen wird von den Drüsen aufgenommen, umgesetzt und in die Hormone eingebaut. Diese Hormone reinigen dann das Blut und bringen das Eisen ins Knochenmark, wo das Hämoglobin gebildet wird. Um dieses hormonale Gleichgewicht aufrechtzuerhalten, muß Eisen im Organismus anwesend sein. Nähren Sie Ihre Drüsen täglich mit Eisen aus Beerensäften.

Schutz für die Blutzellen

Lezithin, eine fettlösliche Substanz, die aus Sojabohnen gewonnen wird, ist ein wesentlicher Bestandteil der Hormone. Die Hormone benutzen das Lezithin, um eine schützende Hülle um die Blutkörperchen zu legen und dadurch ihre Zerstörung zur Unzeit zu verhüten. Lezithin ist in verschiedenen Formen in Reformhäusern und Apotheken erhältlich. Geben Sie es in ein Glas Gemüsesaft, und Sie haben eine gesunde, drüsenstärkende Nahrung. Da die Hauptrolle für Lezithin die Sojabohne ist, ist auch sie eine gute Drüsennahrung und sollte in Ihrer Ernährung einen Platz haben. Servieren Sie Sojabohnen regelmäßig als Haupt- oder Nebengericht.

Blutbildender Drüsentrank

In eine Tasse frisch zubereiteten, dunkelgrünen Gemüsesaft rühren Sie vier Eßlöffel Trockenleber, die in den meisten Reformhäusern erhältlich ist, zwei Eßlöffel Lezithin und zwei Eßlöffel Hefeflocken. Streuen Sie Seesalz darüber. Kräftig durchrühren oder eine Minute in das elektrische Mixgerät geben.

Der hohe Eisengehalt wird von den B-Komplex-Vitaminen aus der Hefe und von den Mineralstoffen aus dem Gemüsesaft gekräftigt. In dieser Kombination werden die einzelnen Bestandteile leicht von den Drüsen umgesetzt und dadurch rasch ins Blut abgegeben. Dadurch gelangen die Bestandteile des Drüsentranks zu allen Zellen, zu den Geweben der Leber, ins Knochenmark, die Milz und zu anderen Drüsen und Organen.

Der Trank hilft, das Eisen mit dem Hämoglobin zu verbinden. Die Hormone sorgen dafür, daß ein Teil des Eisens im Blutstrom in Bewegung ist. Der andere Teil wird von den Körperorganen gespeichert. Dieser Rhythmus wird möglich gemacht, wenn die Drüsen durch die hier beschriebene natürliche Methode richtig „programmiert" sind.

Kurz: Der blutbildende Drüsentrank bietet einen reichen Gehalt an jenen Elementen, die „Brennstoff" für die Drüsen sind.

Von den Hormonen hängt es ab, ob die Nährstoffe vom Blutstrom bereitwillig aufgenommen werden oder nicht. Geben Sie deshalb Ihren Drüsen die erforderliche Kraft durch gesunde Hormonkost.

Da ein rotes Blutkörperchen zwischen 40 und 120 Tage lebt, muß ein gesunder und kräftig arbeitender eisenhaltiger Hormonvorrat zur Verfügung stehen, um die Verluste auszugleichen und für die Produktion neuer Blutkörperchen zu sorgen. Dies gehört zu den Aufgaben der Drüsen und wird durch eine gesunde Lebensführung möglich gemacht.

Bananen fördern die Absorptionsfähigkeit. Bananen sind heilsam für die Drüsen, da sie deren Absorptionsfähigkeit erhöhen. Der Eisengehalt der Banane läßt die

128

Drüsen jene Hormone erzeugen, welche die Regeneration des Hämoglobins ermöglichen. Alles in der Banane enthaltene Eisen wird von den Hormonen für die Bildung von Hämoglobin benutzt. Diese baumreife Frucht ist einmalig darin, daß die Hormone ihr Eisen ebenso wie die anderen Mineralien und Nährstoffe bereitwillig aufnehmen.

Vorschlag: In eine Schale mit Vollkorn-Müsli geben Sie mehrere Scheiben Banane und eine dunkle Frucht und streuen Weizenkeime und an der Sonne getrocknete Rosinen darüber. Dadurch geben Sie Ihren Hormonen die Kraft, das Eisen zu benutzen, um den Blutstrom zu regenerieren und ein Gefühl vitaler Energie herbeizuführen.

Gereinigtes Blut ist der Schlüssel zur Gesundheit. Die Drüsen müssen aufgeweckt und präzis eingestellt werden durch heilende Kost, damit sie einen Vorrat von Hormonen erzeugen können, der das Blut reinigt, Körper und Geist verjüngt und den Menschen Freude am Leben und an der Gesundheit gibt!

Wichtige Punkte aus diesem Kapitel

1. Der Blutstrom erhält Nahrung *direkt* von den Hormonen. Um Ihr Blut zu reinigen und zu verjüngen, müssen Ihre Hormone gesund sein.

2. Eisen ist das wichtige Mineral, das die blutbildenden Drüsen richtig einstellt.

3. Natürliche Ernährung brachte das Blut von James T. in Ordnung.

4. Beginnen Sie den Tag damit, daß Sie Ihre schläfrigen Drüsen mit einem eisenhaltigen Hormon-Tonikum aufwecken.

5. Ein Ein-Tages-Programm mit Drüsennahrung läßt Ihre Drüsen gesunde, blutnährende Hormone bilden.

6. Eisen löst sich in einem Säuremedium auf. Schaffen Sie mit selbstbereiteter Sauermilch und anderer Kost ein gesundes Säuremedium für den Eisenstoffwechsel.

7. Janice E. machte eine einfache Verjüngungskur, die ihr Blut gesunden ließ. Leber mit Weizenkeimen, selbst bereitete Sauermilch und natürliche Kost stellten ihren Drüsenrhythmus wieder her.

8. Lezithin löst einen Mechanismus des Selbstschutzes aus, um die roten Blutkörperchen vor vorzeitigem Zerfall zu bewahren.

9. Der blutbildende Drüsen-Trank in Verbindung mit den grundlegenden Gesundheitsregeln bringt hormonale Harmonie.

10. Schmackhafte Bananen geben den Drüsen die nötige Energie, damit sie gesunde Hormone erzeugen.

HORMONKOST GEGEN ALLERGIEN

Die Natur hat einen Schatz von antiallergischen Substanzen in frische, rohe Früchte gelegt, um die Widerstandskraft des Organismus gegen Allergien zu stärken. Diese Substanzen könnte man als „Fruchthormone" bezeichnen, da sie das Lebensblut der Frucht darstellen und für deren eigenen Pflanzenstoffwechsel sorgen und Infektionen entgegenwirken. Insbesondere baumreifes Steinobst ist eine hervorragende Quelle von Hormonen, die vom Drüsensystem des Körpers als Ergänzung seiner eigenen Hormone benutzt werden. Die Hormone in diesen Steinfrüchten sind reich an Nährstoffen, die dann in die Hormone des Körpers eingehen und die Widerstandskraft gegen Allergien stärken und auch Erleichterung von Allergien bringen.

Wie Steinobst-Hormone allergische Beschwerden mildern. Steinobst entwickelt sich aus natürlich bestäubten Blüten. Während des natürlichen Reifevorgangs findet ein vollständiger Fruchtstoffwechsel statt. Der natürliche Prozeß wandelt die Stärken in einen Zucker um, der reich an Lävulose ist. Diese Nährstoffe haben also bereits einen Verdauungsprozeß durchgemacht. Sie werden daher rasch von den Drüsen aufgenommen und stärken die Widerstandskraft gegen Infektionen und Allergien.

Hormone aus Steinobst (in Form von Lävulose und natürlichen Fruchtzuckerhormonen) sind vorverdaut und ersparen deshalb Ihrem Drüsensystem die energieverzehrende Mühe des Stoffwechsels.

Steinobst, das rasch verwertbare Hormone enthält:
Achten Sie auf Früchte, die einen großen Stein oder Kern
enthalten. So finden Sie natürlich gewachsene Früchte mit
vorverdauten Hormonen. Dazu gehören: Datteln, Mango-
früchte, Papayas, Aprikosen, Pfirsiche, Avocados, Kirschen, Pflaumen und Zwetschgen. Wählen Sie immer
Früchte der Jahreszeit und solche, die natürlich gereift
sind. Die vorverdauten Lävulose-Hormone dieser Früchte
werden dann die Kraft Ihrer eigenen Hormone verstärken.

Obsthormonkur heilte Allergien

Ralph J. war lange Zeit von Heuschnupfen und Allergien geplagt und litt an Asthmaanfällen. Während Medikamente seine Beschwerden zeitweise linderten, litt er an
jährlich wiederkehrenden Anfällen von Heuschnupfen
und Allergien gegen bestimmte Nahrungsmittel und an
Asthmaanfällen. Das Asthma war so schwer gewesen, daß
die Gefahr einer dauernden Schädigung der Atmungsorgane
bestand. Ralph J. versuchte es daraufhin mit einer „Obst-
Hormon"-Kur. Sie war überraschend einfach, aber so
wirksam, daß sie Ralphs Heuschnupfen, Allergien und
Asthma beseitigte.
Einfache Obst-Hormon-Kur: Ralph J. aß täglich zu
jeder Mahlzeit einen Salat aus frischem Steinobst. Er aß
so viel davon, wie es ihm möglich war. Er berichtete, daß
daraufhin seine allergischen Beschwerden nachließen und
daß er bald auf dem Weg zu einer dauerhaften Genesung
war. Die Fruchthormone hatten ein natürliches Antibioti-
kum in seinem Blut erzeugt und dadurch die Empfindlichkeit für allergische Reize vermindert. Steinobsthormone
unterstützen die Verbrennung und bekämpfen Infektio-

nen. Fruchthormone vereinigen sich mit den Körperhormonen in ihrer keimtötenden Wirkung, die ebenfalls allergischen Überempfindlichkeiten entgegenwirkt.

Ralph J. setzte seine Obstkur so lange fort, bis sein Hormonsystem hinreichend genährt war und allergischen Beschwerden widerstehen konnte. Hormonnahrung hatte ihn von Allergien befreit.

Fünf antiallergische Wirkungen von Steinobst

Während der Reifung von Steinobst werden die natürlichen Hormone in den Früchten und ihren Säften umgesetzt, so daß sie Substanzen enthalten, die folgende fünf antiallergische Wirkungen haben:

1. *Fruchthormone nähren die Drüsen und Gewebe.* Steinobsthormone sind im Organismus rasch löslich und werden zu Dehydroascorbinsäure verbrannt, die dann in hoher Konzentration in stoffwechselaktive Gewebe gesandt wird: in die Netzhaut, die Hypophyse, die Nebennierenrinde, die Thymusdrüse, in die Leber, ins Gehirn, die Hoden und Eierstöcke. Damit wird die allgemeine Widerstandskraft gegen Allergien gestärkt.

2. *Fruchthormone stärken die Widerstandskraft des Körpers.* Die natürlichen Fruchthormone gehen in das Drüsensystem des Körpers ein und nehmen an vielen Stoffwechselvorgängen teil. Sie wirken bei der Reduktion und Oxydation schädlicher infektiöser Substanzen mit. Die Steinobsthormone schützen viele lebenswichtige Enzyme und Ko-Enzyme und andere Nährstoffe gegen die Verbrennung. Dies stärkt die eigenen Reserven des Körpers gegen allergische Infektionen.

3. *Fruchthormone unterstützen die Drüsen beim Ei-weißstoffwechsel.* Das „Geheimnis" der antiallergischen Wirkung von Fruchthormonen liegt in ihrer Fähigkeit, die Drüsen beim Eiweißstoffwechsel zu unterstützen. Frucht-hormone tragen zur Assimilierung der Aminosäuren bei. Eine Reaktion von besonders hohem Nutzen ist die Hy-drooxydation der Aminosäure Prolin in Hydroxiprolin. Diese Aminosäure wird dann von den Fruchthormonen in die Kollagen-Fasern der Bindegewebe geschickt. Das Kol-lagen wird in die Zellzwischenräume verteilt und stärkt die Gewebe gegen Schädigung, das erste Symptom allergischer Störungen. Fruchthormone assistieren bei der Bildung von Kollagen, dem Leim, der die Gewebe und Zellen zusam-menhält.

4. *Fruchthormone regulieren die Körperhormone.* Stein-obsthormone beeinflussen die Drüsen und regulieren die Bildung antiallergischer Hormone. Die gleichen Frucht-homone sind an der Erzeugung von Kortison in den Ne-bennieren beteiligt, die die Anfälligkeit für Infektionen herabsetzen. Die Fruchthormone stimulieren die anderen Drüsen, um die Aufnahme von Eisen zu steigern, um Sub-stanzen in eine Drüsensekretion namens Norepinephrin umzusetzen — ein wichtiges antiallergisches Neurohor-mon. Es ist in der Tat so, wie wenn man Fruchthormone als der Natur eigene Arzneien benutzt! Die Fruchthor-mone nähren die Drüsen und helfen ihnen bei der Be-kämpfung von Allergien!

5. *Fruchthormone regeln die Aktion der Körperhor-mone.* Die vorverdauten Fruchthormone sind an der Hy-droxylation von Tryptophan beteiligt, um eine Substanz zu bilden, die dann den Drüsen hilft, ein Neurohormon, das Serotonin, zu erzeugen. Diese mächtigen Aminosäuren regeln das Funktionieren der meisten Körperorgane durch das zentrale Nervensystem. Sie bewirken einen gesunden

Hormonrhythmus, der die Empfindlichkeit für Allergien herabsetzt.

Steinfruchthormonnahrung bringt Heilung durch Ernährung der Drüsen. Ein richtig aktiviertes Drüsensystem wird Hormone erzeugen, die dazu beitragen, Knochen aufzubauen oder zu reparieren, Blutgefäße, geschädigte Zellen und Gewebe zu heilen, die Energie zu verbessern, einen gesunden Appetit zu wecken und als „Puffer" gegen bakterielle Infektionen zu wirken.

Sobald Steinobst die „Pufferhormone" in den Blutstrom gebracht hat, gibt es zusätzlichen Schutz gegen allergische Infektionen; die „Pufferhormone" fördern die Heilung, erhalten die Enzymaktivität aufrecht begünstigen das Zellwachstum und helfen bei der Erneuerung der Gewebe. Höchst wichtig: Die „Pufferhormone" aus Steinfrüchten steigern die Widerstandskraft gegen Beanspruchungen durch Bakteriengifte, niedrige Temperaturen und Müdigkeit. Indem sie eine Selbstregulierung durch heilende Hormone bewirken, stärken Steinfrüchte die Widerstandskraft gegen allergische Beschwerden.

Obst-Hormonkost heilt Erkältungen, Fieber und Schnupfen

Barbara J. hatte über zwei Wochen lang schwere Erkältungen, Fieber und einen quälenden Schnupfen. Nichts brachte ihr Erleichterung. Dann bekam sie starke, pochende Kopfschmerzen, die ihren Zustand noch verschlimmerten. Barbara J. war verzweifelt, bis man ihr eine spezielle, natürliche Heilkur empfahl, die ihre Drüsen anregen und heilende Hormone produzieren sollte.

Die Kur bestand darin, daß sie große Mengen Steinobst aß. Sie ließ Nahrungsmittel weg, die viel Zucker enthielten oder aus Weißmehl zubereitet waren. Dies bewirkte zunächst eine Beruhigung ihrer Drüsen und erleichterte ihre Funktion. Nun konnten die Drüsen mit Steinobsthormonen genährt werden. Die Drüsen wurden durch diese natürliche „Hormonergänzung" gekräftigt. Barbara J. erholte sich bald von der Erkältung und dem Fieber. Ihr Schnupfen ließ nach. Die Kopfschmerzen waren verschwunden.

Die Fruchthormone wirkten als natürliche „Antibiotika", da sie alle infektiösen Erreger und allergieverursachenden Angreifer aus dem Organismus entfernten. Fruchthormone brachten für Barbara J. die Heilung.

Natürliche Hormonkost wirkte gegen Stauballergie

George T. war in einer Maschinenwerkstatt beschäftigt, die dauernd mit starkem Staub angefüllt war. George T. mußte niesen, hatte tränende Augen und eine laufende Nase, er rang nach Atem, wurde blaß und mußte oft hinausgehen, „um Luft zu schnappen". Auch die Luft draußen war verschmutzt, und dies reizte seine Bronchien noch mehr. Sein Zustand wurde schlimmer, als sich der Fabrikstaub vermehrte. Eine Zeitlang dachte George T., er müsse nach einer anderen Beschäftigung Ausschau halten, da es keine Möglichkeit gab, den Maschinenraum gegen den Staub abzuschirmen, der aus dem angrenzenden Fabrikkomplex kam.

Als sich seine Allergie auf bestimmte Nahrungsmittel ausdehnte, stellte sich dies als ein Segen heraus. Er konnte keine Lebensmittel aus Dosen mehr essen, da die Zusätze seinen bereits überempfindlichen Organismus reizten. Deshalb wandte er sich natürlichen Nahrungsmitteln zu. Damit begann die Rückkehr zu einer natürlichen Lebensweise. Insbesondere aß George T. viel frisches, baumreifes Steinobst. Dazu gehörten Aprikosen, Pfirsiche, Kirschen, Pflaumen und was immer sonst an natürlichen, baumgereiften Früchten verfügbar war. Bald stellte er fest, daß seine Bronchialbeschwerden nachließen.

Wie die Hormonkost Georges Bronchitis erleichterte. Die Drüsen nahmen die „Pufferhormone" begierig auf, um ihre eigenen Hormone zu ergänzen. Die Steinobsthormone regten die Nebennieren dazu an, einen Überschuß an Adrenalin zu erzeugen, das dann im Blutstrom jene Gifte und bakteriellen Infektionen neutralisierte, die George T. für den Staub empfindlich machten.

Eine Unterfunktion der Nebennieren bedeutete einen Mangel an jenen Hormonen, die dem Zweck dienen, Abfallprodukte unschädlich zu machen und die Auswirkungen bakterieller Infektionen aufzuheben. Diesen Hormonmangel glichen die Steinobsthormone auf natürliche Weise aus. Darüber hinaus stärkten und nährten sie die Nebennieren, so daß sie eine gesunde Menge antiallergischer Hormone erzeugen konnten.

Da die Steinobsthormone in einer vorverdauten Form zur Verfügung stehen, werden sie sofort in das Blut aufgenommen und bewirken rasch die Reinigung von Bakterien und Giften, was die allergischen Beschwerden lindert.

Fruchthormone stellen die biologische Drüsenuhr ein. Fruchthormone unterstützen die innersekretorischen Drüsen in ihrer Arbeit und helfen ihnen, einen stetigen Nachschub von antiallergischen Substanzen zu bilden. Fruchthormone besorgen gemeinsam mit den körpereigenen Enzymen die Stoffwechselprozesse, durch die organische Substanzen in verwertbare Bestandteile umgesetzt werden, und tragen so dazu bei, daß die biologischen Drüsenuhren richtig eingestellt werden.

Ein einmaliger Vorzug ist, daß Fruchthormone den Drüsen helfen, kontrollierte Hormonreaktionen auszulösen. Während des ganzen Tages und der Nacht, während Sie arbeiten, ruhen und schlafen, geben die Fruchthormone antiallergische Substanzen in das Blut ab. Dadurch treten weniger Bronchialattacken in der Nacht auf, weniger Husten- und Niesanfälle. Gerade zu gewissen Stunden des Tages und der Nacht können Unregelmäßigkeiten des Stoffwechsels allergische Anfälle auslösen, sie können solche Beschwerden vermeiden, wenn Sie die Regeln einer gesunden Lebensweise befolgen und aus einem kontrollierten Hormonrhythmus, wie er von Steinobst aufrechterhalten wird, Nutzen ziehen.

Wie man den Fruchthormonen hilft, die Drüsen zu nähren.

Die Hormone des frischen Steinobstes haben mehr Kraft, wenn sie in eine natürliche innere Umgebung gelangen. Dies erfordert ein paar einfache, aber hochwirksame Gesundheitspläne:

1. *Achten Sie auf gesunde, natürliche Nahrungsmittel.* Ihre antiallergische Ernährung sollte aus gesunden Früchten, Gemüsen, Fleisch, Samen, Nüssen, Fisch und Geflügel bestehen. Vermeiden Sie vorgefertigte und künstlich behandelte Lebensmittel. Diese enthalten Chemikalien und Zusätze, die der Aufnahme von Fruchthormonen durch die Drüsen entgegenwirken.

2. *Essen Sie täglich eine Schale frisches, rohes Steinobst.* Stärken Sie Ihre Immunität, indem Sie täglich Steinobst essen. Tun Sie dies zum Frühstück, um Ihren Nebennieren einen guten Start in den Morgen zu ermöglichen. Machen Sie zwischendurch auch eine „Obstpause" mit saftigem, baumreifen Steinobst. Sie können auch die Hauptmahlzeit mit Früchten abschließen und dadurch den Stoffwechsel und die Verdauung verbessern.

3. *Wählen Sie eine Vielzahl von Früchten.* Essen Sie

täglich anderes frisches rohes Obst, um eine gewisse Abwechslung in die Diät zu bringen. Auch andere Früchte sind reich an natürlichen Vitaminen, Mineralien, Aminosäuren, Enzymen und einigen ungesättigten Fettsäuren, die vom Drüsensystem gebraucht werden, um antiallergische Hormone zu erzeugen.

4. *Vermeiden Sie verdächtige Allergieauslöser.* Unterstützen Sie die Wirkung Ihrer Hormone und bekämpfen Sie Allergien, indem Sie allergische Stoffe vermeiden. Meiden Sie Nahrungsmittel, Chemikalien, Blütenstaub und Haushaltsstaub, wenn Sie den Verdacht haben, daß Sie allergisch darauf reagieren.

5. *Regen Sie Ihre Drüsen durch richtige Ernährung an.* Helfen Sie Ihren Drüsen bei einer gesunden Hormonbildung durch eine geregelte Zufuhr von Eiweiß, Mineralien und Vitaminen. Diese dienen als Batterien, die den Drüsen Kraft geben und sie in ihrer antiallergischen Funktion unterstützen.

6. *Frische Steinobstsäfte wirken reinigend.* Die frischen Säfte von rohem Steinobst sind besonders reich an Nährstoffen und Hormonen, die die toxischen Wirkungen von allergieauslösenden Stoffen korrigieren helfen. Diese „Safthormone" helfen die schädlichen Allergika entgiften, die ins Blut eingetreten sind, ob es sich um Staub, Nahrungsmittel usw. handelt. Sobald diese „Saft-Hormone" in den Blutstrom gelangt sind, reinigen sie den Organismus von infektiösen Bakterien und mildern Heuschnupfen Asthma, Ekzeme, Ausschläge und verwandte allergische Erscheinungen. Hormone schaffen es!

7. *Steinobst-Hormonkost schützt gegen Infektionen.* Diese Hormone bilden eine schleimige Substanz, die ähnlich wirkt wie der Mörtel in einer Backsteinmauer, nur daß dieser „Mörtel" die Gestalt eines steifen Gelees hat. Die Fruchthormone helfen dieses steife Gelee oder starkes

Bindegewebe aufbauen um die Körperzellen und Gewebe gegen die Invasion von Bakterien zu schützen. Stärken Sie Ihre Immunität gegen Allergien, indem Sie zu jeder Mahlzeit frisches, rohes Steinobst essen. Wenn Sie im Winter zu Erkältungen, Bronchialbeschwerden, Asthmaanfällen, wiederkehrendem Schnupfen und verwandten allergischen Krankheiten neigen, greifen Sie nach reifem Steinobst, ernähren Sie Ihre Drüsen mit den Fruchthormonen, die notwendig sind, um gegen diese äußeren Einflüsse geschützt zu sein. Die Fruchthormone sichern den Organismus mit natürlichen Mitteln ab und erzeugen eine „schützende Hormonhülle" gegen bakterielle Invasionen.

Einfache Hormonkost heilt Allergien

Nach einem ärztlichen Bericht* befreite eine Kur mit Steinobst viele Patienten von „hartnäckigen Allergien", darunter chronischen Erkältungen und Bronchialbeschwerden. Die Hormone, die von frischem, rohem Steinobst kamen, wirkten auf folgende Weise antiallergisch.

1. Die Frucht-Hormonkost half, Antiallergika oder Antikörper im Blut zu bilden.

2. Die Fruchthormonkost neutralisierte Gifte im Blut; das heißt, sie baute eine natürliche Immunität gegen infektiöse Krankheiten und Bakteriengifte auf.

3. Die Frucht-Hormonkost beschleunigte die Heilung von Wunden, sie verhütete Blutungen und schuf eine Barriere gegen das Eindringen von Keimen.

4. Die Frucht-Hormonkost nährte und stärkte die weißen Blutkörperchen und förderte die Bildung gesunder Blutkörperchen im Knochenmark. Diese weißen Blutkör-

---

* Archives of Pediatrics, (4/52), W. J. McCormick, M. D.

perchen wehrten dann im Organismus jene bakteriellen Wirkstoffe ab, die zu allergischen Leiden führten. Hormone förderten diesen rhythmischen und natürlichen Prozeß der inneren Reinigung.

5. Die Frucht-Hormone sind besonders reich an drei wesentlichen Aminosäuren — Lysin, Tryptophan und Methionin, die Antikörper im Blut bekämpfen und dadurch allergischen Beschwerden entgegenwirken. Zusammen mit den Hormonen reinigen diese Aminosäuren den Blutstrom und ebnen den Weg für die Befreiung von Allergien.

GENESUNG DURCH FRUCHTHORMONE: Eine einfache Steinobst-Kur in Verbindung mit einer natürlichen Lebensweise heilte allergische Beschwerden von der gewöhnlichen Erkältung bis zu ernsthafter Bronchitis!

Spezialtip: Versuchen Sie, solches Steinobst zu bekommen, das biologisch und ohne Insektenbekämpfungsmittel angebaut ist. Vor allem sollten die Früchte am Baum oder am Strauch gereift sein. Sie sollten nicht vorzeitig gepflückt und künstlich gereift sein, weil dies einen Verlust an Nährstoffen bedeutet. Wählen Sie immer natürlich gereifte Früchte.

Vermeiden Sie kernlose oder steinlose Früchte. Diese samenlosen Früchte sind gewöhnlich chemisch unfruchtbar gemacht mit einem Mittel, das sie mittels eines unnatürlich beschleunigten Reifungsprozesses ohne Samen rasch wachsen läßt. Dies läuft den Gesetzen der Natur entgegen, die die Pflanzen Samen produzieren läßt, sogar solche, die sich auf andere Weise fortpflanzen können.

Der Stein enthält den lebenswichtigen Teil der Pflanze — Kräfte, die diese kleine Ansammlung von Zellen befähigen, lebenspendende Pflanzenhormone zu erzeugen, unterstützt von Wärme und Feuchtigkeit. Der Stein ermöglicht es der Frucht, eine neue Pflanze zu werden, ein

Busch, ein Baum, die dann wiederum neue Quellen von Frucht-Hormonen sind.

Wählen Sie deshalb gesunde Früchte mit ihren von der Natur geschaffenen Steinen, Kernen und Samen. Diese sind hervorragende Quellen solcher Hormone, die dazu dienen, Ihre biologischen Drüsenuhren zu erneuern und sie befähigen, genügend antiallergische Hormone zu erzeugen.

Wenn Sie Steinobst zu sich nehmen und dabei die anderen grundlegenden Regeln für die Verjüngung des Drüsensystems durch eine natürliche Lebensweise einhalten, besteht Hoffnung, daß Allergien durch Hormone geheilt werden, angefangen von der gewöhnlichen Erkältung bis zu ernsthaften Bronchialleiden.

Wichtige Themen dieses Kapitels

1. Baumfreies Steinobst ist reich an „Pflanzen-Hormonen", die antiallergisch wirken.

2. Steinobst liefert rasch Hormone durch natürliche, vorverdaute, lävulosehaltige Nährstoffe.

3. Ralph J.'s einfache Obstkur befreite ihn von asthmatischen Beschwerden, als er außerdem ein natürliches Gesundheitsprogramm befolgte.

4. Steinobst wirkt auf fünferlei Weise antiallergisch.

5. Frucht-Hormone heilten Erkältungen, Fieber und Schnupfen bei Barbara J.

6. George T. machte eine Kur mit Steinobst, um Widerstandskraft gegen chronische Stauballergie zu erlangen.

7. Frucht-Hormone stellen die biologischen Drüsenuhren so ein, daß sie 24 Stunden arbeiten.

8. Ein Sieben-Punkte-Plan hilft den Frucht-Hormonen die Drüsen zu nähren.

9. Frucht-Hormonkost heilte „hartnäckige Allergien".

142

SALZ- UND ZUCKERFREIE KOST GEGEN BLUTHOCHDRUCK

Hoher Blutdruck — Hypertonie — gilt nicht als Krankheit, sondern als ein Symptom für eine Störung innerhalb des Drüsensystems. Oft liegt die Ursache in einer übermäßig salz- und zuckerreichen Kost, wodurch die Nebennieren, die Hypophyse und die Schilddrüse überstimuliert werden. Da alle Drüsen im Körper harmonisch zusammenarbeiten, beeinflußt die Störung der einen das ganze Netzwerk. Das kann zu krankhaften Erscheinungen wie hohem Blutdruck, nervöser Anspannung, Depressionen, aufbrausendem Wesen, Kopfschmerzen, Schlaflosigkeit und ähnlichem führen. Die Drüsen werden chronisch überaktiv und wenn die Hormone in einem ständigen Alarmzustand erzeugt werden, sind alle Körperprozesse beeinträchtigt. Die neurotische Reaktion überaktiver Drüsen kann dazu führen, daß der Mensch von einem Extrem ins andere fällt. Es kann Tage großer Betriebsamkeit geben, gefolgt von Tagen äußerster Lethargie und Müdigkeit. Das ist der Preis, der bezahlt werden muß, wenn man die Drüsen durch eine zu große Zufuhr von Salz und Zucker überlastet.

Sieben Vorteile einer salz- und zuckerfreien Kost

Damit Ihre Drüsen ein natürliches Gleichgewicht im Organismus herstellen und die Funktionen der Hormone stabilisieren können, tun Sie gut daran, sie mit einer salz- und zuckerfreien Kost zu beruhigen. Eine solche Kost, die später noch näher erläutert wird, hat folgende günstige Wirkungen auf Ihre Drüsen:

1. *Entlastete Drüsen fördern das Säure-Basen-Gleichgewicht.* Die Drüsen erzeugen Hormone, die die Bildung von Salzsäure im Verdauungssystem steuern und einen gesunden Stoffwechsel gewährleisten. Wenn Sie Salz und Zukker vermeiden, können Ihre Verdauungsdrüsen genügend Salzsäure erzeugen und müssen nicht das aufgenommene Kochsalz benutzen. Entlasten Sie Ihre Drüsen, damit sie eine gesunde und natürliche Menge Hormone erzeugen. Sie tragen dadurch zu einer gesunden Verdauung bei.

2. *Entlastete Drüsen verjüngen den Körper und die Nervenzellen.* Zuviel Salz oder Zucker regt die Drüsen zu stark an und stört die Aufnahme und Verwertung der Nahrung. Mit Salz beladene Hormone können auch die zarten Membranen im ganzen Organismus reizen, ebenso wie Salz in einer offenen Wunde oder in den Augen brennt. Die Vermeidung von Salz- und Zuckerzusätzen hilft den Drüsen, den osmotischen Druck von Zellen und Geweben im ganzen Körper aufrechtzuerhalten. Dies hält die Körperflüssigkeiten im Gleichgewicht und bringt eine Verjüngung des Körpers und der Nervenzellen.

3. *Beruhigte Drüsen sorgen für einen natürlichen Stoffwechsel der angesammelten Körperflüssigkeiten.* Jedes Gramm Salz bindet etwa 70 Gramm Wasser. Jedes Gramm Zucker verursacht eine innere Oxydation, die wertvolle Zellen und Gewebe „wegbrennen" kann. Eine Ansammlung von Körperflüssigkeit ist einer der Faktoren, die viele Krankheiten auslösen. Wenn Sie Ihre Drüsen beruhigen und sie befähigen wollen, Hormone zu produzieren, die einen natürlichen Stoffwechsel angesammelter Flüssigkeiten bewirken und die Zellen und Gewebe reinigen und reparieren, dann vermeiden Sie Salz und Zucker in Ihrer Kost.

144

4. *Helfen Sie Ihren Drüsen, die notwendigen Mineralstoffe umzusetzen.* Die Hypophyse und die Nebennieren arbeiten mit anderen Drüsen zusammen, um Kalzium und Phosphor und andere Mineralien umzusetzen, als Mittel, um innere Entzündungen zu heilen, starke Knochen zu bilden und auch, um der Schilddrüse den Jodstoffwechsel zu ermöglichen. Wenn die Drüsen mit Salz und Zucker gesättigt sind, sind ihre Stoffwechselkräfte oft geschwächt, und die Mineralstoffe werden nur unvollständig umgesetzt. Helfen Sie Ihren Drüsen, wertvolle, mineralienverteilende Hormone zu erzeugen, indem Sie den übermäßigen Gebrauch von Salz und Zucker aufgeben.

5. *Chemisch behandelte Salz- und Zuckerprodukte stören den Drüsenrhythmus.* Verpackte und chemisch behandelte Nahrungsmittel, die Salz und Zucker enthalten, können das Zusammenspiel der Drüsen stören. Diese abgepackten Produkte enthalten Chemikalien, die für die Drüsen ungesund sind. Indem Sie zu einer natürlichen und salz- und zuckerfreien Kost übergehen, tragen Sie dazu bei, daß Ihre Drüsen richtig eingestellt werden, und halten Sie sie frei von chemischen Störungen.

6. *Gesunde Hormone fördern die innere Reinigung.* Wenn die Drüsen nicht mit Salz und Zucker belastet werden, können die gesunden Hormone „Ionenaustauscher" erzeugen, die der Ansammlung von Flüssigkeiten im Organismus entgegenwirken. Die gleichen Stoffe können auch das Salz aus dem Körper entfernen, eine innere Reinigung ausführen und die korrosive Wirkung der vom Zucker hinterlassenen Abfallprodukte mildern. Eine gesunde und natürliche Kost wird dann die Drüsen in die Lage setzen, heilende hormonale „Ionenaustauscher" zu bilden, um diese innere Reinigung zu bewirken.

7. *Vermindern Sie die bakterielle Verunreinigung der Drüsen.* Raffiniertes Salz und Zucker bringen störende

Bakterien in den Körper und zu den Drüsen. Die erschrockenen Drüsen müssen dann fieberhaft arbeiten, um die Bakterien zu verdauen und unschädlich zu machen. Sie tun dies, indem sie ein Übermaß an Hormonen abgeben, die ebenfalls mit den bakteriellen Abfallprodukten gesättigt sind. Da Hormone direkt in den Blutstrom gehen, gelangen die Bakterien in alle Körperteile und verursachen eine Vielfalt ungesunder Erscheinungen, vor allem Nervosität und Bluthochdruck. Um diese Bedrohung für die Gesundheit abzuwehren, sollte die Kost frei sein von zusätzlichem Salz und Zucker.

Ihre innersekretorischen Drüsen sind Präzisionsinstrumente. Jede Störung ihres komplizierten Zusammenspiels durch Salz, Zucker und künstliche Stoffe ist unvereinbar mit der Gesundheit. Wenn Sie Ihrem Drüsensystem helfen wollen, dann suchen Sie den tieferliegenden Grund der hormonellen Störung und beheben Sie diese durch eine gesunde Lebensweise.

Zuckerfreie Kost fördert den Stoffwechsel

Raffinierter Zucker, der in verpackten und chemisch behandelten Nahrungsmitteln ebenso enthalten ist wie in Ihrer Zuckerdose, stört die komplizierte Aufgabe der Drüsen, das Kalzium-Phosphor-Gleichgewicht herzustellen. Außerdem stört Zucker das Zusammenspiel von Nebennieren, Hypophyse und Schilddrüse und veranlaßt die Bauchspeicheldrüse, ein unnormal hohes Maß ihres Hormons, des Insulins, abzusondern. Der Diabetes ist teilweise auf einen unangemessenen und ungesunden Stoffwechsel der verschiedenen Drüsen zurückzuführen, besonders der Bauchspeicheldrüse. Zucker ist der Übeltäter, der diese Unregelmäßigkeit verursacht. Das Vermeiden von raffiniertem Zucker ist der erste Schritt, wenn Sie die biologische Drüsenuhr richtig einstellen und einen gesunden Stoffwechsel fördern wollen.

Wie Sie Ihre Drüsen ohne Salz nähren

Mit natürlichen Kräutern und Gewürzen, die in Feinkostgeschäften und Reformhäusern erhältlich sind, können Sie Ihre Geschmacksnerven befriedigen und gleichzeitig die Drüsenfunktion aufrechterhalten.

Solche natürlichen Kräuter und Gewürze sind: Lorbeerblätter, grüner Pfeffer, Salbei, Majoran, Zwiebel, Thymian, Paprika, Oregano, Zitronensaft, Petersilie, Dillsamen, ungesalzene französische Salatsoße, Muskat, Ingwer und Basilikum.

Nehmen Sie keine abgepackten Produkte, die Salz als Zutat aufführen. Achten Sie auch auf das Wort „Sodium" oder das chemische Zeichen für Natrium: Na, wenn Sie irgendwelche Nahrungsmittel in Packungen, Dosen oder tiefgekühlte Speisen einkaufen. Wenn die Packung keine Angabe darüber enthält, wieviel Milligramm Natrium das Produkt enthält, taugt es nicht für Sie. Stellen Sie es wieder ins Regal und suchen Sie eine gesündere und natürlichere Nahrung.

Wichtig: Sie sollten auch Erzeugnisse zurückweisen, auf deren Etiketten Monosodiumglutamat, Sodiumpropionat oder irgendeine andere Natriumverbindung aufgeführt ist.

Wählen Sie natriumfreie Backpulverprodukte. Die Mittel zum Säuren verpackten Brotes und Backwaren, wie Backpulver, Backsoda und doppelkohlensaures Natron haben einen hohen Natriumgehalt. Wählen Sie Backwaren die mit Hefe hergestellt sind.

Wie Sie Ihr eigenes natriumfreies Backpulver herstellen können. Wenn Sie selbst backen und ein Backpulver anstelle von Hefe verwenden wollen, machen Sie das folgende natriumfreie Backpulver, das Ihr Apotheker für Sie zubereitet oder das Sie selbst herstellen können:

Kaliumbikarbonat	39,8 Gramm
Maisstärke	28,0 Gramm
Weinsäure	7,5 Gramm
Weinsteinsaures Kalium	56,1 Gramm

Nehmen Sie anderthalb Teelöffel von diesem natriumfreien Backpulver anstelle von einem Teelöffel gewöhnlichem Backpulver (die notwendige Menge wird sehr variieren). Fügen Sie dieses natriumfreie Backpulver erst gegen Ende der Teigzubereitung hinzu und vermeiden Sie, es zu stark zu kneten.

Wie Sie süßen, ohne Ihre Drüsen zu stören

Sie können auch Ihre Lust nach Süßigkeiten mit natürlichen Mitteln befriedigen.

Natürliche Süßstoffe sind Rüben, Honig, Johannisbrotpulver, Dattelpulver, Hagebuttenpulver, Beerensäfte, Fruchtsäfte, Anissamen, Mandelextrakt, Zimt, Nelken, Ingwer, Ahornsaft, Pfefferminze, Vanilleextrakt und natürliche Tapioka.

Vermeiden Sie jedes verpackte Produkt oder Fertig-Dessert, denn es enthält fast immer Zucker. Dazu gehören auch Lebensmittel in Dosen, tiefgekühlte, vorgekochte oder trockengefrorene Kost in irgendeiner Form. Lesen Sie das Etikett. Wenn „Zucker" darauf steht, lassen Sie es stehen. Wählen Sie gesunde und natürliche Nahrungsmittel, die frei von Zuckerzusätzen sind. Lassen Sie Bonbons, Kuchen, Brötchen, Torten und alle Backwaren stehen, die mit

Zucker zubereitet wurden. Wählen Sie natürliche Vollkornprodukte, die keinen Zucker enthalten.

Wichtig: Vermeiden Sie auch Erzeugnisse, die
„Dextrose" enthalten, denn dies ist der chemische Name
des Zuckers.

Wie Sie Ihren eigenen zuckerlosen Eiskrem zubereiten:

In eine gläserne Backform geben Sie gleiche Teile frisch
gepreßten oder ungesüßten Ananassaft und Milch. Gut
umrühren und in das Tiefkühlfach des Kühlschranks stellen. Während des Tages gründlich umrühren. Wenn die
Speise fest ist, können Sie getrocknete Früchte wie Datteln, Rosinen, Feigen hinzufügen, um Ihre Geschmacksnerven noch mehr anzuregen. Essen Sie diesen zuckerlosen
Eiskrem als Zwischenmahlzeit oder als Dessert.

Wie Sie das Natrium-Kalium-Gleichgewicht herstellen

Earl O. litt an einer zermürbenden Schlaflosigkeit, war
kurz angebunden und hatte nervöse Ausbrüche. Er war
der Schrecken seiner Umgebung. Er verlor viele Kunden
seines Wäschereigeschäfts, weil er auf die leichteste Pro-
vokation hin aufbrauste. Er war so nervös, daß sein Blutdruck in eine gefährliche Höhe stieg. Dann zitterten seine
Hände, wenn er einen Bestellschein ausschrieb, und seine
Finger konnten kaum den Bleistift halten.

*Korrektur des Natrium-Kalium-Spiegels verbessert
Bluthochdruck.* Earl O.'s Beschwerden rührten nicht nur
von einer übermäßigen Aufnahme von Salz und Zucker
her. Es handelte sich um eine Störung seiner Drüsen und
des sehr empfindlichen Natrium-Kalium-Gleichgewichts.
Es war dieses Ungleichgewicht, das zu seinen nervösen
Reaktionen führte. Eine übermäßige Ansammlung von
Natrium und Wasser hatte zu einer Verhärtung der Ar-

terien geführt. Für das Herz war es schwieriger, Blut durch den Körper zu pumpen, was zu dem wachsenden Bluthochdruck führte.

Natürliche Obstkur hilft das hormonale Gleichgewicht herzustellen. Earl O. erhielt nun eine salz- und zuckerfreie Kost und wurde aufgefordert, viel frische Früchte zu essen, die von Natur aus einen niedrigen Natrium-, aber einen hohen Kaliumgehalt haben. Dies half, die natriumgesättigten Drüsen richtig einzustellen und das Übermaß an gespeichertem Natrium auszuscheiden. Bald arbeiteten Earls Hypophyse, die Nebennieren und die Schilddrüse wieder zusammen und stellten gemeinsam das empfindliche Natrium-Kalium-Gleichgewicht wieder her. Die vorgeschlagenen natriumarmen, kaliumreichen Früchte sind: rohe Äpfel, Aprikosen, Brombeeren, Warzenmelonen, Datteln, Feigen, Grapefruit, Orangen, Pflaumen, Rosinen, Erdbeeren, Mandarinen und Wassermelonen.

Drüsenberuhigende Gemüse. Die Natur hat das Natrium-Kalium-Gleichgewicht auch im Gemüse einprogrammiert. Earl O, aß folgende Gemüse, um seine Drüsen zu entspannen: Brokkoli, Rosenkohl, Blumenkohl, Linsen, weiße und süße Kartoffeln, Kürbis.

Ein Fastentag verbesserte das Hormongleichgewicht weiter

Gelegentlich legte Earl O. einen Fastentag ein. Dann aß er nur die oben angeführten Früchte und Gemüse. Zum Frühstück aß er beispielsweise Früchte. Am Vormittag trank er einen frisch zubereiteten Obstsaft. Zum Mittagessen aß er eines der obengenannten Gemüse. Am Nachmittag trank er einen frisch zubereiteten Gemüsesaft. Zu Abend aß er entweder Früchte oder Gemüse. Vor dem Zubettgehen trank er ein Glas frischen Gemüsesaft.

Ergebnis: Während des Fastentags konnten die gesunden Früchte und Gemüse ohne Störung durch andere Nahrungsmittel wirken. Sie wurden von den Drüsen aufgenommen, umgesetzt und für die innere Reinigung benutzt, und sie halfen, das Natrium-Kalium-Gleichgewicht herzustellen.

Als Earl O. diese gesunde Ernährungsweise aufgab und wieder Salz und Zucker zu sich nahm, stieg auch sein Blutdruck wieder an und die Kopfschmerzen kehrten wieder. Als er daraufhin wieder zu seiner natürlichen Kost zurückkehrte und künstliche Nahrungsmittel sowie Salz und Zucker vermied, konnte er eine gute Nachtruhe genießen, hatte ein ausgeglichenes Wesen, war freundlich zu seiner Familie, seinen Freunden und Kunden. Seine Hände waren ruhig. Er empfand die wohltuende Harmonie der Hormone!

Die Reisfastenkur: Orientalisches Geheimnis der Nervenberuhigung

Die Reisdiät hat immer viel Beachtung gefunden als ein Mittel, um Bluthochdruck herabzusetzen. Das orientalische Geheimnis der Reisdiät liegt darin, daß Reis fast kein Salz enthält und daher das Netzwerk jener Drüsen beruhigt, die den Blutdruck kontrollieren. Die Orientalen sind dafür bekannt, daß sie kaum unter hohem Blutdruck leiden. Das ist auf ihre salz- und zuckerarme Kost zurückzuführen. Und der Reis trägt dazu bei, ihr Drüsensystem noch weiter zu verbessern, weil er eines der wenigen fast perfekten Nahrungsmittel ist. Da dem Reis einige der lebenswichtigen Aminosäuren und andere Nährstoffe fehlen, kann man ihn nicht als ein vollwertiges Nahrungsmittel betrachten. Aber da er so wenig Salz enthält, können die Drüsen einen wertvollen und mächtigen Hormonvorrat erzeugen, die Abfallprodukte im Körper umsetzen und aus dem Organismus ausscheiden helfen. Schon ein Tag Reisfasten kann Ihre biologische Drüsenuhren richtig einstellen und sie befähigen, das Übermaß an Salz und Zucker loszuwerden.

Wie Alice P. durch Reisfasten ihre Drüsen entlastete. Tagsüber war Alice P. Privatsekretärin eines leitenden Angestellten in einer großen Firma. Am Abend war sie die vielbeschäftigte Mutter dreier Kinder und arbeitete außerdem aktiv in ihrem Klub. Wegen ihres hektischen Tagesablaufs mußte sie meist Fertiggerichte zu sich nehmen. Diese enthielten so viel Salz und Zucker, daß ihr Drüsensystem Überstunden machen mußte in der verzweifelten Anstrengung, diese Stoffe umzusetzen. Dies führte zu einer unregelmäßigen Hormonreaktion, die ihr pochende Kopfschmerzen verursachte (ein typisches Symptom von hohem Blutdruck), chronische Müdigkeit, Nervosität, Herzklopfen und übermäßiges Schwitzen. Ihre malträtierten Drüsen begehrten gegen die künstlichen Speisen auf, ihre Hormone wurden ungleichmäßig im Körper verteilt und schufen eine innere Disharmonie. Eine Mitarbeiterin sagte ihr, sie müsse ihre ungesunde Ernährungsweise korrigieren.

Reisfasten bringt Wiederanpassung der Drüsen. Die Mitarbeiterin war eine Yogaanhängerin. Ihr Lehrmeister, ein Asiate, schlug vor, sie solle mindestens zweimal im Monat einen Reisfastentag einlegen, um einen harmonischen Hormonrhythmus wiederherzustellen. Der Asiate sagte, dies sei unter seinen wohlhabenderen Landsleuten üblich, die chemisch behandelte Speisen und Fertiggerichte aßen, die Seuche der modernen Zivilisation. Der Yoga-Meister erklärte, daß viele Leute sich nach einem Reisfastentag verjüngt fühlten durch verjüngte Hormone.

Alice P. war verzweifelt, also versuchte sie das Reisfasten. Sie wählte gesunden, nichtbehandelten braunen Reis, der viele Vitamine des B-Komplexes und andere Vitamine sowie Mineralstoffe enthielt.

Einfacher Ernährungsplan: Am Morgen eine Schale gekochter brauner Reis. Am Nachmittag eine Schale gebackener brauner Reis. Am Abend eine Schale gekochter brauner Reis in mit Kräutern gewürztem Wasser. Nichts anderes!

Vorzug: Die überarbeiteten Drüsen bekamen einen Tag Ruhe, da sie keine weiteren überflüssigen salz- oder zukkerhaltigen Nahrungsmittel verarbeiten mußten. Mit den Bestandteilen des braunen Reises wurden die Drüsen, vor allem die Hypothyse die Nebennieren, die Schilddrüse und die Bauchspeicheldrüse, hinreichend ernährt, um die Abfallprodukte von Salz und Zucker umzusetzen und auszuscheiden. Als die unnatürlichen Speisezusätze von den sauerstofftragenden Blutkörperchen ausgeschieden waren, die ihrerseits von den Hormonen Kraft erhielten, ließ Alices Bluthochdruck nach. Schon nach einem einzigen Tag dieser Hormonbehandlung besserten sich ihre Nerven. Ihre Kopfschmerzen und ihre Müdigkeit ließen nach, ihr Herz und ihre Reflexe beruhigten sich, und sie schwitzte nicht mehr im Übermaß. Als die biologischen Drüsenuhren richtig eingestellt waren und nicht mehr fieberhaft Überstunden machen mußten wegen der übertriebenen Aufnahme von Salz und Zucker, brachten ihre gesunden Hormone Ruhe.

Warum das Reisfasten Ihre nervösen Drüsen beruhigt

Wenn Sie das traditionelle orientalische, nervenheilende Reisfasten zusammen mit anderen natürlichen Gesundheitplänen befolgen, wird dies auf ihre nervösen Drüsen folgende günstige Wirkungen haben:

1. *Protein nährt Ihre Drüsen.* Etwa acht wichtige Aminosäuren im natürlichen braunen Reis werden Ihre Drü-

sen ernähren und heilende Hormone hervorbringen, die Entspannung und einen richtigen Blutdruck herbeiführen. Die mit Aminosäuren angereicherten Hormone treten in das Blut und die Lymphe ein, beruhigen Herz und Lungen, entspannen die Atmungsorgane, das Gehirn und das Nervensystem.

2. *Vitamine und Mineralstoffe verbessern die Gesundheit.* Reis enthält Thiamin, Riboflavin und Niazin, und außerdem Kalzium, Eisen, Phosphor und Kalium. Die Hormone benutzen diese Substanzen aus dem vollen, natürlichen braunen Reis, um die Haut und die Blutgefäße zu ernähren, den Herzrhythmus zu regulieren, den Blutdruck zu stabilisieren und den inneren Wasserhaushalt zu regeln. Alle arbeiten zusammen, um die nervösen Drüsen zu beruhigen.

3. *Rasche Aufnahme durch die Drüsen.* Reis ist zu 98 Prozent verdaulich und wird daher rasch von den Drüsen assimiliert. Reisstärke unterscheidet sich von anderen Stärken, denn sie besteht aus 100 Prozent aus Amylopektin — der am raschesten und vollständigsten assimilierbaren Getreidestärke. Sobald die Drüsen diesen Nährstoff aufnehmen, geht er in die Hormone ein und trägt zur Kräftigung des Herzens, der Blutgefäße und des allgemeinen Nervensystems bei.

4. *Stellt die Drüsen richtig ein.* Brauner Reis wirkt antiallergisch und hat einen sehr geringen Gehalt an Faserstoffen, so daß er von den Drüsen sehr leicht aufgenommen werden kann. Da er besonders salzarm ist, können die Drüsen „saubere" Hormone erzeugen, die das Nervensystem beruhigen!

Einfach und doch wirksam. Die Orientalen haben den Reis schon immer als eine „Verjüngungskost" betrachtet. Heute wissen wir, daß Sie so jugendlich sind wie Ihre Drüsen. Reis kann die „Verjüngungskost" sein, die Spannungen abbauen hilft und Ihr Wohlbefinden steigert! Ein eintägiges Reisfasten ist leicht durchzuführen. Und doch ist es seit Jahrtausenden wirksam und sollte, um Ihrer Gesundheit willen, zu Ihrem Ernährungsplan gehören.

Bananen: Die Frucht, die nervöse Drüsen beruhigt
Wenn Sie nervös sind, greifen Sie zur Banane! Das ist eine Nahrung für jeden Tag, die für die Drüsen heilsam ist. Die Banane enthält wenig Natrium und Fett und kein Cholesterin. Das Geheimnis ihrer Fähigkeit, die Drüsen zu ernähren, liegt in ihrem besonderen Fett (0,2 Prozent oder weniger). Dieses Fett ist deshalb so wertvoll für die Drüsen, weil es einen hohen Anteil an drei wichtigen ungesättigten Fettsäuren enthält, die von den Drüsen aufgenommen und dazu benützt werden, das Nervensystem zu „schmieren". Diese drei ungesättigten Fettsäuren (Linolsäure, Linolensäure und Arachodonsäure) werden von den Drüsen in salzreinigende Hormone umgewandelt, die nervöse Spannungen mildern. Obwohl eine einfache und alltägliche Frucht, ist die Banane eine wertvolle Drüsennahrung.

Bananen-Reis-Kur, lindert Unruhe der Drüsen. In einem Fall * wurde eine Gruppe von 32 Patienten, die an Bluthochdruck litten, mit einer strengen Bananen-Reis-Kur behandelt. Diese Patienten aßen täglich ein halbes Pfund Reis, in salzlosem Wasser gekocht und mit frischen Früchten oder Fruchtsaft serviert. Diese Obst-Reis-Kost behob die Unruhe der Drüsen bei 20 dieser 32 Patienten und senkte den Blutdruck, nachdem sie diese Kur sechs Wochen lang durchgeführt hatten.

Eine gesunde Reis- und Obstkost ermöglicht es den Hormonen, ohne die korrosive Einwirkung von übermäßig viel Fett, Salz und Zucker zu arbeiten. Dadurch bleiben

* Southern Medical Journal, Vol. 40, S. 721

die Arterien frei von schädlichen Ablagerungen, und nervöse Spannungen legen sich. Reis ist seit Tausenden von Jahren als wertvolles Nahrungsmittel bekannt. Auch Obst gilt seit langem als Heilmittel, noch ehe man von den Hormonen wußte. Zusammen sind sie das „Geheimnis" der Vergangenheit. Sie nähren die Drüsen, deren richtige Funktion der Schlüssel zur Entspannung ist.

Geben Sie Ihren Drüsen Mineralstoffe. Kalzium, Phosphor und Kalium sind nur einige der Mineralstoffe, die Ihre Hypophyse und Nebennieren benötigen, um entspannende Hormone zu erzeugen. Wenn Salz und Zucker vermieden werden, helfen diese Mineralstoffe den Drüsen, gesunde Hormone zu erzeugen.

Sauerstoff, Enzyme und Vitamin C sind Nahrung für Ihre Drüsen, gestärkt durch die Gegenwart von Mineralstoffen, die diese Substanzen in gesunde und beruhigende Hormone umwandeln.

Verringerung der Milchsäure: Ein Übermaß an weißem Zucker verursacht eine Zunahme der Milchsäure im Körper, ein Produkt des Glukosestoffwechsels und die Ursache vieler biochemischer Spannungen. Durch die Eliminierung von Zucker aus der Kost wird der spannungserzeugende Betrag an Milchsäure kontrolliert. Nehmen Sie statt weißem Zucker frische Gemüse und ihre Säfte. Dadurch werden Mineralstoffe zugeführt, die helfen, die Milchsäure zu kontrollieren. Ihre Hormone brauchen diese Minerale und andere Nährstoffe. Die Hormone ermöglichen es den Mineralstoffen, die Milchsäure zu binden und sie daran zu hindern, nervöse Symptome auszulösen. Nähren Sie Ihre Drüsen mit Mineralstoffen, damit die Hormone diese „Pufferfunktion" gegen Bluthochdruck ausüben können! Helfen Sie Ihren Hormonen, die empfindlichen Nerven von der schädigenden Milchsäure abzuschirmen. Vor allem vermeiden Sie ein Übermaß an

Salz und Zucker. Dies wird Ihre Drüsen beruhigen, Ihre Hormone verbessern und Bluthochdruck lindern.

Hauptpunkte

1. Essen Sie weniger Salz und Zucker und Nahrungsmittel, die mit Salz und Zucker hergestellt sind.

2. Ihre Drüsen haben sieben Vorteile, wenn Sie salz- und zuckerfreie Kost essen.

3. Entlasten Sie Ihre Drüsen mit einem einfachen, salz- und zuckerfreien Ernährungsplan.

4. Süßen Sie mit natürlichen Mitteln.

5. Sorgen Sie für ein gesundes Natrium-Kalium-Gleichgewicht.

6. Ein eintägiges Obstfasten und ein eintägiges Reisfasten stellt hormonales Gleichgewicht her und beruhigt angespannte Nerven.

7. Earl O. und Alice P. wurden durch Hormonkost frei von Bluthochdruck.

8. Bananen-Reis-Kuren lösten Spannungen, indem sie Drüsenunruhe behoben.

9. Mineralstoffe kontrollieren die Bildung von Milchsäure, eine Ursache von Drüsenstörungen.

ROHKOST FÜR EINE VERJÜNGTE HORMONPRODUKTION

Frische, rohe Früchte und Gemüse sowie Getreide sind reich an Substanzen, die das innersekretorische Drüsensystem nähren und die Hormone verjüngen. In diese frische, rohe Hormonnahrung hat die Natur *lebende* Substanzen wie Vitamine, Mineralstoffe und Enzyme gelegt, die von den Drüsen für die Bildung kraftvoller und verjüngender Hormone benutzt werden. Um Ihren Drüsen diese Substanzen zukommen zu lassen, sollte Ihre Kost aus natürlichen, frischen, rohen Früchten und Gemüsen und aus Vollkorngetreide bestehen.

Wie Hormonkost den Drüsen hilft, eine gesunde Verdauung herbeizuführen. Die lebenden Substanzen in ungekochter, roher Kost werden von den Drüsen aufgenommen und tragen dazu bei, daß gesunde Hormone für eine intakte Verdauung gebildet werden. Sie wirken auf folgende Weise:

1. Die Schilddrüse, die Nebenschilddrüsen und Nebennieren verwenden lebende Substanzen, um einen jugendlichen Stoffwechsel herbeizuführen und Kohlehydrate, Fette, Eiweiß und Mineralstoffe zu assimilieren. Diese Substanzen werden dann in Hormone wie Thyroxin, Parathormon, Kortin (der Hormonkomplex, darunter Kortison, der die Widerstandskraft gegen arthritische Beschwerden stärkt). Epinephrin und Adrenalin umgewandelt. Sobald diese Hormone in den Blutstrom freigegeben werden, fördern sie eine gesunde Verdauung, geben kör-

perliche Energie, stärken die Herztätigkeit und die Nerven. Die innersektorischen Drüsen erhalten diese „Hormonnahrung" von den *lebenden* Vitaminen, Mineralstoffen und Enzymen, die in roher Kost enthalten sind.

2. Die innersekretorischen Drüsen brauchen die lebenden Substanzen aus rohen Nahrungsmitteln, um für den Bestand der Alkalireserve zu sorgen und die Säuren zu neutralisieren, die in großen Mengen im Blut und in den Geweben vorhanden sind. Die Hypophyse und die Schilddrüse beeinflussen mit Hilfe dieser Substanzen die Nebennieren, damit sie jene Hormone erzeugen, die für eine geregelte Verdauung sorgen. Sobald Hormone die inneren Organe gereinigt haben, wird das Säure-Basen-Gleichgewicht hergestellt und damit eine gesündere Verdauung und Assimilierung gewährleistet.

Rohe Nahrungsmittel, die für gesunde Hormone sorgen:

Frische, rohe, ungekochte Früchte, Gemüse, Samen, Nüsse und Getreide sind reich an den eigenen Hormonen der Natur. Sie werden von den Drüsen aufgenommen und so aufbereitet, daß sie in die Hormone eingehen und eine intakte Hormonproduktion herbeiführen helfen. Essen Sie frische Früchte roh, wenn sie ohne Kochen eßbar sind. Kochen Sie nur, wenn sie gekocht werden müssen.

Rohes Obst für die innere Reinigung. Frisches, rohes Obst und viele Gemüse enthalten jene Substanzen, die für die innerliche Reinigung notwendig sind. Die Drüsen nehmen die in den rohen Nahrungsmitteln enthaltenen Nährstoffe auf, entziehen ihnen die krankheitsfeindlichen Substanzen und führen diese dem Blut zu. Insbesondere helfen die gesunden Hormone, die weißen Blutkörperchen zu bilden und zu nähren, die notwendig sind, um Krankheit-

und Alterserscheinungen zu bekämpfen. Rohkost stellt diese Elemente den Hormonen zur Verfügung, um das Blut mit gesunden weißen Blutkörperchen zu versorgen. Die innersekretorischen Drüsen werden mit Rohkost besser genährt.

Wie ein Rohkostfrühstück gesunde Hormone bilden half. Joyce E. bekam oft wenige Stunden, nachdem sie ihr Tagwerk als Stenotypistin in einem statistischen Büro begonnen hatte, gefühllose Hände und Finger. Manchmal verschwammen die langen Zahlenreihen auf dem Papier vor ihren Augen, obwohl sie wußte, daß ihre Augen in Ordnung waren. Dazu war sie „ewig müde" und hatte einen „Knoten" zwischen den Schulterblättern, der immer härter wurde. Manchmal hatte Joyce E. ein krampfartiges Gefühl, wenn sie sich kurze Zeit über ihre Schreibmaschine gebeugt hatte und dann versuchte, sich wieder aufzurichten. Sogar zu Hause spürte Joyce E. einen reißenden Schmerz, wenn sie sich beim Abstauben oder Staubsaugen aufrichtete. Sie wollte nicht glauben, daß sie schon das Alter spürte. Deshalb beschloß sie, es mit einer natürlichen Lebensweise zu probieren.

Sie aß mehr natürliche, gesunde Kost, verschaffte sich genügend Nachtruhe und machte regelmäßige Spaziergänge. Schon dies lockerte ihre Steifheit und stellte einen jugendlichen Hormonrhythmus her. Aber sie empfand immer noch die chronische Müdigkeit. Nun machte sie eine einfache Frühstücksrohkostkur.

Rohes Obst. Sie aß frisches, rohes Obst je nach der Jahreszeit zu Beginn des Frühstücks. Die Drüsen nahmen die Vitamine, Mineralstoffe und Enzyme der rohen Früchte begierig auf und benützten sie zur Bildung von gesunden, reinigenden Hormonen.

Vollkorn-Frühstücks-Nahrung. Eine Schale natürliche Vollkorngetreide folgten dem Obst. Beispiel: Geschälte

Sesamsamen, Hirseflocken und geschälte Sonnenblumenkerne in einer Schale lauwarmem Wasser oder leicht erwärmter Milch. Vorzug: Die warme Flüssigkeit bewirkte eine drüsenfreundliche Aktion namens Hydrolyse. Dadurch werden Vitamine, Mineralstoffe, Enzyme und Aminosäuren in dem Vollkorngetreide vorverdaut und die Zellstruktur des Korns wird aufgeweicht. In dieser Form können die Drüsen die Nährstoffe leichter aufnehmen. Die „Hormone" des Getreides werden dann rasch in das körpereigene Hormongefüge aufgenommen.

Samenmilchtrank. Joyce E. nährte ihre Drüsen mit einem Trank, der reich war an lebenden Hormonen. Die Zubereitung: Sie gab zwei gehäufte Eßlöffel irgendeines organischen Samenmehls (Luzerne, Weizen, Hafer, Bohnen, Sesam, Fenchel) mit einer Tasse Wasser in einem Mixer. Vorzüge: Der Samenmilchtrank enthält bis zu 36 Prozent alkalisches Eiweiß und ist dadurch beruhigend für die Drüsen. Die Hormone werden gesund alkalisch und tragen zu einer geregelten Verdauung bei. Samenmilch enthält auch ein natürliches Öl, das reich ist an jenen ungesättigten Fettsäuren, die notwendig sind, um die Drüsenmaschinerie zu schmieren und eine ungehinderte Hormonbildung zu ermöglichen. Alle Körperprozesse haben den Nutzen davon.

WARUM SICH JOYCE E. WIEDER JUNG FÜHLT. Der spezielle Rohkost-Frühstücksplan war nicht nur schmackhaft. Er war Nahrung für die Drüsen, sorgte für gesunde Hormone, kräftigte die Nerven, regulierte den Stoffwechsel, brachte Phosphor und Kalzium ins Gleichgewicht (Mineralstoffe, die gebraucht werden, um das hormonale Gleichgewicht herzustellen), und stärkte die Muskelkraft durch eine geregelte Funktion der Nebennieren. Joyce E. stellte fest, daß sie nun lange Zahlenreihen lesen konnte, ohne daß die Zahlen vor ihrem Auge verschwammen. Da das gesunde Rohkostfrühstück außerdem den Blutdruck regulierte, den Wasserhaushalt ausbalancierte und die Widerstandskraft gegen Streß erhöhte, da die Nebennieren gesundes Adrenalin erzeugten, wurde Joyce E. allmählich auch von den „Knoten" zwischen ihren Schulterblättern befreit.

Joyce E. aß nun täglich zum Mittagessen rohen, frischen Obstsalat. Vor dem Abendessen nahm sie viel rohen Gemüsesalat zu sich. Manchmal aß sie einen rohen Salat als vollständige Mahlzeit. Die Nährstoffe werden dann ohne Störung durch andere Substanzen aus gekochter Kost umgesetzt. Durch dieses gelegentliche Rohkostfasten bekam Joyce E. gesunde Drüsen und gesunde Hormone. Sie fühlt sich nun wieder „vollkommen jung", dank verjüngter und gut genährter Hormone.

Rohe Gemüse als Hormon-Fabriken

Frische, rohe Gemüse sind die hauptsächlichen Quellen von Enzymen, die man „Hormon-Fabriken" nennen könnte. Kochen zerstört diese inneren Hormonquellen, daher ist es besser für Ihre Drüsen, wenn sie mit rohen Gemüsen ernährt werden. Ihre innersekretorischen Drüsen trinken von den Hormonquellen in rohen Gemüsen. Sie sind Quellen verjüngender Enzyme.

Wie Drüsen durch Enzyme verjüngt werden. Die innersektorischen Drüsen trinken von diesen „Hormonquellen" in rohen Gemüsen. Sie können ihre biochemischen, biophysiologischen und biopathologischen Aktionen und Reaktionen ausführen dank dieser Enzyme, die die Prozesse des lebenden Organismus regulieren und kontrollieren. Die Drüsen nehmen die Enzyme aus den rohen

Gemüsen auf und benützen sie für solche inneren Vorgänge wie den Stoffwechsel, die Bildung und Wiederbildung von Milliarden Geweben und Zellen, die Reinigung des Blutstroms. Sie helfen bei der Aufnahme von Nährstoffen und nähren alle Körperorgane. Ihre innersekretorischen Drüsen brauchen diese enzymatischen „Hormonquellen" der rohen Gemüse.

Enzymatische Hormone sind eng verbunden mit praktisch allen Heilungs- und Regenerationsvorgängen. Sie unterstützen die Verdauungsfunktionen. Die Drüsen benützen diese enzymatischen Hormone, um komplexe Nahrungsmittel in einfachere Substanzen aufzuspalten, die dann direkt in den Blutstrom abgegeben werden können. Enzyme üben alle diese Wirkungen aus, ohne selbst verändert zu werden. Aus diesem Grund nennt man sie Katalysatoren.

Jedes Enzym hat seine besondere Wirkung. Von den mehr als 700 verschiedenen Enzymen im Körper hat jedes seine bestimmte Aufgabe. Eines aktiviert die Produktion von Insulin in der Bauchspeicheldrüse. Ein anderes sorgt für die Verdauung von Stärke, wenn die Nahrung richtig eingespeichelt und gekaut wurde. Ein anderes Enzym setzt Zucker und Stärken so um, daß sie in der Leber gespeichert werden können. Jede Drüse braucht die Familie der Enzyme für eine rhythmische Produktion gesunder Hormone. Die Abwesenheit oder die Schwächung irgendeines Enzyms verursacht eine grundlegende Verlangsamung der gesamten Drüsenfunktion. Deshalb ist es wichtig, den Organismus mit Enzymen zu versorgen, die in frischem, rohem Gemüse zu finden sind.

WIE GEMÜSE-HORMON-KOST DIE ALTERNDE UHR FÜR NORMAN ZURÜCKDREHTE.

Norman B. war ein hastiger Typ. Er war immer auf Trab. Als Einkäufer für ein großes Kaufhaus stand er ständig unter Druck, mußte Termine einhalten und war dauernd unterwegs. Dies wirkte sich auf seine Eßgewohnheit aus, ganz zu schweigen von seiner Lebensweise. Er aß selten rohe Speisen. Er zog Fertiggerichte vor oder solche, die vorgekocht waren und wenig Zeit in Anspruch nahmen. Der ständige körperliche und geistige Druck, zusammen mit den Unzulänglichkeiten der Ernährung, wirkte verheerend für sein Drüsensystem. Seine biologischen Uhren begannen nachzugehen. Die Hormonbildung ließ zu wünschen übrig und damit sein ganzer Gesundheitszustand. Norman B. sah schlecht und abgekämpft aus.

Mitarbeiter schlägt Gemüsekur vor. Ein Mitarbeiter von ihm hatte sich einer Drüsentherapie unterzogen und kannte durch meine Bücher einen natürlichen Weg, die Drüsen so zu nähren, daß sie genügend Hormone produzierten. Er riet Norman B., eine Fastenkur mit rohem Gemüse zu probieren — nur rohe Gemüse den ganzen Tag. Vorteil: Die erschöpften Drüsen konnten sich ganz auf die Gemüse konzentrieren, ihm die Nährstoffe entziehen und gesunde Hormone durch den ganzen Körper senden. Ohne Störung durch andere Kost widmeten sich die Drüsen den rohen Gemüsen. Es war eine einfache, aber verjüngende Kur.

Wie Gemüsehormone die Drüsen verjüngen

1. *Beruhigendes natürliches Hormontonikum.* Rohe Gemüse mit natürlichen Hormonen wirken beruhigend für das Drüsensystem und sorgen für eine ausgeglichene Versorgung der innersekretorischen Drüsen mit Nahrung. Gemüsehormone ergänzen die körpereigenen Hormone, ohne die ermüdeten Drüsen zu überlasten.

2. *Gemüsehormone schützen gegen Streß.* Die natürlichen

Hormone des Gemüses werden von den Drüsen benutzt, um die Millionen Blut-, Knochen- und Körperzellen und Körpergewebe einzuhüllen und zu beschützen — ein Schutz gegen den Streß und die Spannungen eines ungesunden täglichen Lebens. Sie wirken wohltuend auf die Nebennieren, so daß diese Drüsen heilendes Kortin und Adrenalin erzeugen, um die Wiederstandskraft gegen äußere Einwirkungen wie Streß, Hitze, Kälte und Gifte aufzubauen.

3. *Gemüsehormone kräftigen alternde Zellen und Gewebe.* Wenn Drüsen, wie die Hypophyse und die Bauchspeicheldrüse, in ihrer Funktion nachlassen, sind die Gemüsehormone natürliche Ergänzungen. Sie liefern jene Substanzen, die alternde und geschädigte Zellen und Gewebe erneuern. Wenn die körpereigenen Hormone unzureichend sind, können Zellen und Gewebe geschädigt werden, was zu vorzeitigem Altern führen kann. Daher hat die Natur „enzymatische Hormone" geschaffen, um träge Drüsen zu unterstützen.

4. *Gemüsehormone fördern die Assimilierung.* Die Gemüsehormone erfüllen eine wertvolle Funktion, indem sie die Verdauungsgewebe und die Arterien „schmieren." Dadurch tragen sie zu einer gesunden Assimilierung bei. Dies wird oft als der Schlüssel betrachtet, der die alternde Uhr zurückdreht. Eine gesunde Assimilierung ist notwendig, da sie die lebenden Substanzen aus der Nahrung für den Bau von Geweben und Organen nutzbar macht. Gemüsehormone beruhigen und „schmieren" die Organe, die mit der Verdauung zu tun haben und für eine gesunde Assimilierung sorgen.

5. *Gemüsehormone werden von den Drüsen rasch aufgenommen.* Die natürlichen Hormone werden von den Drüsen rasch assimiliert. Diese Eigenschaft ist es, die Gemüsehormone so heilsam macht — innerhalb einer Stunde,

nachdem man einen Teller rohes Gemüse gegessen hat, werden die Hormone in den Blutstrom abgegeben und üben ihre verjüngende Wirkung aus.

Norman B. fühlt sich wieder jung, nachdem Gemüse-hormone die „alternde Uhr" zurückgestellt haben. Der reiche Nachschub natürlicher enzymatischer Hormone aus rohem Gemüse machte Normans Drüsen wieder gesund. Indem er nur einen Tag in der Woche rohes Gemüße aß, wurden seine biologischen Drüsenuhren richtig eingestellt. Er hatte tatsächlich die „alternde Uhr" mit Hilfe von Ge-müsehormonen zurückgedreht!

Rohkost liefert Ihren Drüsen die Hormone der Natur

1. Bringen Sie alle Früchte wenn möglich roh auf den Tisch. (Kochen von Obst und Gemüse macht die Enzyme wirkungslos und schädigt andere wichtige Substanzen).

2. Essen Sie die meisten Gemüse roh. Servieren Sie ver-schiedene rohe Gemüse gleichzeitig, damit sie verschieden-artige Gemüsehormone erhalten und Abwechslung in Ihre Kost bringen.

3. Servieren Sie Rohkost *zuerst*. Die enzymatischen Hormone sind wirksamer, wenn sie vor anderen Nah-rungsmitteln zu den Drüsen gelangen, die ihre Funktion schwächen könnten. Beginnen Sie die Mahlzeit mit rohen Früchten oder Gemüsen, damit die Drüsen eine frische Zu-fuhr von enzymatischen Hormonen bekommen.

4. Frische, rohe Gemüse mit rohen Nierenbaumfrüchten oder Nüssen und rohen Samen tragen zu einem harmoni-schen Gleichgewicht der Enzyme bei, die einen gesunden „Rhythmus" der biologischen Drüsenuhren herstellt. In dieser Kombination werden Vitamine, Mineralstoffe, En-

zyme und Proteine zugeführt, die alle von den Drüsen aufgenommen und für die Produktion gesunder Hormone benutzt werden.

5. Verstärken Sie die Kraft der Gemüsehormone, indem Sie Ihrem rohen Gemüsesalat Hefe hinzufügen. Hefeflocken sind wichtige Lieferanten solcher Aminosäuren, die in die Hormone selbst eingehen. Dies gibt den Hormonen zusätzliche Kraft.

Weitere Vorschläge: Gewöhnen Sie Ihre Familie und sich selbst daran, mehr Rohkost zu essen. Bringen Sie mehr und mehr rohe Salate auf den Tisch. Obst sollte roh gegessen werden. Auch Gemüse sollte roh gegessen werden, außer solchen, die ungekocht nicht schmackhaft sind. Legen Sie ab und zu einen Rohkost-Fastentag ein nach diesem einfachen, leichten, wirksamen Plan: Zum Frühstück frisches, rohes Obst mit Samen und Nüssen, Samen- oder Nußmilch. Zum Mittagessen frischer, roher Gemüsesalat mit Hefeflocken, gemahlenen Samen und Vollkorngetreide, Gemüsesaft. Zum Abendessen eine große Schale frisches rohes Gemüse mit Vollkorngetreide, Samen- oder Nußmilch.

Zusätzlich zu ihren heilsamen Wirkungen für die Drüsen selbst belebt Rohkost über die Hormone auch die anderen Körperorgane. In vielen Kosmetiksalons und Verjüngungskliniken wird Rohkost regelmäßig benutzt, um das innersekretorische Drüsensystem zu wecken, damit die Drüsen ihre verjüngenden Fähigkeiten entfalten und neue Gewebe bilden, neue Gesundheit schenken und neue Jugend — durch natürliche Hormone!

1. Rohkost sorgt durch gesunde Hormone für eine geregelte Verdauung.

2. Rohkost ermöglicht es den Hormonen, eine innere Reinigung auszuführen.

3. Ein einfaches Rohkostfrühstück verschaffte Joyce E. gesunde Hormone.

4. Drüsen werden verjüngt durch Enzyme aus Rohkost.

5. Merken Sie sich die fünf Regeln, wie Sie mit Gemüsehormonen Ihre Drüsen verjüngen können.

6. Befolgen Sie den Fünf-Punkte-Rohkost-Ernährungsplan, um Ihren Drüsen die Hormone der Natur zukommen zu lassen.

NATÜRLICHE HORMONKOST
FÜR DIE FRAU IN DEN WECHSELJAHREN

Das jugendlich weibliche Äußere der Frau hängt in erster Linie von den Hormonen ab. Tatsächlich ist die Frau während ihres ganzen Lebens immer wieder Änderungen unterworfen, ausgelöst von Ebbe und Flut der weiblichen Hormone. Insbesondere unterliegen ihre Hormone zwischen Ende dreißig und Mitte fünfzig starken Veränderungen, von denen der Körper beeinflußt wird. Die weiblichen Geschlechtsdrüsen (die Ovarien) vermindern die Produktion von Östrogen und Progesteron. Der weibliche Körper reagiert auf das allmähliche Verschwinden dieser beiden Hormone mit deutlichen Symptomen.

Ein Nachlassen in der Produktion dieser Hormone kann nervöse Spannung, brüchige oder poröse Knochen und eine Empfindlichkeit für Arthritis, hohen Blutdruck und cardiovasculäre Störungen mit sich bringen. Viele Frauen meistern die Wechseljahre mit wenig Schwierigkeiten. Viele stellen aber auch fest, daß sie schlaff werden, Fettpolster an Hüften und Schenkeln ansetzen und trockene, runzelige Haut bekommen. Dieser sogenannte „Verlust" an Weiblichkeit erfordert eine entsprechende Ernährung, damit die Drüsen das Nachlassen der Hormonproduktion ausgleichen können.

Wie Hormonnahrung träge Drüsen ernähren hilft. Die Nährstoffe aus natürlichen Nahrungsmitteln werden von der Hypophyse aufgenommen, um von dort über das Blut zu den Ovarien geleitet zu werden, wo sie die nachlassende Progesteronbildung ausgleichen. Natürliche Nahrungshormone beruhigen die Ovarien und beeinflussen die Schilddrüse und die Hypophyse, die weitgehend für die Gesundheit der weiblichen Geschlechtsdrüsen verantwortlich sind. Diese natürlichen Nahrungshormone beeinflussen weiterhin das sympathische Nervensystem und die Blutgefäße und mildern die Symptome während dieser schwierigen Zeit in den mittleren Lebensjahren der Frau. Natürliche Nahrungshormone können als eine Art Östrogen-Ersatz angesehen werden. Die Nährstoffe in gesunder Kost können die biologischen Drüsenuhren richtig einstellen, so daß sie eine natürliche, ergänzende Nahrung für die trägen Ovarien bieten.

Natürliche Gesundheitsprogramme verbessern das hormonale Gleichgewicht. Natürliche Gesundheitsprogramme verschaffen dem Körper eine innere „Hormonquelle", die eine unregelmäßige Ovarien-Funktion nach dem vierzigsten Lebensjahr ausgleicht. Während sowohl Östrogen als auch Progesteron wichtig sind, um eine Frau „ewig jung" zu erhalten, arbeiten diese Hormone in Harmonie mit jenen zusammen, die von den Nebennieren erzeugt werden. Wenn sich die Östrogenproduktion verlangsamt, hat der Körper weiterhin seine eigene, selbst produzierte Hormonversorgung mit Hilfe natürlicher Gesundheitsprogramme. Es bleibt den Nahrungshormonen überlassen, die nachlassende Hormonzufuhr durch die Ovarien auszugleichen.

Natürliche Hormone verlangen einen gesunden Körper. Damit die natürlichen Nahrungshormone in dem korrektiven Ernährungsplan von Nutzen sein können, ist es wichtig, daß der ganze Körper gesund ist. Da die Drüsen genau aufeinander abgestimmt sind, ist es notwendig, daß alle in Harmonie zusammenarbeiten. Wenn während der Wechseljahre die inneren Organe gesund sind und das neuro-endokrine System richtig ernährt ist, können die Hypophyse und die anderen Drüsen den Mangel wettmachen und der Frau ein Gefühl „ewiger Jugend" geben. Ihre Drüsen sind so gesund wie Ihr ganzer Körper. Halten Sie sich an natürliche Heilprogramme für den ganzen Körper und schaffen Sie einen gesunden Hormonrhythmus, auch wenn die Ovarien normale Veränderungen durchmachen.

Das Mineral, das Knochen bildet. Wenn die Östrogenproduktion nachläßt, kann das Problem der Osteoporose auftauchen, das heißt ein Schwund der Knochenmasse. Östrogenmangel führt zu einem negativen Kalzium-Phosphor-Gleichgewicht. Darüber hinaus stehen die osteoblastischen (knochenbildenden) Zellen unter der direkten Kontrolle des Östrogens. Je mehr Östrogen, um so mehr osteoblastische Aktivität. Je mehr Östrogen, um so stärker die Knochen und um so geringer die Gefahr, daß die Knochen brüchig werden.

Die einfache Mineralkost zur Knochenstärkung. Eine einfache Mineralkost ist das Knochenmehl — erhältlich in Kapseln und als Pulver. Knochenmehl enthält viel Kalzium und Phosphor sowie andere Mineralstoffe, darunter Magnesium, die von der Hypophyse aufgenommen, umgesetzt und dann direkt ins Blut abgegeben werden. Diese Mineralstoffe werden von den innersekretorischen Drüsen benutzt, um das Nachlassen der Östrogenproduktion auszugleichen. Die Mineralstoffe gehen in die Knochenstruktur ein und wirken der Osteoporose entgegen. Die Nebennieren und die Hypophyse sind „hungrig" nach Kalzium und Phosphor und den anderen im Knochenmehl enthaltenen Mineralstoffen, aus denen sie einen natürlichen Östrogen-Ersatz herstellen, um den Ausfall des körpereigenen Hormons auszugleichen.

Wie Barbara G. mit Mineralstoffen ihren Hormonman-gel ausglich. Barbara G. wußte, daß sie sich ihrer „Lebens-wende" näherte, als sie Herzklopfen und häufige Kopf-schmerzen bekam und an einer unablässigen Unruhe litt. Das deutlichste Symptom war der Schmerz im unteren Rücken — eines der ersten Anzeichen einer nachlassenden Östrogenzufuhr und einer „hormonalen Aushungerung" der Knochen. Sie hielt sich daraufhin an eine natürliche Lebensweise, achtete aber vor allem auf die Zufuhr von Mineralstoffen, insbesondere denen, die im Knochenmehl enthalten sind.

Mineraltonikum. Dreimal täglich bereitete Barbara G. ein Mineraltonikum nach folgendem Rezept:

4 Eßlöffel Knochenmehl

4 Eßlöffel Lebertran

1 Glas roher Gemüsesaft

Kräftig umgerührt, ergibt das ein Getränk, das viel Kalzium, Phosphor, Magnesium, Vitamine sowie Proteine enthält.

Barbara G. trank dieses Tonikum dreimal täglich. Das Vitamin D des Lebertrans wirkte als Katalysator (Be-schleuniger) und erlaubte die rasche Aufnahme des Kal-ziums in die Knochenstruktur. Die Hypophyse und die Nebennieren brauchten das Vitamin D als Energiespender für den Kalziumstoffwechsel. Sie nährten und stärkten mit Kalzium die osteoblastischen (knochenbildenden) Zel-len. Diese Aufgabe wird normalerweise vom Östrogen übernommen, aber da Barbaras Ovarien in der Produk-tion dieses Hormons nachließen, benützte sie das Mineral-tonikum als natürlichen Hormonersatz.

Die Vitamin-B-Komplex-Kraftbrühe für gesunde Ner-ven. Da alle Drüsen und Nerven von der Umstellung während der mittleren Lebensjahre betroffen sind, besteht Bedarf an den Vitaminen der B-Komplexfamilie, um dieses durcheinandergeratene Orchester wieder in Einklang zu bringen. Barbara G. bereitete sich folgende Kraftbrühe zu, in der viele wertvolle B-Komplex-Vitamine enthalten sind:

4 Eßlöffel Hefeflocken

1 Glas Tomatensaft

2 Eßlöffel Trockenleber

$^1/_2$ Teelöffel Kelp

Barbara G. trank diese Vitamin-Kraftbrühe mindestens zweimal täglich. Die Zufuhr von Thiamin, Riboflavin, Pyridoxin, Niazin und Panthotensäure arbeitete mit dem wertvollen Kalzium, Phosphor, Natrium, Magnesium und mit über 16 Aminosäuren zusammen, sie wurden von der Hypophyse und den Nebennieren aufgenommen und dann mit dem nachlassenden Östrogen kombiniert, so daß ein Hormonverstärkungstonikum entstand! Barbara G. stellte fest, daß durch diese Hormonnahrung ihre innersekretorischen Drüsen so gestärkt wurden, daß die nervöse Unruhe, die Schlaflosigkeit, die Herzbeschwerden und die Hitzewellen alle wesentlich abgemildert wurden und leichter zu ertragen waren. Die natürlichen Nährstoffe in der Vitamin-Kraftbrühe halfen, eine träge und nachlassende Östrogenzufuhr durch natürliche Hormone auszugleichen.

Vorzug von Bierhefe. Bierhefe ist ein Nahrungsmittel. Viele betrachten sie als eine natürliche und gesunde Drüsennahrung. Wenn sie von den Drüsen aufgenommen wird, gibt sie ihre Nährstoffe frei, die dann ebenfalls eine nachlassende Östrogenzufuhr ausgleichen. Aber Bierhefe gilt hauptsächlich als Hormonnahrung für die innersekretorischen Drüsen.

Ergebnis: Barbara G. stellte fest, daß sie der näherrückenden körperlichen Umstellung mit Ruhe entgegensehen konnte. Das verdankte sie einer gesunden und natürlichen Hormonkost, die viel Protein, wenig Kohlehydrate und mäßig Fette enthielt, der Vermeidung von raffinierten Nahrungsmitteln wie Zucker und Salz und dem regelmäßigen Gebrauch des Mineraltonikums und der B-Komplex-Brühe. Sie verließ sich auf die natürlichen Hormone aus einer natürlichen Kost!

Kalt gepreßte Samenöle als natürliche Hormone. Die in kalt gepreßten Samenölen enthaltenen Substanzen können das Nachlassen der Produktion körpereigener Hormone ausgleichen. Die unangenehmen Erscheinungen der Wechseljahre können gemildert werden, wenn die hungernden Drüsen wertvolle Nährstoffe zugeführt bekommen, die als natürliche Hormone wirken und die nachlassende Aktivität der Ovarien ausgleichen helfen.

Samenöle schaffen gesundes Blut. Östrogen wird benötigt, um die roten Blutkörperchen im Knochenmark ernähren und ersetzen zu helfen. Während der Wechseljahre führt ein Mangel an Östrogen oft zu einem vorzeitigen Zerfall der roten Blutkörperchen im Blutstrom. Das Knochenmark kann die Zellen nicht rasch genug ersetzen, und die Folge davon ist eine Form der Anämie. Deshalb sind Samenöle besonders wertvoll für die Frau, die ihr Blut gesund halten möchte.

Die Hypophyse und die Nebennieren nehmen das in Samenölen enthaltene Vitamin E und die ungesättigten Fettsäuren auf und ergänzen damit das schwächer werdende Östrogen, das sich mit Eisen verbindet und dadurch rote Blutkörperchen bilden kann. Die hormonartigen Bestandteile der Samenöle bereichern das Blut und nähren das poröse Innere des Knochenmarks, in dem die roten Blutkörperchen gebildet werden. Samenöle können als natürliche Hormone betrachtet werden, die an die Stelle des nachlassenden Östrogens treten.

Samenöle helfen die Jugend verlängern. Die Jugendlichkeit der Frau ist oft von der Verfügbarkeit des Östrogens abhängig. Wenn die Östrogenbildung nachläßt, kann es sichtbare Anzeichen geben wie rissige oder runzelige Haut, lichter werdendes Haar, kalte Hände und Füße, nervöse Unruhe, Anfälligkeit für Infektionen und vorzeitige Müdigkeit. In den Samenölen sind nun Substanzen, darunter Vitamin E, enthalten, die ähnlich wirken wie Östrogen. Die Natur hat die Samen und ihre kalt gepreßten Öle mit jenen Substanzen ausgestattet, die helfen, die Jugend zu verlängern und als ein natürlicher Ersatz für das Östrogen wirken.

Spezialvorteil: Diese Substanzen wirken als heilende Hormone und wehren die Schädigung der empfindlichen roten Blutkörperchen ab. Östrogenmangel kann zu einem „niedrigen" Vitamin-E-Spiegel im Blut führen und zu einer Empfindlichkeit der roten Blutkörperchen für die Hämolyse (Austritt von Hämoglobin aus den roten Blutkörperchen) durch Wasserstoffperoxid im Blut. Ein anhaltender Östrogenmangel führt zu einer extremen Zerbrechlichkeit der roten Blutkörperchen und ihrer Zerstörung durch Wasserstoffperoxid. Samenöle sind daher wertvoll wegen ihres Gehalts an Vitamin E und ungesättigten Fettsäuren. Die Drüsen geben diese Substanzen in das Blut ab und stärken auf diese Weise die roten Blutkörperchen. Tatsächlich üben die Samenöle eine natürliche oxydationsfeindliche Funktion im Körper aus — sie schützen die Zellen, indem sie die Bildung von Wasserstoffperoxid verhindern, das die Zellen zerstört.

Die Hormone aus Samenölen stärken die äußere Membran der roten Blutkörperchen, vermindern das Risiko häufigerer Rupturen und des Austritts von Hämoglobin. Die Hormone in Samenölen bieten intercellulare Enzyme, die für den Bestand der Membran notwendig sind. Da normalerweise das Östrogen diese Aufgaben übernimmt, kann ein Mangel daran die Gesundheit des Blutes beeinträchtigen, was sich dann in vorzeitigen Alterserscheinungen äußert.

Arten von Samenöl: Wählen Sie kalt gepreßte Samenöle. Sie haben die Wahl zwischen Ölen wie: Mandelöl, Aprikosenkernöl, Avocadoöl, Maisöl, Baumwollöl, Olivenöl, Erdnußöl, Reiskleieöl, Safransamenöl, Sesamsamenöl, Sojaöl, Sonnenblumenöl, Walnußöl und Weizenkeimöl. Verwenden Sie sie einzeln oder in Kombination, wenn Sie Salat zubereiten und überall, wo sie überhaupt Öl verwenden.

Vitamin E: Das natürliche Hormon-Tonikum. Ein Arzt[*] berichtete, daß es möglich sei, mit Vitamin-E-Gaben eine nachlassende Östrogenversorgung zu ersetzen oder auszugleichen und die seelischen und körperlichen Symptome der Wechseljahre zu mildern.

Vitamin E half laut diesem Bericht den Blutdruck stabilisieren, den Mangel an Östrogen auszugleichen und die kleineren Blutgefäße zu dehnen, so daß die nervöse Konzentration von Blut im Unterleib gemildert wurde. Als die Drüsen Vitamin E aufnahmen, regulierten ihre Hormone den Wärmehaushalt des Körpers, verhinderten die Hitzewellen und entspannten gleichzeitig das sympathische Nervensystem.

Der Arzt behandelte über einen Zeitraum von drei Monaten hinweg 35 Frauen, die Anzeichen für ein Nachlassen der Hormonversorgung zeigten. Er gab jeder Frau täglich 100 Einheiten Vitamin E. Der Arzt berichtet, daß diese Behandlung mehr als der Hälfte dieser Frauen Erleichterung brachte. Augenscheinlich half das Vitamin E, das hormonale Gleichgewicht zu regulieren. Die nervösen

[*] Henry A. Gozan; M. D.: New York State Journal of Medicine, Mai 1952

Spannungen ließen nach. Die Knochen wurden mit Kalzium versorgt und die Drüsen arbeiteten besser als vorher.

Wie Jean E. mit natürlichen Hormonen die Drüsenuhren einstellte. Jean E. hatte mitangesehen, wie ihre älteren Schwestern und einige nahe Verwandte während der Wechseljahre große Beschwerden bekamen. Ihre ältere Schwester hatte ernste Herzbeschwerden, ganz zu schweigen von Migräne und schweren Depressionen. Sie erholte sich nie wieder völlig und war mit Mitte vierzig vorzeitig gealtert. Jean E. bereitete sich deshalb auf die Wechseljahre vor. Dies war klug. Sie glaubte, daß sie ihrem Organismus helfen konnte, wenn sie ihm schon mit Anfang dreißig natürliche Hormone zuführte, so daß ihre Drüsen weiterarbeiten konnten, auch wenn sie einmal vierzig und fünfzig wäre. Hier ist das einfache und natürliche Programm:

1. *Gesunde Hormonnahrung.* Jean E. eliminierte allmählich künstliche und synthetische Nahrungsmittel und ersetzte sie durch natürliche, gesunde Kost. Sie aß viel frisches Obst und Gemüse, frisches Fleisch, Fische, Eier und Vollkornbrot. Sie vermied chemisch behandelte Nahrungsmittel, die mit Zucker und Salz gesättigt waren, weil diese Zusätze ihr empfindliches hormonales Gleichgewicht störten.

2. *Nachtruhe.* Um den Belastungen durch die inneren Veränderungen gewachsen zu sein, verschaffte sie sich eine gesunde Nachtruhe. Sie vermied Aufregungen und strebte Frieden und Entspannung an.

3. *Natürliche Hormone aus der Kost.* Jean E. steigerte die Aufnahme von natürlichen Hormonen. Sie führte sich Vitamine und Mineralstoffe zu, verwandte Samenöle und aß viel frisches Obst und Gemüse, und zwar möglichst roh. Gelegentlich nahm sie zusätzlich Vitamin E in Form von

Vitaminkapseln. So konnte sie das Nachlassen in der Zufuhr von Östrogen und Progesteron ausgleichen.

4. *Angemessene Körperbewegung.* Ein sinkender Östrogenspiegel verführt die Frau oft zur Untätigkeit. Jean E. war klug genug zu wissen, daß mangelnde körperliche Betätigung nicht nur zu Übergewicht führt, sondern auch eine weitere Abnahme der Drüsentätigkeit bewirkt. Sie machte täglich Spaziergänge, unternahm gelegentlich mit Freunden eine Wanderung über Land und trat sogar einem ärztlich betreuten Gymnastikverein bei. Indem sie ihren Körper fit hielt, konnte sie ihr Drüsensystem in Funktion halten, so daß sie auch dann, als die Zufuhr von Östrogen nachließ, den Belastungen standhielt und in guter körperlicher Verfassung war.

Richtig eingestellte Drüsenuhren erhalten sie „ewig weiblich". Indem Jean E. ihren Körper gesund ernährte, konnte sie die Produktion von nicht aus den Ovarien stammendem Östrogen auf einer befriedigenden Höhe halten. Selbst als die Aktivität der Ovarien gänzlich aufgehört hatte, verfügte sie über eine Reserve und konnte sich auf ihre Nebennieren und die Hypophyse verlassen, die so eingestellt waren, daß sie „ewig weiblich" war durch natürliche Hormone.

Frische Früchte und Gemüse bieten natürliche Hormone

Ein Nachlassen in der Produktion von Östrogen in den Ovarien führt oft zu einer Schwäche der Kapillarenwände, das heißt der kleinsten Blutgefäße. Viele Frauen über vierzig leiden deshalb an Beinkrämpfen, die auf einen Mangel an Sauerstoff in den Muskeln zurückgeführt werden können auf Grund einer mangelhaften Funktion der Kapillaren, die diese Muskeln versorgen. Auch dies ist eine der Begleiterscheinungen, wenn die Östrogenbildung nachläßt.

Um dem zu begegnen, sollten Frauen viel frisches Obst und Gemüse essen. Hormonähnliche Bestandteile in diesen natürlichen Nahrungsmitteln sind die Bioflavonoide, Hesperidin, Rutin, Ascorbinsäure und andere Substanzen. Diese helfen dem Körper, seinen Sauerstoffbedarf zu dekken. Sie kräftigen die Kapillaren und die größeren Blutgefäße und verstärken die Gefäßpolster unter der Haut. Normalerweise trägt das Blut Östrogen und andere Hormone in diese Regionen, um die Widerstandskraft gegen Beinkrämpfe aufzubauen. Aber wenn die Ovarien in ihrer Funktion nachlassen, ist dies ein Zeichen der Natur, mit natürlichen Hormonen aus frischen Früchten und Gemüsen nachzuhelfen.

Vorzüge: Frische, rohe Früchte und Gemüse enthalten viele hormonähnliche Bioflavonoide und andere Bestandteile, die vom Drüsensystem aufgenommen werden und die Heilung geschädigter Kapillaren bewirken. Sie halten außerdem den benötigten Sauerstoff für längere Zeit im Blut, um die Arterien und Kapillaren zu stärken. Diese hormonartigen Bioflavonoide wirken als natürlicher Östrogenersatz und arbeiten mit den Hormonen harmonisch zusammen, um die biologischen Uhren wieder aufziehen und einstellen zu helfen, die in allen Lebensaltern über Weiblichkeit und Jugendlichkeit entscheiden.

Wenn der Mensch vierzig wird, beginnt ein neuer und ermutigender Lebensabschnitt. Arbeiten Sie mit der Natur zusammen! Unterstützen Sie die hormonalen Veränderungen mit natürlicher Hormonkost! Helfen Sie, die biologischen Drüsenuhren richtig einstellen, damit Sie die wundervollen Jahre, die vor Ihnen liegen, gesund und glücklich genießen können.

1. Die Wechseljahre sind ein natürlicher Vorgang. Natürliche Kost gleicht die Verminderung weiblicher Geschlechtshormone aus. Ein gesunder Körper kann gesunde Hormone produzieren und den Belastungen der Wechseljahre begegnen.

2. Natürliche Ernährung hilft, die schwindenden Vorräte an Östrogen und Progesteron zu ersetzen.

3. Eine einfache Mineralstoff-Kost stärkt die Knochen.

4. Barbara G. erlangte Hilfe durch ein Hormon-Tonikum. Sie korrigierte die Fehlfunktionen durch natürliche Gesundheitspläne und die B-Komplex-Brühe.

5. Kalt gepreßte Samenöle wirken als natürliche Hormone.

6. Vitamin E ist ein natürliches Hormontonikum.

7. Jean E. erleichterte sich die Wechseljahre durch ein natürliches Gesundheitsprogramm. Frische Früchte und Gemüse haben hormonähnliche Wirkungen.

PROTEIN-NAHRUNG FÜR DIE MÄNNLICHEN DRÜSEN

Die männlichen Keimdrüsen — Hoden und Prostata — brauchen natürliche „Protein-Hormone" aus gesunden Nahrungsmitteln, um ein Gefühl der Jugendlichkeit, Männlichkeit und Gesundheit aufrechtzuerhalten. Diese Proteine sind Kraftquellen für die männlichen Geschlechtsdrüsen. Die Hoden sondern ein Hormon namens Testosteron ab, das die sekundären Geschlechtsmerkmale hervorruft und den Mann fruchtbar und männlich erhält. Die Prostata scheidet ein klares Hormon aus, das Substanzen enthält, die die mikroskopisch kleinen Zellen ernähren, deren Gesundheit wesentlich ist für die jugendliche Kraft. Am wichtigsten unter diesen Substanzen in der von der Prostata erzeugten Flüssigkeit ist das Protein.

Die Hoden und die Prostata können ihren jeweiligen Hormonen das Protein aus der aufgenommenen Nahrung zufügen. Protein, zusammen mit einer angemessenen Zufuhr von ungesättigten Fettsäuren, nähren gemeinsam die Prostata und die Hoden, um die Produktion der männlichen Geschlechtshormone in Gang zu setzen. Die Gesundheit dieser Hormone hängt von der Versorgung mit Protein ab. Wenn Proteinmangel besteht, werden die Hoden und die Prostata geschwächte Hormone hervorbringen. Die biologischen Drüsenuhren gehen falsch, und es ergeben sich vorzeitige Alterserscheinungen. Deshalb ist es wichtig, die Hoden und die Prostata mit Proteinen zu ernähren, damit proteinreiche männliche Geschlechtshormone entstehen. Diese sorgen dafür, daß sich der Mann körperlich und geistig jung fühlt.

Eine Kombination von ungesättigten Fettsäuren mit natürlichem Protein nährt die Zellen und Gewebe der Prostata (die sich direkt unter der Blase befindet und die Urethra umschließt). Der Mann über vierzig, der häufig nachts die Toilette aufsuchen muß oder ein unnatürliches Völlegefühl in der Blasenregion hat, tut gut daran, für eine gesündere Lebensweise zu sorgen. Er muß gesunde Kost zu sich nehmen, sich genügend Ruhe verschaffen und seiner Prostata Protein zuführen — dies alles hält sie davon ab, sich zu vergrößern.

Wie Samenkeime die Hoden und die Prostata nähren

Samenkeime sind wahrhaftig „lebende Nahrungsmittel". Durch das Keimen wird der Wert der Nährstoffe in den Nahrungsmitteln rasch erhöht. Samen sind winzige Vorratsbehälter, in denen die Natur die schöpferischen Kräfte verborgen hat, die die Erhaltung des Lebens möglich machen. Ohne die Keimkraft der Samen würde das Leben aufhören. In diesen kleinen Samenkeimen liegt ein Schatz von hormonerzeugenden Elementen, die für die Hoden und die Prostata wertvoll sind.

Proteinquelle in Samenkeimen. Samenkeime sind hervorragende Quellen von Protein und ungesättigten Fettsäuren in einer von der Natur geschaffenen Kombination, die der Gesundheit der männlichen Geschlechtsdrüsen und besonders der Prostata dient. Das Protein in Samenkeimen ist mit den eigenen Hormonen der Pflanzen verbunden. Diese Samenhormone unterstützen die Prostata, helfen die Hormonbildung zu regulieren und verbessern die allgemeine Gesundheit.

Fünf Vorzüge von Keimen für die männlichen Geschlechtsdrüsen. Samenkeime wirken auf folgende Weise günstig auf die männlichen Geschlechtsdrüsen ein:

1. Gekeimte Samen enthalten sehr viel Vitamin C. Auch die Vitamine des B-Komplexes und Vitamin E werden während des Keimvorgangs angereichert.

2. Die in den Samen enthaltene Zellulose ist besonders zart, deshalb können die Keime roh gegessen und von den Drüsen leicht assimiliert werden.

3. Der Keimvorgang reduziert den Stärkegehalt der Samen auf einfachere Kohlehydrate, was die Verdauung und die rasche Aufnahme in die Hormone erleichtert.

4. Samenkeime beheben manchmal die lästige Gasbildung nach dem Genuß von Bohnen, mindestens bei manchen Menschen.

5. Das Keimen spaltet das Pflanzenprotein in Aminosäuren auf, was die Verdauung und Assimilation der Samenproteine erleichtert.

Während des Keimens bestanden die Samen den Test, der über die Vollständigkeit einer Hormonkost entscheidet — sie reproduzierten das Leben. Die in diesen Samen enthaltenen Nährstoffe stärken die Prostata, die dann bessere Hormone produzieren kann. Samenkeime sind vielleicht die wichtigste Quelle von „Proteinhormonen" für die „Jugenddrüse" des Mannes, die Prostata.

Samen zum Keimen. Beschaffen Sie sich unbehandelte Samen zum Keimen, am besten von einem biologisch düngenden Bauernhof. Viele im Handel erhältlichen Samen sind mit Fungiziden wie Quecksilber behandelt, sie können für das empfindliche Drüsensystem schädlich sein. Zu den Samen, die reich an Protein sind, gehören Linsen, Luzerne, roter Klee, Rettich, Erbsen, Bohnen, Hafer, Sonnenblumen, Kürbis, Weizen und Roggen.

Ein Tip: Weizen- und Roggensamen müssen sorgfältig

gesäubert werden, damit keine zerbrochenen Samenkörner dabei sind. Diese würden nicht keimen, sondern gären.

Wichtig: Nehmen Sie biologisch angebauten Samen. Sie sollten frisch, unbeschädigt und von bester Qualität sein.

Wie Sie Samen in Ihrer Küche keimen lassen

Suchen Sie eine Ecke Ihrer Küche aus, wo es angenehm warm ist. Vergewissern Sie sich, daß es nicht zu heiß ist, denn das könnte die Keimung verhindern. Sie können auch einen anderen Platz in Ihrer Wohnung oder Ihrem Haus wählen, wenn es dort warm genug ist.

1. Nehmen Sie sauberen, frischen, unbehandelten und unbeschädigten Samen. Er muß vor allem frisch sein.

2. Werfen Sie alle schlechten und beschädigten Körner weg.

3. Waschen Sie die Samen und legen Sie sie in ein Keimgefäß — Sie können einen Zweiliterkrug dazu verwenden.

4. Geben Sie etwa viermal soviel lauwarmes Wasser auf die Samen, wie ihr Volumen ausmacht, und lassen Sie das Ganze über Nacht stehen.

5. Gießen Sie das Wasser am Morgen weg, spülen Sie die Samen gründlich ab und gießen Sie auch das letzte Wasser weg.

6. Bedecken Sie den Krug mit einem sauberen Tuch und binden Sie es gut zu.

7. Nun drehen Sie den Krug um und stellen ihn leicht schräg an einen dunklen Ort.

8. Ungefähr alle drei Stunden stellen Sie den Krug unter den laufenden Kaltwasserhahn und spülen gründlich ab.

9. Wenn die Keime etwa 5 Zentimeter lang sind, sind sie gebrauchsfertig.

10. Gründlich abspülen, damit die Hülsen weggespült werden. Die Hülsen abschälen und die Keime wässern. In Plastikbeuteln in den Kühlschrank legen. Innerhalb von zwei oder drei Tagen verbrauchen. Sie führen sich dadurch wertvolle Hormone in einer von der Natur geschaffenen Verbindung mit ungesättigten Fettsäuren zu. Diese Hormonnahrung nährt die Hoden und die Prostata, die dann einen gesunden Nachschub von männlichen Geschlechtshormonen erzeugen.

Wie man Samenkeime ißt. Man ißt sie am besten roh. Aber dies muß nicht die Regel sein. Luzernenkeime sind schmackhaft, wenn man sie roh ißt oder auf Salate und in Suppen streut. Weizenkeime können ebenfalls roh als Appetitanreger oder zu Salaten gegessen werden. Keime vom roten Klee sind schmackhaft als Salat oder in Suppen. Rettich, Linsen, Erbsen, Bohnen und andere Keime kann man zusammen mit einem geraspelten rohen Salat auf ein Gemüsesandwich geben oder über ein Vollkornmüsli streuen. Alle Keime passen gut zu Salaten, Obst oder Gemüse. Sie schmecken ausgezeichnet in Quark. Feinschmeckertip: Geben Sie Keime auf Sandwiches an Stelle von Kopfsalat.

Wie Sie Samenkeime trinken. Geben Sie Keime in irgendeinen Saft oder in Milch und vermengen Sie alles im Mixgerät. Niemand ahnt, daß er einen Samensprossentrank bekommt.

Das japanische Hormonkostgeheimnis. Ein leidender Buchhalter, Ralph N., 44 Jahre alt, mußte wegen seiner angegriffenen Gesundheit eine Kur in Hawaii machen. Obwohl das warme Klima und die frische Luft Ralphs Zustand besserten, fühlte er sich immer noch viel älter als er war. Sein japanischer Koch aber war Mitte sechzig und verstand es ausgezeichnet mit den Damen. Was war sein Geheimnis? Der Japaner erklärte, daß Tokiobohnenkeime eine große Rolle in der Kost seiner Landsleute spielten. Die erstaunliche Männlichkeit der japanischen Männer mit sechzig, siebzig und sogar mit achtzig Jahren kann auf die Zufuhr von Proteinen aus den Tokiobohnensprossen herrühren. Der Koch bereitete nun für Ralph N. große Mengen Tokiobohnensprossen nach folgendem Rezept:

Tokiobohnensprossen. Legen Sie auf den Boden eines Glastellers eine Schicht Sojabohnen. Bedecken Sie diese mit lauwarmem Wasser. Über Nacht einweichen lassen. Am Morgen das Wasser weggießen, den Teller zudecken und in eine Ecke stellen. Am nächsten Morgen frisches Wasser hinzufügen und alles überschüssige Wasser weggießen. Die Keime kommen am dritten Tag zum Vorschein. Am vierten Tag kann man sie essen.

Vorteil für die Drüsen. Rohe Sojabohnenkeime enthalten fein ausbalanciertes Protein, ungesättigte Fettsäuren und Vitamin C, die zusammen die gleiche Flüssigkeit ergeben, die auch in den männlichen Geschlechtshormonen enthalten ist. In ganz Japan und in Asien hält man rohe Sojabohnensprossen für ein Aphrodisiakum. Dies ist vielleicht das Geheimnis der japanischen Männlichkeit — Tokiobohnensprossen mit ihren vielen hormonbildenden Bestandteilen.

Ergebnis: Ralph N. aß fast jeden Tag einen Teller frisch zubereitete Tokiobohnensprossen. Er erholte sich so gut, daß er sich wesentlich gesünder fühlte und wirkte.

Wie ungesättigte Fettsäuren die Prostata erneuern

Nach einem ärztlichen Bericht * erlebten neunzehn Männer, die an Störungen der Prostata litten, durch eine

---

* J. P. Hart, Sc. D. und W. L. Cooper, M. D., "Vitamin F in the Treatment of Prostatic Hypertrophy", Report Nr. 1, Lee Foundation for Nutritional Research, Milwaukee, Wisconsin.

Verbesserung ihrer Kost eine Verjüngung. Diese neunzehn Männer bekamen ausschließlich gesunde, nichtbehandelte Nahrungsmittel, die auf einfache, aber die Drüsen beruhigende Weise zubereitet waren. Der Nachdruck lag auf natürlicher Hormonkost und einem hohen Anteil an ungesättigten Fettsäuren.

Das Protein aus gesunden Nahrungsmitteln ebenso wie die ungesättigten Fettsäuren übten einen hormonalen Einfluß auf die innersekretorischen Drüsen aus, besonders auf die Hoden. Diese Einflüsse stimulieren ferner eine kräftigende Zufuhr von verjüngenden männlichen Geschlechtshormonen in der Prostata.

Ergebnis: Fast alle Männer erlebten eine Verjüngung und eine Regeneration ihrer Drüsen. Die Prostata war geheilt. Das sogenannte „Altern" war aufgehalten. Das sexuelle Verlangen dieser Männer nahm zu, ihre Gliedmaßen kräftigten sich und es trat eine allgemeine Besserung ihres körperlichen und geistigen Wohlergehens ein — alles dank der Hormonkost.

Drüsennährende Öle: Die drüsennährenden ungesättigten Fettsäuren kommen in kalt gepreßten Ölen vor wie in Mandelöl, Avocadoöl, Maiskeimöl, Baumwollsamenöl, Olivenöl, Erdnußöl, Reiskleieöl, Safransamenöl, Sesamsamenöl, Sojaöl, Sonnenblumenöl und Weizenkeimöl. Wählen Sie natürliche Öle, die kalt gepreßt und frei von Konservierungsmitteln sind.

Zehn Wege, Ihren männlichen Geschlechtsdrüsen komplette Proteinhormone zu geben

Die männlichen Geschlechtsdrüsen profitieren davon, wenn man ihnen „komplette Protein-Hormone" zukommen läßt. Manche Proteine enthalten alle bekannten Aufbaublocks, die für die Konstruktion des Drüsengewebes und die Bildung jugendlicher Hormone erforderlich sind. Einige andere Proteine enthalten nur einen Teil der wichtigen Aminosäuren, und die Drüsen bekommen dann nur einen Teil der verjüngenden Ernährung.

Wenn Sie Protein zu sich nehmen, müssen Ihre enzymatischen Hormone sich in diese Aminosäuren aufspalten, um durch die Zellwände der männlichen Geschlechtsdrüsen zu gelangen. Proteine als solche sind nicht diffusionsfähig. Es ist die Aufgabe der enzymatischen Hormone, sie in diese Aminosäuren aufzuspalten, die dann in die Prostata und die anderen Geschlechtsdrüsen gelangen und für die Bildung verjüngender Hormone genützt werden können. Hier sind zehn Beispiele für eine nahezu komplette Versorgung mit Aminosäuren:

1. Rohes Gemüsekraut als Salat mit rohen Nierenbaumnüssen oder anderen Nüssen.

2. Ein roher Gemüsetrank mit rohen Nüssen, Samen oder Samensprossen.

3. Rohe grüne Gemüse mit zerdrückter Avocadofrucht.

4. Gekeimte Samen mit rohem grünem Salat.

5. Grüner Salat mit Schweizer oder Cheddar-Käse.

6. Viel grüner Salat mit Quark und Weizenkeimen.

7. Grüner Salat mit Sesamsamenöl oder einem anderen Samenöl.

8. Roher grüner Gemüsesalat mit einer Eiermayonnaise oder Reformhausmayonnaise.

9. Roher grüner Gemüsesalat mit Joghurt.

10. Roher grüner Gemüsesalat mit einem leicht gekochten Fleisch, Fisch oder Ei. Vorteil: Diese Proteinkost ist leichter verdaulich, weil der rohe Salat die Aminosäuren liefert, die andernfalls durch das Kochen von Fleisch, Fisch oder Ei zerstört werden könnten.

Vorschlag: Essen Sie zweimal täglich eines der oben angeführten Gerichte. Sie führen Ihrem Drüsensystem damit eine komplette Proteinkost zu.

Wie Erwin T. seine Geschlechtsdrüsen aktiv erhält. Obwohl Erwin T. über vierzig ist, arbeitet seine Prostata in Harmonie mit seinen anderen Drüsen einschließlich den Hoden zusammen, weil er einen einfachen und hochwirksamen Verjüngungsplan befolgt.

Natürliche Hormonkost. Er ißt täglich rohe Früchte und Gemüse. Er vermeidet chemisch behandelte, verpackte oder eingemachte Nahrungsmittel, zumal solche, die weißen Zucker und/oder Weißmehl enthalten. Er beruhigt seine Drüsen mit Vollkornbrot und Müsli.

Proteinzufuhr. Erwin T. ißt täglich eine Handvoll frisch gekeimte Samen, um seine Drüsen mit wertvollen, verjüngenden Proteinen zu versorgen.

Hormon-Cocktail. Zweimal täglich bereitet sich Erwin T. einen schmackhaften drüsennährenden Cocktail zu, indem er vier Eßlöffel kalt gepreßtes Pflanzenöl in ein Glas frischen rohen Gemüsesaft gibt. Er fügt vier Eßlöffel irgendeines verfügbaren Nußmehls hinzu. (Gemahlene Nüsse oder ein Samenmehl in den Mixer geben, bis ein Pulver entsteht.) Erwin T. vermengt diese drei natürlichen Nahrungsmittel im Mixer oder auch nur mit dem Löffel untereinander. Er trinkt von diesem Hormon-Cocktail ein Glas zu Mittag und ein Glas am frühen Abend. Die Kombination von kompletten Aminosäuren, Vitaminen, Mineralstoffen und Enzymen stärkt die innersekretorischen Drüsen und läßt den Hoden und der Prostata Aminosäuren (verdautes Protein) zukommen. Die jugendlichen Hormone, die dann gebildet werden, verjüngen Körper und Geist.

Köstliche Gemüse-Kombination. Erwin T. hat herausgefunden, daß zwei gewöhnliche Gemüse, wenn sie zusammen serviert werden, ein gutes Aminosäurengleichgewicht herstellen. Diese beiden Gemüse sind Mais und süße Kartoffeln. Wenn sie zusammen gegessen werden, bieten sie alle wesentlichen Aminosäuren für die Prostata.

Drüsennährende Kombination. Nüsse, Samen und Vollkorngetreide sollten in Verbindung mit rohen, grünen, krautigen Gemüsen gegessen werden. Sie verbinden sich beim Stoffwechsel und liefern eine komplette Aminosäuren-Zufuhr. Die Drüsen produzieren dann verjüngende Hormone. Erwin T. ißt täglich einen Salat aus Nüssen, Samen und Vollkorn, zusammen mit rohen Gemüsen. Diese einfache, aber hochwirksame Kombination erlaubt es seinen Geschlechtsdrüsen, in einem harmonischen Rhythmus zu arbeiten.

Heute steht Erwin T. auf der Schwelle der sogenannten mittleren Jahre, aber sein natürliches und leicht zu befolgendes Programm hat ihm geholfen, sich viel jünger zu fühlen, oder eher: seine gutgenährten Drüsen haben ihm „ewig junge" Hormone gegeben!

Die fleischlose Proteinkost

Edward S. hatte eine Abneigung gegen Fleisch. Er lebte lieber als Vegetarier. In seinen mittleren Jahren riskierte er dadurch einen Eiweißmangel. Aber er konnte für genügend Proteinnachschub sorgen, indem er Vollkorngetreide, Samen, Linsen und Nüsse aß. Insbesondere Sojabohnen waren für Edward S. eine gute fleischlose Quelle von Protein.

Fleischloses Protein-Programm. Edward S. aß mehr Sojabohnen. Dies verschaffte ihm die notwendigen Aminosäuren, die von seinen Hoden und seiner Prostata gebraucht wurden, um funktionsfähig zu bleiben. Aber

Edward S. mußte mehrmals in der Nacht die Toilette aufsuchen. Er war blaß, es mangelte ihm an Energie, und er ging vornübergebeugt. Dabei war er erst achtundvierzig.

Hefe-Protein-Trank. Edward S. gab vier gehäufte Eßlöffel Hefeflocken in ein Glas Tomatensaft. Dies trank er zwischen den Mahlzeiten. Diese Kombination lieferte seinen Geschlechtsdrüsen einen gesunden Vorrat von hormonerzeugenden Aminosäuren wie Histidin, Isoleuzin, Lysin, Methionin, Phenylanin, Threonin, Tryptophan und Valin. Vor allem aber stellte der Hefe-Protein-Trank ein ausgeglichenes Aminosäurengleichgewicht her mit dem Ergebnis, daß die Prostata mehr und bessere Hormone erzeugte. Hefe, die natürliche Hormonkost, lieferte so „komplettes Protein" in einer Form, die von den innersekretorischen Drüsen leicht aufgenommen werden konnte und die Bildung verjüngender Hormone förderte.

Nutzen: Edward S.s Drüsen und besonders die Prostata reagierten auf diese fleischlose proteinhaltige Kost sehr günstig. Er brauchte keine unnötigen Gänge zur Toilette mehr zu machen. Seine Hautfarbe und seine Energie besserten sich, und er ging wieder jugendlich aufrecht.

Wie man ein fleischloses Protein-Programm plant: Sie sollten täglich Sojabohnen, Vollkorngetreide, Nüsse, Samen, Linsen, Hirse, Buchweizen, braunen Reis, rohe Früchte und rohes Gemüse zu sich nehmen. In einer Vielfalt von Zusammenstellungen, gemeinsam mit dem oben beschriebenen Hefe-Protein-Trank und Samensprossen, werden Sie dadurch Ihre Prostata und die anderen Geschlechtsdrüsen mit den wesentlichen Aminosäuren ernähren — aus fleischloser Kost.

Weizen-Protein: Eine halbe Tasse rohe Weizenkeime enthält fast 25 Gramm Protein, das Äquivalent von mehr als einem Viertelpfund Fleisch! Streuen Sie rohe Weizenkeime über Ihr Frühstücksmüsli, in einen Gemüsecocktail, in Suppen, auf Salate, in ein Glas Obstsaft.

Hefe-Protein: Vier Eßlöffel Hefeflocken enthalten fast 20 Gramm Protein, das Äquivalent von ungefähr einem Viertelpfund Fleisch! Mischen Sie Hefeflocken in Obst- oder Gemüsesäfte; streuen Sie die Flocken über Ihr Müsli, in Suppen, auf Obst- oder Gemüsesalate.

Nuß-Protein: Essen Sie Nüsse, um sich vollständig mit Protein zu versorgen. Die Paranuß enthält Methionin, die Nierenbaumnuß Lysin, Sonnenblumenkerne und Sesamsamen liefern Histidin und Lysin. Mischen Sie Nüsse und kauen Sie täglich welche, raspeln Sie sie auf einen rohen Salat, bereiten Sie mit Wasser in einem Mixgerät ein gesundes Nuß-Protein-Getränk.

Wählen Sie eine Vielfalt von Speisen: Nehmen Sie eine Vielfalt von Speisen zu sich. Dies stellt das richtige Gleichgewicht der Aminosäuren her. Beschränken Sie sich nicht ausschließlich auf eine bestimmte Kost. Essen Sie nicht einfach nur grüne Blätter (Salat) oder Wurzeln (Pastinak) oder Samen (Mais oder Weizen) oder Obst (Äpfel, Pfirsiche). Jede dieser Speisen ist in sich vollständig. Eine Kombination aber, die Blätter, Wurzeln, Knollen, Samen, Früchte und Gemüse umfaßt, wird dazu beitragen, daß Ihr Organismus die kompletten Aminosäuren bekommt.

Die Prostata und die Hoden gehören zu den biologischen Uhren, die in rhythmischer Harmonie mit den anderen Drüsen zusammenarbeiten. Eine ausreichende Proteinzufuhr und eine gesunde Lebensweise kommen dem ganzen Drüsensystem zugute und regulieren die Funktion der Prostata und der Hoden — der Geschlechtsdrüsen, in denen der Schlüssel zur männlichen Jugend und Gesundheit liegt.

1. Die männlichen Geschlechtsdrüsen brauchen Protein-nahrung für die Erzeugung jugendlicher und gesunder Hormone.

2. Samenkeime nähren die hormonerzeugenden Hoden und die Prostata. Befolgen Sie einen einfachen Zehn-Punkte-Plan, der Ihnen sagt, wie Sie Keime in Ihrer Küche ziehen.

3. Wie eine Anzahl Männer durch natürliche Ernährung eine Verjüngung der Prostata erlebten.

4. Schmieren Sie die Prostata mit kalt gepreßten Samen-ölen.

5. Um Ihren männlichen Geschlechtsdrüsen „komplette Proteine" zukommen zu lassen, versuchen Sie die zehn vorgeschlagenen Beispiele einer fast vollständigen Amino-säuren-Zufuhr.

6. Erwin T. erzielte eine Regeneration der Drüsen mit einfacher Hormonkost, einem Hormon-Cocktail und einer speziellen Kombination zweier gewöhnlicher Gemüse.

7. Edward S. konnte mit fleischloser Kost genügend Proteine aufnehmen.

8. Der Hefe-Protein-Trank, Weizen-Protein und Nuß-Protein sind Quellen einer ausgeglichenen Aminosäuren-Zufuhr, um die Prostata und die anderen männlichen Ge-schlechtsdrüsen zu nähren.

9. Wählen Sie eine Vielfalt von Nahrungsmitteln, um Harmonie zwischen allen biologischen Drüsenuhren zu schaffen.

HERZSTÄRKENDE HORMONKOST

Das Herz ist der wichtigste Taktgeber der Drüsenuhren.
Wenn das Herz richtig ernährt wird, kann es ruhig arbeiten und die verschiedenen Drüsen regulieren, so daß sie
einen rhythmischen Nachschub heilender Hormone produzieren. Wenn dieser Zeitmesser aber durch eine falsche
Lebensweise mißbraucht wird, läßt seine Wirksamkeit
nach und verursacht eine Störung der Drüsenuhren und
unterbricht den Fluß jugendlicher Hormone. Indem man
natürliche Hormonkost zu sich nimmt und einige einfache
körperliche Übungen macht, die dem Herzen Sauerstoff
zuführen, kann man die biologischen Drüsenuhren richtig
einstellen.

Wie Samenöle herzstärkende Hormone bilden helfen

Kalt gepreßte Öle aus Kürbiskernen, Sesamsamen,
Sojabohnen, Oliven, Mandeln, Mais, Baumwollsamen,
Leinsamen, Erdnüssen, Sonnenblumenkernen, Safran und
anderen Samen und Körnern sind wichtige Lieferanten
ungesättigter Fettsäuren und von Vitamin E. Das Herz
braucht diese Stoffe, damit es richtig arbeiten kann.

Die in den Samenölen enthaltene Verbindung von ungesättigten Fettsäuren und Vitamin E wird vom Herzen
dazu benutzt, den Drüsen bei der Produktion von Hormonen zu helfen. Es ist diese Kombination, die Samenöle
so wertvoll macht, da Vitamin E ohne die Anwesenheit

dieser ungesättigten Fettsäuren nicht richtig assimiliert werden kann. Zusammen aber werden sie von dem Drüsensystem aufgenommen und über das Blut zum Herzen transportiert, das dadurch mit Sauerstoff versorgt und genährt wird, so daß es seine Pumparbeit leisten kann, die ihrerseits die biologischen Drüsenuhren einstellt. Alles beruht auf einer harmonischen Zusammenarbeit zwischen den Körperorganen. Samenöle können der „Brennstoff" sein, der das Herz und die Drüsen in einem jugendlichen Rhythmus funktionieren läßt.

Fünf hormonregelnde Wirkungen von Samenölen

Das Herz ist ein kräftiger Muskel, der fortgesetzt Blut zu den Milliarden Zellen des Organismus pumpen muß. Das Herz gibt dem Drüsensystem die Kraft, seine wertvollen Hormone abzugeben. Das Herz braucht Samenöle, damit es einen ständigen, unaufhörlichen Nachschub von Sauerstoff und Nährstoffen zu den Drüsen transportieren kann, die aus diesen lebensgebenden Elementen Hormone erzeugen. Ihr Herz und Ihre Drüsen arbeiten in Harmonie zusammen. Alle erhalten Kraft aus Samenölen. Die kalt gepreßten Samenöle haben vor allem folgende Wirkung:

1. *Herz-Drüsen-Homoeostasis.* Pflanzenöle tragen Sauerstoff und Nahrung zum Herzen und zu den Drüsen, um ein hormonales Gleichgewicht zu erzeugen, Homoeostasis genannt: ein vollständiges Gleichgewicht der Körperfunktionen. Pflanzenöle bringen „Atemstoffe" zu den Milliarden Zellen im Herzen und in den Drüsen, damit sie harmonisch zusammenarbeiten und Hormone erzeugen können, die mit Sauerstoff angereichert und ernährt sind. Davon hängt die Homoeostasis ab, das natürliche Zusammenwirken des Herz-Drüsen-Netzwerks.

2. *Antithrombin.* Samenöle helfen bei der Bildung gesunder Hormone. Das im Samenöl enthaltene Vitamin E, zusammen mit den ungesättigten Fettsäuren, ist für die Erzeugung eines natürlichen Antithrombins erforderlich (eine gerinnungshemmende Substanz im Blut). Dieses stört nicht die normale Blutgerinnung in einer Wunde oder normale Heilungsprozesse. Aber es sorgt dafür, daß das Blut ungehemmt fließt und unterstützt die Heilung von Brandwunden und anderen Verletzungen.

3. *Hormone tragen Sauerstoff zum Herzen.* Die Anwesenheit von Vitamin E zusammen mit den ungesättigten Fettsäuren in den Hormonen steigert die Kraft des Sauerstoffs im Blut. Dadurch wird die Gefahr einer Anämie (Sauerstoffmangel des Blutes) verringert, die oft der Vorläufer von Angina pectoris oder anderen Herzkrankheiten ist. Die Hormone brauchen Sauerstoff, um das Herz mit „Atemluft" zu versorgen. Die Kombination von Vitamin E und ungesättigten Fettsäuren gibt den Hormonen die Möglichkeit dazu.

4. *Hormonkost verhindert die Bildung von Narbengeweben.* Samenöle enthalten Nährstoffe für die Hormone, die eine übermäßige Bildung von inneren Narbengeweben (Herzschwielen) verhindern. Die Hormone stellen dem Herzen die heilenden Substanzen zur Verfügung.

5. *Hormonkost erweitert die Blutgefäße:* Samenöle geben an die Hormone Substanzen ab, die ihnen helfen, verengte Blutgefäße zu dehnen. Die Hormone öffnen mit Hilfe dieser Substanzen neue Durchgangswege im Blutkreislauf, wenn Blockaden entstehen, hervorgerufen durch Blutgerinnsel und verhärtete Arterien.

Kalt gepreßte Samenöle bereichern jene Hormone, die den Herzmuskel reinigen, ernähren, das Blut verbessern und den „Hauptzeitmesser" in seiner verjüngenden Aufgabe unterstützen.

Pflanzenöle tragen dazu bei, daß der „unvermeidliche" Prozeß des Alterns verlangsamt wird, indem sie den natürlichen Hormonbedarf des Herzens decken. Dies hält den Alterungsprozeß auf und kann ihn sogar umkehren.

Der sogenannte Alterungsprozeß wird von Substanzen ausgelöst, die nicht eliminiert werden können, weil der Körper sie braucht. Dazu gehören Sauerstoff und verschiedene wesentliche Fettsäuren. Die Drüsen brauchen ungesättigte Fettsäuren, um Nährstoffe über den Blutstrom zu den Membranen der einzelnenKörperzellen zu senden.

Diese Hormone ermöglichen es den Membranen, die Zellen zusammenzuhalten und doch den Übergang der Nährstoffe in die Zelle zu ermöglichen. Diese Hormone unterstützen auch die Membranen in ihrer Fähigkeit, den Austritt von Abfallprodukten wie Kohlendioxid aus der Zelle zu ermöglichen. Die Hormone brauchen Sauerstoff aus Samenölen, um diese rhythmischen Prozesse zu ermöglichen. Die Zellmembranen hängen von dem Sauerstoff ab, den die Hormone liefern.

Hormonkost läßt das Herz „atmen". Samenöle enthalten Substanzen, die den Hormonen helfen, Atemluft zum Herzen zu bringen. Wenn man den Zellmembranen nicht genug Sauerstoff zuführt, können sie anschwellen, und dies kann den Tod der Zelle bedeuten. Die Hormone werden geschwächt, wenn sie nicht genügend Vitamin E, ungesättigte Fettsäuren und andere Nährstoffe erhalten. Sie können dann dem Herzen nicht helfen, zerstörerischen Attacken zu widerstehen und sich von ihnen zu erholen. Der Schlüssel zur Versorgung des Herzens und seiner Zellen mit Sauerstoff liegt in den Hormonen. Eine gesunde Lebensweise, natürliche Kost und, was am wichtigsten ist, Samenöle helfen Ihnen bei dieser Aufgabe.

Jeff R. war „erledigt", wenn er eine Treppe hinaufsteigen mußte. Wenn er ein paar Straßen weit gehen mußte, wurde er rot im Gesicht und rang nach Atem. Er ermüdete leicht. Er sah viel älter als achtundvierzig aus. Während er früher mit seinen Jungen zweimal in der Woche zum Bowlingspiel gehen konnte, war es ihm nun zu anstrengend. Er war erschöpft, schon bald nachdem das Spiel begonnen hatte. Abends sank Jeff R. in seinen Fernsehsessel. Er hatte kein Bedürfnis, etwas anderes zu tun. Seine Frau war besorgt. Jeffs Vater hatte eine Herzattacke gehabt, sie wollte Jeff vor einer solchen Krankheit bewahren. Man empfahl ihr folgende natürliche Hormonkostkur:

1. *Samenöle ersetzen harte Fette.* Sie nahm zum Kochen, zum Salat und sogar als Butterersatz, wenn sie ihm ein Vollkornbrot machte, nur noch kalt gepreßte Samenöle. Die in den Samenölen enthaltenen Nährstoffe gehen in die Hormone ein und versorgen das Herz mit Sauerstoff. Sie fördern die Herz-Blut-Zirkulation und versorgen die inneren Organe mit „Lebensatem".

2. *Natürliche Süßigkeiten ersetzen weißen Zucker.* Jeffs Frau ersetzte weißen Zucker durch Naturhonig, natürlichen Ahornsirup, Datteln, Hagebuttenpulver und natürliche Marmelade. Sie ließ ihn nichts essen oder trinken, was weißen Zucker enthielt. Der Organismus verbraucht die B-Komplex-Vitamine, wenn er weißen Zucker verdauen muß. Dadurch fehlen den Hormonen diese Vitamine, und das Herz leidet darunter.

3. *Frische Obst- und Gemüsesäfte.* Jeffs Frau gab ihm viel frisches Obst und Gemüsesäfte, die natürliches Vitamin C enthielten. Dieses Vitamin wird von den Hormonen aufgenommen, die damit die Wände der Blutgefäße stärken, die Kapillaren nähren und auch die an-

deren Körpergewebe verjüngen. Die Hormone senken außerdem mit Hilfe des Vitamins C den Cholesterinspiegel im Blut und lösen das in den Arterien abgelagerte Cholesterin auf. Jeffs ganzer Körper profitierte von den rohen Säften.

4. *Vollkornkost bietet noch mehr Nahrung.* Vollkornbrot, Müsli und Reis gehörten ebenfalls zu Jeffs Hormonkost. Das Vollkorn (unbehandelt und natürlich) versorgte seine Drüsen mit verschiedenen Vitaminen, Mineralstoffen, Enzymen und Aminosäuren, die einen gesunden Cholesterinspiegel im Blut aufrechterhielten — der Schlüssel zu einem jugendlichen Herzen. Die Hormone reinigten auf diese Weise den Herzmuskel und schickten Sauerstoff in den Blutkreislauf.

5. *Rauchen, Alkohol und Coffein waren tabu.* Rauchen, Alkohol und coffeinhaltige Getränke mußten vermieden werden. Jeff R. hatte wenig Lust, diese Gewohnheiten aufzugeben, aber angesichts eines drohenden Herzleidens gab er allmählich nach. Tabak lagert in den Hormonen Abfallprodukte an, die den Stoffwechsel stören, den Sauerstoffgehalt vermindern und den Blutfettspiegel erhöhen. Alkohol verursacht eine Verbrennung und kann zur Zerstörung der Zellen führen. Coffein (Kaffee, Tee und coffeinhaltige Limonaden) verursacht in den Drüsen einen Aufruhr. Die Drüsen müssen wie rasend arbeiten, um das Coffein umzusetzen. Das hält sie von ihren anderen lebenswichtigen Funktionen ab und schwächt sie. Coffein verhindert außerdem die Aufnahme von Eisen in die Hormone und kann auch die Verwertung von Inositol verhindern — ein Vitamin aus dem B-Komplex, das ebenfalls für das Herz wichtig ist. Übrigens enthalten manche Limonaden und Cola-Getränke ebensoviel Coffein wie eine Tasse Bohnenkaffee, ganz zu schweigen von den künstlichen Aromastoffen und chemischen Konservie-

rungsmitteln. In Jeffs Fall trug das Coffein-Verbot weiter dazu bei, daß seine Hormone mehr Kraft bekamen und dadurch auch sein Herz stärken konnten.

Ergebnis: Es bedurfte mehrerer Monate einer natürlichen, gesunden Lebensweise, wozu auch eine angemessene Nachtruhe gehörte, Spaziergänge und mäßige, vom Arzt gebilligte Gymnastik, bis sich Jeff R. wieder jung fühlte. Dann konnte er mehrere Treppen hinaufsteigen, ohne außer Atem zu kommen, und man sah ihn oft auf dem Bowlingplatz. Er fühlte sich so verjüngt, daß er mit seiner Frau fast jede Woche ausging. Und sie hatte es verdient. Seine Frau hatte Jeff geholfen, wieder „ein junges Herz" zu bekommen!

Fünf einfache Übungen, um herzstärkende Hormone zu wecken

Die Drüsen müssen genau wie die meisten anderen Organe in Form gehalten werden. Gymnastische Übungen bringen den erforderlichen Sauerstoff in den Blutkreislauf, der von den Drüsen aufgenommen wird. Nachstehend fünf sehr einfache, aber hochwirksame gymnastische Übungen, die Sauerstoff zu den Milliarden Zellen des Herzens bringen:

1. *Propeller-Übung.* Stellen Sie sich aufrecht hin. Fersen und Zehen zusammen. Heben Sie die Brust. Kinn anziehen. Die Hände sollen locker an den Seiten herunterhängen. Beginnen Sie langsam eine kreisförmige Bewegung. Die Hände und Arme kreisen nach vorn und machen einen vollständigen Kreis entlang den Seiten Ihres Körpers in der Art eines Flugzeugpropellers. Steigern Sie langsam die Geschwindigkeit, bis Sie die Kreise so rasch wie möglich machen. Beginnen Sie mit einem Dutzend Kreisen. Stei-

gern Sie um mehrere Kreise täglich, bis Sie fünfzig machen können.

2. *Umgekehrte Propellerübung.* Nehmen Sie die gleiche Haltung wie vorher ein. Nun, statt die Kreise mit Ihren Händen vorwärts zu machen, schwingen Sie die Arme rückwärts in die entgegengesetzte Richtung.

3. *Hormon-Energiespender.* Nehmen Sie die gleiche Haltung wie oben ein. Nun strecken Sie die Arme und Hände horizontal in Schulterhöhe aus. Jede Hand bildet einen Halbkreis, wenn Sie diese Übung machen. Ihre rechte Hand schlägt die linke Schulter, und Ihre linke Hand schlägt die rechte Schulter, zuerst gleichzeitig, dann rechts über links, links über rechts..., während Sie Ihre Schultern kräftig schlagen. *Wichtig:* Machen Sie es kräftig, so daß Ihre Arme jedesmal zur Grundposition zurückgeschleudert werden und Ihre Brust nach vorn gedrückt wird. Beginnen Sie mit zehnmal. Arbeiten Sie langsam weiter, bis Sie es ohne Anstrengung fünfundzwanzigmal machen können.

4. *Bein-Fuß-Vibrationen.* Aufrecht stehen. Die Füße ungefähr 25 Zentimeter auseinander. Ihre Arme hängen locker an den Seiten herab. Nun legen Sie Ihr ganzes Gewicht auf den linken Fuß. Heben Sie den rechten Fuß ungefähr zwanzig Zentimeter in die Höhe. Machen Sie kurze Kickbewegungen (etwa zehn Zentimeter) nach vorn — so stark wie möglich. Ihr Bein sollte von den Hüften bis zu den Zehen vibrieren. Nun stellen Sie sich auf den rechten Fuß und kicken mit dem linken. Machen Sie zunächst zehn Kickbewegungen mit jedem Fuß. Steigern Sie die Zahl langsam, bis Sie mit jedem Fuß fünfundzwanzigmal kikken können. Wichtig: Machen Sie eine kräftige Bewegung, um die Zirkulation anzuregen und gesunde Hormone durch Ihren ganzen Körper zu schicken.

5. *Oberkörper-Zirkulation.* Stehen Sie aufrecht, die

Füße ungefähr dreißig Zentimeter auseinander, aus der Hüfte vorwärtsbeugen. Ihre Arme hängen entspannt herunter. Schütteln Sie locker den Kopf von einer Seite zur anderen Seite, vor und zurück. Beginnen Sie langsam. Machen Sie diese Übung nur einige Male, bis sich Ihr Oberkörper daran gewöhnt hat.

Nutzen dieser einfachen Übungen: Ihr Herz ist ein Muskel, der ebenso trainiert werden muß wie Ihre Drüsen. Diese einfachen Übungen ermöglichen es den innersekretorischen Drüsen, flexibler zu werden und heilende Hormone zu erzeugen, die die Zirkulation unterstützen und frei durch die Blutgefäße fließen. Diese Übungen bringen Sauerstoff zu den Lungen und bewirken eine innere Reinigung, die für alle Körperorgane anregend ist.

Spezialtip: Gymnastik soll den Körper üben, nicht anstrengen!

Bonanza-Tonikum. Um den Hormonen sauerstoffreiche Nährstoffe zukommen zu lassen, trinkt Phyllis E. dreimal täglich folgendes Bonanza-Tonikum:

4 Eßlöffel Erdnußöl

1 Glas roher Gemüsesaft

1 Eßlöffel Apfelweinessig

1 Eßlöffel Naturhonig

Gründlich miteinander vermischen. Trinken Sie ein Glas davon am Vormittag, ein zweites am Nachmittag, ein drittes vor dem Schlafengehen. Das Bonanza-Tonikum schickt einen Schatz von Nährstoffen, darunter die wertvollen ungesättigten Fettsäuren, Vitamin E und verschiedene Mineralstoffe und Enzyme direkt in das Verdauungssystem. Hier übernehmen die Verdauungsdrüsen den Stoffwechsel und bringen dann diese Nährstoffe zu den Drüsen. Die Hormone schützen die Herzzellen, indem sie die Bildung von Wasserstoffperoxid verhindern. (Diese toxische Substanz zerstört die roten Blutkörperchen und setzt eine Kettenreaktion in Gang, die Herzkrankheiten auslöst.)

Besondere Wirkung des Bonanza-Tonikums. Als Phyllis' Drüsen die in diesem natürlichen Hormon-Tonikum enthaltenen Substanzen erhielten, stärkten die Hormone die äußeren Membranen der roten Blutkörperchen und verhinderten dadurch deren Zerstörung und den Austritt des wertvollen Hämoglobins. Die Hormone trugen dann intrazelluläre Enzyme zum Herzen, um auch dort die Membranen zu erhalten. Sie stärken das Herz und den ganzen Körper und bewirken ein Gefühl jugendlicher Vitalität und Energie. Als Phyllis E. die anderen, vorher beschriebenen Gesundheitsregeln befolgte, natürliche Hormonkost aß, für genügend Schlaf sorgte und einige gymnastische Übungen machte, konnte sie das Leben mit jugendlicher Kraft meistern, dank „ewig junger" Hormone, die mit Samenölen und natürlichen Nährstoffen genährt waren.

Wie man dem Herzen gesunde Hormone zuführt. Eine heilende Hormonkost besteht darin, daß man ungesättigte Fette verwendet, wenig Fett, wenig Salz und Zucker und eine bescheidene Menge Kohlehydrate aufnimmt. Alle Nahrungsmittel sollen natürlich und nicht chemisch behandelt sein. Verwenden Sie vor allem Samen- und Pflanzenöle wie zum Beispiel Avocado, Oliven, Kürbis, Sesam, Sojabohne, Mandel, Buchecker, Paranuß, Nierenbaumnuß, Haselnuß, Erdnuß, Hickory, Pistazie, Walnuß, Mais, Baumwollsamen, Safran. Essen Sie viel Vollkorn-Hirse, Hafer, braunen Reis, Weizenkeime und Vollkorn-Mais. Nehmen Sie Samen- und Nußöl zum Salat. Verwenden Sie Samen- und Nußöl zum Backen und Kochen. Sie geben dadurch Ihren Hormonen die Substanzen, die sie brauchen, um Ihren Körper und Ihr Herz gesund zu erhalten.

Wichtige Punkte aus diesem Kapitel

1. Ersetzen Sie tierische Fette durch Samenöle und bereichern Sie dadurch Ihre herzstärkenden Hormone.

2. Eine große Vielfalt natürlicher, kaltgepreßter Öle bietet kulinarische Genüsse und ist gesund für die Drüsen und das Herz.

3. Samenöle bieten fünf spezielle Vorteile.

4. Jeff R. befreite sich von Herzbeschwerden durch eine einfache, natürliche Ernährung.

5. Versuchen Sie die in diesem Kapitel beschriebenen einfachen gymnastischen Übungen. Ein paar Minuten täglich können über die Funktion Ihrer biologischen Drüsenuhren entscheiden.

6. Durch das schmackhafte Bonanza-Tonikum fühlt sich Phyllis mit ihren „geölten" Drüsen jugendlich.

7. Versorgen Sie Ihr Herz mit gesunden Hormonen, indem Sie natürliche Gesundheitsregeln befolgen und eine Vielfalt von Samen- und Nußölen zum Backen und Kochen verwenden.

WASSERTHERAPIE REGULIERT DIE DRÜSENFUNKTION

„Wasser hat große Heilkraft", notierte Pfarrer Sebastian Kneipp, der berühmte bayerische Heilkundige. Seine erfolgreichen Wasserkuren, die die Drüsen anregten und zur Bildung gesunder Hormone beitrugen, zogen Tausende von Menschen aus aller Welt in seine Wirkungsstätte nach Bad Wörishofen. Dieser Pionier der Wassertherapie legte großen Wert auf eine natürliche Ernährungsweise und sah vor allem im Baden ein Mittel, um träge Drüsen in Gang zu setzen und dadurch eine allgemeine geistige und körperliche Frische herbeizuführen.

Pfarrer Kneipp bemerkte, daß frisches, „lebendes" Wasser die Hautoberfläche anregt und eine gesunde Reaktion in den Drüsen auslöst.

Seine Badekuren bewirkten eine jugendliche Zirkulation, regten dadurch die innersekretorischen Drüsen an und kräftigten den Blutstrom (den Träger der Hormone). Sobald die biologischen Drüsenuhren durch Kneippkuren richtig eingestellt waren, konnten die Hormone die inneren Organe mit ihren verjüngenden Substanzen versorgen, das Blut reinigen und langsame Körperprozesse beschleunigen.

Seine Wasserkuren waren sehr erfolgreich und werden in vielen modernen Heilstätten angewandt. Die Wassertherapie, Fastenkuren mit rohen Säften, spezielle Badekuren, Duschkuren — alle gehören zu den Heilmethoden, um steife Gliedmaßen zu kräftigen und träge Drüsen aufzuwecken.

Zehntausende machen heute die Kneippschen Wasserkuren, um die Gesundheit und Vitalität ihrer Drüsen zu erhalten. Wenn man gleichzeitig die in diesem Buch beschriebenen Grundregeln einer gesunden Lebensweise befolgt, besteht die Hoffnung auf eine Verjüngung mit Hilfe der Natur.

Die natürliche Kraft des „lebenden Wassers"

Nach Pfarrer Kneipps Lehre steigert frisches, „lebendes" Wasser den Wert der Hormone, indem es die biologischen Drüsenuhren auf folgende Weise aufweckt: Natürliches Wasser aus rasch fließenden Bächen und Strömen, bereichert durch Regen und Sonnenlicht, bringt biologischen Sauerstoff und wertvolle Mikro-Organismen zur Hautoberfläche. Hier regen diese natürlichen Energiespender die Hautzellen an und üben durch die Poren eine magische Kraft aus, die trägen Drüsen guttut und heilsam auf die inneren Organe einwirkt. Diese Anregung der biologischen Drüsenuhren war laut Pfarrer Kneipp die Ursache einer natürlichen Hormonaktivität, die den ganzen Körper günstig beeinflußte. Bei einem Besuch in einem dieser Kneippkurorte sieht man Männer und Frauen knietief im kalten Wasser waden. Viele von Pfarrer Kneipps Patienten erlebten dadurch eine Wiedererweckung ihrer Drüsen. Heute hat sich diese Heilmethode in ganz Europa und in Amerika durchgesetzt. Pfarrer Kneipps Wasserkur hat Abertausenden von Menschen geholfen. Auch zu Hause lassen sich Kneippkuren leicht ausführen.

Das Sitzbad beruhigt die Prostata

Es gibt drei Arten von Sitzbädern, die die Prostata beruhigen, der Schlüssel zu einer verlängerten Jugend: das warme, das kalte und das Wechselbad.

1. *Das warme Sitzbad.* Füllen Sie die Badewanne nur halb mit angenehm warmem Wasser. Setzen Sie sich nicht länger als fünf Minuten in dieses warme Wasser, und zwar mit angezogenen Knien, so daß nur Ihre Füße und Ihr Gesäß im Wasser sind. Das Wasser übt eine heilsame Wirkung auf die Prostata aus und bringt jugendliche Energie in die Beckengegend. Dieses Bad ist ein Jungbrunnen, weil die gesteigerte Zirkulation in den Drüsenzentren einen Mann jung erhält.

2. *Das kalte Sitzbad.* Füllen Sie die Badewanne halb mit Wasser von etwa 10—15 Grad. Es soll so kalt sein, wie Sie es *bequem* ertragen. Bleiben Sie wieder nicht länger als fünf Minuten darin, die Knie angezogen und nur die Beckenregion eingetaucht. Das kalte Wasser bewirkt eine angenehme Zirkulation, löst innere Stauungen und regt die Prostata zur Bildung jugendlicher Hormone an. Nach diesem Bad reiben Sie sich mit einem Handtuch warm und trocken.

3. *Das Wechsel-Sitzbad.* Dazu braucht man entweder zwei Badewannen, oder man muß rasch arbeiten, um vom heißen ins kalte Wasser zu kommen. Füllen Sie die Badewanne halb mit heißem Wasser und setzen Sie sich mit angezogenen Knien zehn bis fünfzehn Minuten hinein. Dann wechseln Sie für *eine Minute* rasch in angenehm kühles Wasser über. Danach setzen Sie sich wieder für zehn bis fünfzehn Minuten in angenehm warmes Wasser, dann wieder für nur eine Minute in kaltes Wasser. Versuchen Sie, diesen Wechsel bis zu fünfmal zu machen. Beenden Sie das Wechselbad immer mit kaltem Wasser. Der

Kontrast von heißem und kaltem Wasser hat eine Massagewirkung auf die Drüsen, regt die träge Zirkulation an und hilft den Drüsenuhren, gesunde Hormone zu erzeugen. Wenn die Prostata durch den Kontrast von heißem und kaltem Wasser angeregt wird, kann sie besser arbeiten und diesen wichtigen Teil des männlichen Körpers verjüngen.

Das einfache Sitzbad hat für Zehntausende neues Leben in die schläfrige Prostata gebracht. Für viele von ihnen hat das Sitzbad künstliche Anregungsmittel oder Pillen ersetzt. Dies zeigt, daß die Gesundheit des Körpers in der Gesundheit der Drüsen liegt. Wenn die Prostata und andere Drüsen durch Wasserkuren angeregt werden, erhält der ganze Körper jugendliche Kraft.

Sechs Vorzüge des Naturwasserduschens

Eine besonders verjüngende und heilsame Wasserkur ist die „Naturwasserdusche". Das angenehm kalte Wasser in einer von der Natur geschaffenen Temperatur übt eine ganze Reihe von heilsamen Wirkungen auf die Drüsen aus:

1. Die Kaltwasserdusche steigert die Hormonzirkulation, stärkt die Muskelkraft und das Nervensystem.

2. Die Nebennieren reagieren auf äußere Anregungen wie natürlich kaltes Wasser. Eine kalte Dusche regt diese Drüsen an, so daß sie heilende Hormone erzeugen und mit den anderen Drüsen harmonisch zusammenarbeiten.

3. Die Verdauungsdrüsen reagieren auf das kalte Wasser mit der vermehrten Bildung von Stoffwechselhormonen.

4. Die Nebennieren und die Hypophyse werden durch kaltes Wasser angeregt. Sie stärken das zentrale Nerven-

system und senden einen Strom gesunder Hormone zum Gehirn, versorgen die anderen Organe mit verjüngendem Sauerstoff und erzeugen ein Gefühl „ewiger Jugend".

5. Das kalte Wasser sendet junge Hormone zu den Atemorganen und kräftigt dort die zarten Membranen, Zellen und Gewebe. Dadurch erhöht sich die Widerstandskraft gegen Erkältungen.

6. Die Naturwasser-Dusche ist angenehm kühl und reguliert die Körpertemperatur auf natürliche Weise. Dadurch werden auch die biologischen Drüsenuhren richtig eingestellt. Die Hormone nähren und stimulieren die Körperorgane und bringen ein jugendliches Gefühl hervor.

Wie Bridget K. durch die Kaltwasserdusche wieder jung wurde. Bridget K. war blaß, litt an Allergien, war nervös und hatte oft Verstopfung. Deshalb bekam sie gesunde Hormonkost ohne Salz und Zucker. Sie reagierte mit blühenden Wangen, aber die Gesundung war unvollständig, bis sie zweimal täglich eine Kaltwasserdusche machte. Sie stellte sich einfach zehn Minuten unter die kalte Dusche. Dies regte die Hormonbildung an, versorgte ihre Blutkörperchen mit Sauerstoff, und verbesserte ihr Allgemeinbefinden und ihr Aussehen ganz wesentlich.

Bridget K. machte diese Kur zwei Wochen lang. Sie machte sich dadurch widerstandsfähig gegen Allergien, ihre Verdauung regelte sich und ihr Wesen war ausgeglichen. Sie fühlte sich jung, sie sah jung aus. Die kalte Dusche hatte ihr eine reichliche Menge junger Hormone gegeben.

Seewasserbad in der eigenen Badewanne

Die Meere sind reich an Mineralstoffen, die durch die Haut aufgenommen werden und die Drüsen ernähren.

Viele Menschen, die ein paar Tage am Meer verbrachten, haben die wohltuende Wirkung gespürt. Auch die an Mineralstoffen reiche Meeresluft trägt zu einer jugendlichen Vitalität bei. Der mineralreiche Sauerstoff wird von den Hormonen aufgenommen und verstärkt dadurch noch seine verjüngenden Kräfte. Wenn Sie ans Meer reisen können, tun Sie es so oft wie möglich. Sie können aber auch zu Hause in Ihrem Badewasser eine Tasse Epsomersalz und eine Tasse gewöhnliches Salz auflösen. Die Mineralstoffe aus den Salzen kommen denen des offenen Meeres fast gleich. Der Nutzen liegt hier darin, daß die Mineralstoffe durch die Poren eindringen und von den Drüsen aufgenommen werden, die sie dann in nutzbare Nährstoffe für die Hormone umsetzen. Dadurch bekommen die Hormone neue Kraft und steigern das Wohlbefinden von Körper und Geist.

Das Kräuterbad

In angenehm warmes Wasser geben Sie eine Handvoll irgendwelcher verfügbarer Kräuter wie etwa Fichte, Eukalyptus, Pfefferminze, Rosmarin, Salbei, Luzerne oder Bockshornklee. Lassen Sie die Kräuter etwa zehn Minuten einweichen. Dann legen Sie sich selbst bis zu dreißig Minuten lang in dieses duftende Wasser
Wer dieses Kräuterbad genommen hat, sollte mit einem angenehmen, entspannten Gefühl aus dem Bad herauskommen. Die in den Kräutern enthaltenen Substanzen beruhigen die innersekretorischen Drüsen, besonders die Nebennieren und die Hypophyse, die miteinander zusammenarbeiten. Das Kräuterbad ist auch ein natürliches „Gehirntonikum", da es über die Drüsen entspannend auf die Nerven und das Gehirn einwirkt.

Hattie E. war Anfang fünfzig, aber man konnte sie für siebzig halten. Sie hatte arthritische Beschwerden und trug selbst bei warmem Wetter dicke Unterwäsche, weil sie fror. Sie ging gebeugt. Ihr Gedächtnis ließ zu wünschen übrig. Manchmal vergaß sie mitten im Satz, was sie sagen wollte. Hattie E. ging in einen Kneippkurort und wurde folgendermaßen behandelt:

1. *Fastenkur mit rohen Säften.* Einmal in der Woche machte Hattie E. eine Fastenkur. Zum Frühstück trank sie frische, rohe Säfte. Am Vormittag gab es einen Gemüsesaft-Cocktail, zum Mittagessen eine Kombination verschiedener roher Gemüsesäfte, am Nachmittag einen frischen Obstsaft, zum Abendessen einen rohen Gemüsesaft-Cocktail mit einem Spritzer Zitronensaft. Der Nutzen liegt hier darin, daß dies den Organismus reinigte und die Drüsen von angesammelten Abfallprodukten befreite.

2. *Tägliches Ölbad.* Hattie E. nahm jeden Tag ein Bayrisches Ölbad. In eine Badewanne mit angenehm warmem Wasser gab sie eine Tasse Maisöl oder Olivenöl, einen Eßlöffel irgendeines reinigenden Shampons und einen Teelöffel Pelargonium-Öl oder irgendein Parfüm. Das warme Wasser zerteilte das Öl in Millionen winzige Tröpfchen. Die Nährstoffe aus dem Öl drangen in die durch das Shampon gereinigten Hautporen ein (etwa sieben Millionen davon sind auf der Hautoberfläche), und wurden zu den ermüdeten Drüsen geschickt. Hattie E.'s ganzes Drüsensystem wurde so mit dem Bayrischen Ölbad behandelt. Es weckte die trägen Drüsen, so daß sie verjüngende Hormone erzeugen konnten.

3. *Gesunde Kost.* Hatties Normalkost bestand aus gesunden Speisen — keinen Rudimenten wie chemisch behandelten und verfälschten Nahrungsmitteln. Alles mußte

so gesund und natürlich wie möglich sein, denn nur so konnten die ermüdeten Drüsen neu eingestellt und ein biorhythmischer Hormonfluß erzeugt werden.

4. *Schlaf*. Hattie E. sorgte für genügend Nachtruhe, denn die Drüsen benötigen den Schlaf ebenso wie die anderen Organe. Dadurch konnten die Drüsen ausruhen und waren am nächsten Morgen erfrischt und verjüngt.

Es dauerte einige Wochen, bis Hattie E. eine Besserung verspürte. Ihre Haltung straffte sich, ihr Gedächtnis war wacher, sie fror nicht mehr, ihr war warm und sie fühlte sich wohl. Die arthritischen Gliederschmerzen ließen nach. Sie war auf dem Weg der Genesung.

Wie sie Ihre Drüsen entspannen, um gesunden Schlaf zu erlangen

Viele Patienten in Kneippkurorten und anderen modernen Heilstätten klagen über nervöse Unruhe, empfindliche Nerven, Reizbarkeit für kleine Geräusche, chronische Müdigkeit und zermürbende Schlaflosigkeit. Der Schlüssel zu einem gesunden Schlaf ist es, den Körper innerlich und äußerlich zu entspannen. Kurärzte haben bemerkt, daß ein die Drüsen entspannendes Bad auch allgemein beruhigend wirkt und einen gesunden Schlaf ohne Medikamente herbeiführt.

Das Bad für gesunden Schlaf. Füllen Sie eine Badewanne mit Wasser von ungefähr 38—39 Grad, nur einige Grad über Körpertemperatur. *Wichtig:* Das Wasser sollte weder zu heiß noch zu kühl sein. Füllen Sie die Badewanne so weit, daß Sie bis zum Kinn im Wasser liegen. Legen Sie sich ein zusammengerolltes Handtuch oder ein Plastikkissen hinter den Kopf. Ihr Nacken sollte bequem aufliegen, damit Sie sich ganz entspannen können. Ruhen Sie in diesem Bad dreißig Minuten.

Das warme Wasser wirkt beruhigend auf die Nebennieren und die Hypophyse und löst Spannungen und
Stauungen in den inneren Organen. Das Bad läßt die
Drüsen beruhigende Hormone absondern, um die Blutgefäße zu entspannen und den Blutkreislauf zu stabilisieren.
In diesem einfachen Bad zwingen die Hormone den ganzen Körper, sich zu entspannen.

Nur zehn bis fünfzehn Minuten genügen, um den Blutdruck zu regeln und die Nerven mit balsamähnlichen Hormonen zu beruhigen, die ein Schutzschild über den empfindlichen Nervenenden bilden, und um eine entspannte
und tiefe Atmung herbeizuführen.

Steigen Sie mit entspannten Drüsen aus dem Bad. Klopfen Sie sich trocken, nicht reiben, und dann legen Sie sich
ins Bett. Sie werden tief und ruhig schlafen.

Pfarrer Kneipp und seine Nachfolger haben immer wieder mit großem Erfolg empfindliche Nerven beruhigt, indem sie die biologischen Drüsenuhren durch gesunde Kost
und beruhigende Bäder entspannten.

Das Schwefelbad gegen Arthritis

Pfarrer Kneipp empfahl Schwefelbäder. Der Vorzug
liegt hier darin, daß dieser Mineralstoff die Drüsen beruhigt, in die Hormone der Nebenniere eingeht und ähnlich wie das Kortison für schmerzende Gelenke und Glieder Erleichterung bringt. Viele Arthritiker spürten eine
bemerkenswerte Besserung durch natürliche Kost *und* das
tägliche Schwefelbad. In unserer Zeit können Sie das
Schwefelbad bei sich zu Hause nehmen.

Schwefelbad: In einer Badewanne mit 95 Liter Wasser
(der durchschnittliche Wanneninhalt) geben Sie 60 Gramm
Kaliumsulfid. Dieses Schwefelpulver ist in den meisten

Reformhäusern, Drogerien und in Apotheken erhältlich. Lösen Sie es auf, dann legen Sie sich in das angenehm warme Wasser und bleiben dreißig Minuten darin. Der Schwefel und andere Mineralstoffe dringen durch die Poren ein und gelangen in die Zellzwischenräume der Drüsen. Hier vereinigen sich die Mineralstoffe mit den Hormonen und geben ihnen zusätzlichen Wert. Wenn die Nebennieren und die Hypophyse dann ihre Hormone absondern, sind sie mit Schwefel und anderen Mineralstoffen angereichert, die schmerzhafte Gelenke und Gliedmaßen beruhigen. Solch ein Schwefelbad war für alle arthritischen Patienten Pfarrer Kneipps obligatorisch. Viele von ihnen berichteten, daß dieses Bad wie ein „Jungbrunnen" gewirkt habe. Die angereicherten Hormone hatten ihre verjüngende Kraft auf den ganzen Körper ausgeübt und die arthritischen Glieder wieder beweglich gemacht.

Das Schwefelbad übt wie andere Kneippkuren eine günstige Wirkung auf die Hormonzirkulation in den Arterien, Venen und Kapillaren des ganzen Körpers von Kopf bis Fuß aus und bringt neues Leben in jede einzelne Körperzelle.

Die große Heilkraft des Wassers beruht vielleicht darauf, daß es die Hormone stärker durch den ganzen Körper zirkulieren läßt.

Wenn die Wasserkuren zusammen mit den anderen natürlichen Heilmethoden angewandt werden, können sich Ihre Drüsen genau einstellen und sind dann fähig, einen Strom verjüngender Hormone zu produzieren. Die Natur hat eine große Heilkraft in das Wasser gelegt. Dieses natürliche Tonikum kann vielleicht die „Hormonergänzung" der Zukunft sein.

Höhepunkte

1. Pfarrer Kneipps „lebende Wasser" kräftigen die Drüsen und die Hormone.

2. Das bewährte Sitzbad beruhigt die Prostata.

3. Eine einfache Kaltwasserdusche hat sechs günstige Wirkungen für die Drüsen.

4. Wie man zu Hause ein Meerwasserbad nimmt.

5. Wie Kräuterbäder die Drüsen richtig einstellen.

6. Hattie E. wurde durch natürliche Lebensweise und das Bayrische Ölbad wieder jung.

natürliche Weise.

5. Wie Kräuterbutter die Drüsen richtig einstellen.

SECHS SPEZIELLE ERNÄHRUNGSPLÄNE FÜR GESUNDE DRÜSEN

Jugendliche Gesundheit beruht auf einem richtig ernährten Drüsensystem. Von der Gesundheit der Hormone, die von den innersekretorischen Drüsen erzeugt werden, hängt es ab, ob Sie sich an einem jugendlichen Lebensgefühl erfreuen oder nicht. In den Hormonen liegt das Geheimnis der verlängerten Jugend.

Richtige Ernährung in Verbindung mit einer gesunden Lebensweise verbessert die Qualität und Quantität der Hormone, die in die wichtigsten Lebensprozesse eingreifen und die Widerstandskraft gegenüber vorzeitigem und unnötigem Altern aufbauen. Richtige Ernährung sorgt auch dafür, daß Ihre Drüsen einwandfrei arbeiten und die Hormone ihre vielfältigen Aufgaben erfüllen können. Insbesondere sechs spezielle Hormonkostpläne sind bekannt dafür, daß sie ein inneres hormonales Gleichgewicht herstellen, indem sie das Drüsensystem nähren und ihm helfen, gesunde und verjüngende Hormone ins Blut zu senden.

Wenn Sie die in diesem Buch beschriebenen natürlichen Gesundheitsregeln befolgen und sich an die in diesem Kapitel aufgeführten sechs Hormonkostpläne halten, werden Ihre Drüsen genügend gesunde Hormone bilden.

Drüsennahrung Nr. 1: Hefe

In den winzigen Hefezellen liegt die reichste bekannte Quelle an B-Komplex-Vitaminen. Sie sind für die Ernährung der Drüsenzellen wichtig und gehen in die Zusammensetzung der Hormone selbst ein. Die Hefezelle ist in einem gesunden und natürlichen Lebensmittel — den Hefeflocken — enthalten. In den Hefeflocken finden wir 17 verschiedene Vitamine, darunter alle des B-Komplexes, etwa 16 Aminosäuren, etwa 14 Mineralstoffe und eine große Anzahl von Enzymen. Diese Wundernahrung wird schon lange als Drüsennahrung gepriesen, denn sie hat unzähligen tätigen Menschen in allen Lebensbereichen Energie und Kraft gespendet.

Wie Bierhefe die Hormonproduktion anregt

Die in der Hefe enthaltenen Substanzen werden von den Drüsen aufgenommen und über die Hormone ins Blut abgegeben, von wo aus sie die intra-zellulären Gewebe und die Zellen der Körperorgane und der Haut ernähren. Hier schützen die Hormone die zarten Gewebe, kräftigen die empfindlichen Zellen, steigern die Aktion des Blutzuckers, bewirken innere Heilung und stellen ermüdete Blutkörperchen wieder her.

Die winzige Hefezelle, nur 0,008 Millimeter im Durchmesser, enthält fast alle Substanzen, die in den körpereigenen Hormonen vorkommen! Die Hefezelle hat die Fähigkeit, zu „sprossen" und sich dadurch mit einer erstaunlichen Geschwindigkeit zu vermehren. Diese Kraft ist es, die so wertvoll für die Hormone ist, denn sie nehmen dieses wunderbare verjüngende Prinzip auf und führen es dem Körper selbst zu. Das Geheimnis der verjüngenden Wirkung der Hefe liegt in ihrer eigenen Regenerationsfähigkeit, die dem Körper zugute kommt. Hefe ist wahrlich eine der wichtigsten Drüsennahrungen, die uns die Natur bietet.

Wie eine Lehrerin ihre Drüsen mittags auflädt. Am frühen Nachmittag war Betty K., eine vielbeschäftigte Lehrerin, immer müde. Sie suchte nach einer rasch wirkenden Hormonnahrung, die helfen würde, ihre Drüsen wieder aufzuladen, so daß sie den ganzen Nachmittag unterrichten konnte, ohne am Abend völlig erschöpft zu sein. Sie befolgte die grundlegenden natürlichen Gesundheitsregeln, und dann führte sie ihren Drüsen zusätzliche Kraft zu, indem sie ein schmackhaftes und wirksames Nachmittagshormon-Tonikum zu sich nahm. Hier ist das Rezept:

In ein Glas Obst- oder Gemüsesaft oder auch ein Glas Milch gibt man vier gehäufte Eßlöffel Hefeflocken. Kräftig umrühren. Langsam trinken.

Die Vitamine und Mineralstoffe wirken mit den Aminosäuren zusammen und regen die Drüsen an, die dann energiespendende Hormone erzeugen. Diese Hormone, angereichert mit den Regenerationskräften der Hefezellen, reinigen die Körperorgane und bringen ein Gefühl von Energie und Vitalität. Täglich nur ein Glas dieses Hormon-Tonikums in Verbindung mit einem natürlichen Gesundheitsplan hat aus Betty K. eine neue Frau gemacht, die am Abend noch frisch ist, wenn andere Lehrerinnen müde und abgespannt sind. Die bereicherten Hormone gaben ihr ein neues und jugendliches Lebensgefühl.

Wie Sie Ihren Drüsen Hefe zuführen. Hefe gibt es in Tablettenform, als Pulver und Flocken. Sie können diese natürliche Drüsennahrung regelmäßig mit frischen Früchten oder Gemüsesäften oder einem Glas Milch einnehmen. Wenn Sie vier gehäufte Teelöffel Hefe mit Samenöl vermengen, ergibt das eine ausgezeichnete Salatsoße. Sie können das Pulver auch in Suppen rühren, in Eintopfgerichte und Soßen. TIP: Streuen Sie einen Teelöffel Hefeflocken in eine Tasse frischen Joghurt. Sie können Hefe auch in handlicher Tablettenform erhalten und sie täglich mit frischen Säften einnehmen. Diese winzige Hefezelle hat die heilsame Fähigkeit, die Drüsen zu verjüngen, damit sie gesunde Hormone bilden. Viele betrachten sie als eine „Wunderkost" für die Drüsen.

Ein weniger bekannter, aber hochwirksamer Mineralstoff, der den Drüsen Kraft gibt, ist das Magnesium.

Wie Magnesium das Gehirn verjüngt. Die Hormone nehmen dieses Mineral auf und geben es an die motorischen Nerven weiter, die Informationen durch elektrische Impulse vom Gehirn zu den Muskeln leiten. Es hilft ihm, ihre winzigen elektrischen Ströme auszusenden. Mit Magnesium versorgte Hormone können den Unterschied zwischen einem trägen Geist und einer aufgeweckten jugendlichen Mentalität ausmachen. Viele Wissenschaftler haben dieses „Wundermineral" als „Gedächtnisnahrung" bezeichnet, weil die Hormone Magnesium brauchen, um die Gedächtnisfunktionen zu verbessern und eine jugendliche Denkfähigkeit herbeizuführen.

Die Hormone brauchen das Magnesium, um winzige Substanzen in den Gehirnzellen, die Mitochondrien, zu nähren. Diese Substanzen benötigen die Energiezufuhr aus magnesiumhaltigen Hormonen, die in die Gehirnzellen eindringen. Das Magnesium ermöglicht es den Hormonen, mit dem Enzymen zusammenzuarbeiten, um dem Gehirn Energien zuzuführen. Es gibt den Hormonen auch die Kraft, die Muskelbewegung zu steuern, die Atmung, die Verdauungsvorgänge, die Bildung von neuem Gewebe, die Fortpflanzungsfähigkeit und die Übertragung von Nervenimpulsen. Das Magnesium hilft den Hormonen, die Denkprozesse zu verjüngen!

Wie Magnesium die Nerven heilt

Eine Gruppe von Patienten mit unterernährten Drüsen litt an Symptomen nervöser Unruhe und vorzeitiger Senilität. Bei der Untersuchung stellte man fest, daß diese Patienten träge Drüsen hatten und insbesondere einen Magnesiummangel in den Hormonen.

Diese Patienten bekamen eine magnesiumreiche Kost. Nach ungefähr drei Monaten, während denen die Patienten außerdem die natürlichen Gesundheitsregeln befolgten, wurden sie wieder jugendliche, aktive und freundliche Menschen. Sie waren ausgeglichen und geistig rege. Das Wundermineral Magnesium, hatte ihre Drüsen aufgeweckt, ihre Hormone genährt und dadurch ihre Nerven verjüngt.

Bei Magnesiummangel sind die Drüsen gezwungen, von den Reserven in den Geweben zu zehren und gespeicherte Mineralstoffe abzubauen. Die Drüsen werden dann „kannibalisch" und nähren sich von ihrem eigenen Magnesiumgehalt. Deshalb muß Magnesium immer im Überschuß vorhanden sein, damit die Drüsen nicht ihre wertvollen Reserven angreifen müssen.

Natürliche, magnesiumhaltige Nahrungsmittel: Eine halbe Tasse voll der folgenden Nahrungsmittel führt den Drüsen dieses Wundermineral zu:

Mandeln	252 Milligramm
Gerste, Vollkorn	177 Milligramm
Bohnen, getrocknet	181 Milligramm
Betekraut	113 Milligramm
Paranüsse	225 Milligramm
Nierenbaumnüsse	267 Milligramm
Mais	212 Milligramm
Endivie	380 Milligramm
Honig	386 Milligramm
Kohlrabi	370 Milligramm
Brauner Reis	119 Milligramm
Weizenkeime	511 Milligramm

Vorschlag:

Sonnenblumenkerne enthalten etwa 350 Milligramm Magnesium (zusammen mit vielen Vitaminen, Mineralstoffen, Enzymen und Proteinen), in nur einer halben

Tasse! Sie würden gut daran tun, täglich ungefähr eine halbe Tasse Sonnenblumenkerne zu kauen.

Wie Magnesium die Hypophyse nährt. Dieses Wundermineral ist Nahrung für die Hypophyse (die kirschgroße Drüse an der Gehirnbasis). Magnesium ermöglicht es der Hypophyse vom Hypothalamus Instruktionen entgegenzunehmen und diese Impulse an die übrigen Organe weiterzugeben. Die mit Magnesium angereicherten Hormone beeinflussen viele körperlich-geistigen Prozesse und sind auch an der Produktion anderer Körperhormone beteiligt.

Die Hypophyse muß ihren Bedarf an Magnesium decken. Ein Mangel an diesem Mineralstoff bedeutet, daß die Hypophyse in ihrer Kontrollfunktion über die anderen Körperorgane geschwächt wird. Daraus kann ein innerer Aufruhr entstehen. Oft werden die Drüsen überregt, was zu Spannungen und nervösen Unregelmäßigkeiten führt.

Magnesium ist erforderlich, um den motorischen Nerven Energie zuzuführen, das zentrale Nervensystem zu nähren, das Rückenmark zu stärken, das Nervensystem zu regulieren und die Hormone im Blut auszubalanzieren.

Wie Sie Ihren Drüsen Magnesium zukommen lassen: Die oben aufgeführten Nahrungsmittel sollten zu Ihrem täglichen Hormonkostplan gehören. Magnesium ist auch als Präparat erhältlich. *Vorschlag:* Essen Sie dunkelgrüne, krautige Gemüse, alle Produkte aus Sojabohnen, Nüsse, Nierenbaumnüsse, Mandeln, Paranüsse, Kürbiskerne und Vollkorngetreide. Essen Sie diese roh, da beim Kochen viel Magnesium verlorengeht.

Drüsennahrung Nr. 3: Gelatine

Eine beliebte Hormonkost ist Gelatine, die aus getrockneten Tierknochen hergestellt wird. Man kann sie in ein

Glas Obst- oder Gemüsesaft einrühren und als „Hormon-Cocktail" trinken oder als Gelatine-Dessert verwenden.

Die Drüsen nehmen die Aminosäuren aus dem durch den Stoffwechsel umgesetzten Gelatine-Protein auf, geben sie ins Blut und in die Gewebe ab, verjüngen die Organe, Gewebe und Muskelzellen, glätten die Haut, nähren das Haar und die Nägel. Diese Aminosäuren kräftigen die Nerven und das Gehirn und beleben allgemein Körper und Geist.

Die Hormone selbst sind aus genau den gleichen Aminosäuren aufgebaut, die in der Gelatine enthalten sind. Sie brauchen diese Substanzen, um die bio-elektrischen Kräfte wirksam zu machen, von denen eine jugendliche Gesundheit abhängt.

Wie Proteine Krankheiten widerstehen

Aus den Proteinen wird natürliches Gamma-Globulin gebildet (ein Blutprotein, das Abwehrstoffe gegen Bakterien, Viren, und andere Mikroorganismen bildet). Gamma-Globulin wirkt krankheitsfeindlich, indem es die Krankheitserreger einhüllt und zerstört.

Diese proteingenährten Hormone helfen Antikörper erzeugen, um Virus-Invasionen abzuwehren, die jugendliche Widerstandskraft und die Regenerationsfähigkeit des Organismus zu stärken.

Der Organismus braucht täglich Protein

Der Stoffwechsel geht in den Zellen eines Gewebes schneller vonstatten als in der Substanz zwischen den Zellen. Der Organismus braucht ständig eine gesunde Zufuhr von Protein, um dieses empfindliche Gleichgewicht aufrechtzuerhalten, von dem Leben und Gesundheit abhängen.

Wie Sie Ihren Drüsen Gelatine zuführen: Um täglich

eine ausreichende Menge Protein zu bekommen, sollten Sie Nahrungsmittel wie Fleisch, Fisch, Eier, Käse, Bohnen, Erbsen, Nüsse und Vollkorngetreide essen. Aber besonders Gelatine ist eine wertvolle „Drüsennahrung", weil sie fast alle wesentlichen Aminosäuren, das heißt umgesetzte Proteine enthält.

Lebenselixier für die Drüsen. In ein Glas frischen Gemüsesaft geben Sie vier gehäufte Eßlöffel Gelatine. Kräftig umrühren. Je nach Geschmack kann man noch etwas Zitronensaft zufügen. Trinken Sie nur ein Glas täglich. Diese Drüsennahrung ist eine hochwertige Quelle genau derjenigen Aminosäuren, die von den Hormonen benötigt werden, um ein Gefühl jugendlicher Gesundheit und allgemeiner Frische zu erzeugen.

Drüsennahrung Nr. 4 — rohe Säfte

Natürliche, rohe, frische Obst- und Gemüsesäfte sind reiche Quellen von Nährstoffen und Enzymen, die von den Drüsen gebraucht werden. Die gleichen Nährstoffe und Enzyme sind in den Hormonen selbst enthalten. Ein Mangel daran kann dazu führen, daß die Hormone geschwächt werden, die dann weniger fähig sind, Körper und Geist gesund zu erhalten. Ebenso wie die Enzyme in allen lebenden Substanzen anzutreffen sind, bringen sie auch „Leben" in die Hormone, wenn man sie dem Organismus in Form von natürlichen rohen Säften zuführt.

Fünf Vorzüge von rohen Säften:
1. Die in rohen Säften enthaltenen Enzyme gehen in die Hormone ein und erzeugen einen jugendlichen inneren „Lebensstrom". Da die Hormone direkt ins Blut abgegeben werden, ist es wichtig, einen reichlichen Nachschub an

Enzymen zu haben, die vom Blut gebraucht werden, um den Körper von Kopf bis Fuß zu regenerieren.

2. Das Blut benützt die mit Enzymen bereicherten Hormone, um in den Lungen Sauerstoff aufzunehmen und diesen „Atem des Lebens" in alle Organe, in jeden einzelnen Körperteil zu tragen. Gleichzeitig wird das Abfallprodukt Kohlendioxid zu den Lungen getragen und ausgeschieden.

3. Andere Abfallprodukte werden zu den Nieren transportiert und mit dem Urin ausgeschieden.

4. Auf dem Weg durch den Körper sammeln die in den Hormonen enthaltenen Enzyme Nährstoffe und Wasser aus der verdauten Nahrung und bringen sie zu den Geweben und Zellen. Dies ist der lebenswichtige Regenerationsprozeß, der zustande kommt, wenn die Hormone gesunde Enzyme enthalten.

5. Enzyme befördern die Hormone von ihren jeweiligen Drüsen überall dorthin, wo sie gebraucht werden, um Gesundheit und Jugendlichkeit herzustellen.

Heute sind die Wissenschaftler davon überzeugt, daß die große Mehrzahl jener Krankheiten, die Alterungserscheinungen mit sich bringen, auf einen Mangel an Enzymen in den Hormonen zurückzuführen sind.

Wie Sie Ihren Drüsen Enzyme zukommen lassen. Trinken Sie täglich frischen, rohen Obst- und Gemüsesaft. Nachstehend einige an Enzymen reiche Säfte, die Ihre Drüsen ernähren:

Wundertätiger Hormonpunch. Mischen Sie gleiche Teile Grapefruitsaft, Beerensaft und Apfelsaft. Geben Sie zwei Eßlöffel Zitronensaft dazu. Kräftig umrühren. Trinken Sie diese Säfte in einer Pause am Vormittag statt Kaffee. Der wunderwirkende Hormonpunch enthält viele Vitamine und Mineralstoffe, die zusammen mit dem reichlichen Enzymgehalt die Gesundheit der Drüsen fördern und die Hormone bereichern und dazu jugendliche Vitalität geben.

Hormonkost-Leckerbissen. Mischen Sie einen halben Liter Tomatensaft und ein halbes Glas Beerensaft. Kräftig umrühren. Würzen Sie mit etwas Kräutersalz oder Seesalz (Kelp). Trinken Sie ein Glas davon am Morgen, den Rest in gleichmäßigen Portionen während des Tages. Der Hormon-Kost-Leckerbissen hat einen ausgeglichenen Gehalt an Nährstoffen. Er kurbelt träge Drüsen an und ruft ein gesundes Gefühl in Körper und Geist hervor.

„E"-Bombe. Ein Glas abgerahmte Milch, zwei Eßlöffel dunklen Naturhonig, zwei Teelöffel Hefeflocken und zwei Teelöffel dunklen Sirup zusammengeben. Kräftig umrühren oder mit einem elektrischen Mixer vermengen. Die „E"-Bombe ist eine kräftige Mischung wertvoller Enzyme und verwandter Substanzen, die von den Drüsen rasch aufgenommen werden und die Hormone kräftigen. TIP: Versuchen Sie die „E"-Bombe als Mittagessen — ganz für sich allein. Sie weckt schläfrige Drüsen auf und hält die körperlichen und geistigen Funktionen fast den ganzen Nachmittag lang intakt — das Drüsentonikum der Natur!

Natürliche, rohe Obst- und Gemüsesäfte sind die Grundlage für die Regeneration der Drüsen. Trinken Sie diese Säfte regelmäßig. Ihre Drüsen werden es Ihnen danken!

Drüsennahrung Nr. 5 — Pflanzenöle

Natürliche Pflanzenöle enthalten die wertvollen ungesättigten Fettsäuren und das kostbare Vitamin E, das notwendige Nahrung für die Drüsen ist. Insbesondere brauchen die Hormone Samen- und Pflanzenöle, um Energie zu erzeugen, dem Herzen Sauerstoff zuzuführen und frische Kräfte ins Gehirn zu senden. In den natürlichen Samen- und Pflanzenölen hat uns die Natur eine wertvolle „Hormonkost" gegeben, die Leben, Gesundheit und jugendliche Wachsamkeit bringt.

Wie Samenöle vorzeitige Alterserscheinungen mildern
Die Drüsen entziehen den Ölen Substanzen, die in die Hormone eingehen. Diese bereicherten Hormone gehen ins Blut über, das diese Substanzen zu den Blutgefäßen (Kapillaren) der Muskeln und des Herzgewebes trägt und mit ihnen die verschiedenen biochemischen Prozesse des ganzen Körpers reguliert.

Die Öle konservieren Sauerstoff und befördern Elektronen zu den Körperorganen. Die Hormone benutzen diese Elektronenträger, um den Glykogenstoffwechsel die Verdauungsvorgänge und die Assimilation von Nahrung zu beeinflussen und Gesundheit für Körper und Geist hervorzubringen. Kein Wunder, daß Samen- und Pflanzenöle auch „Hormonöle" genannt werden, denn sie dienen der inneren Regeneration und erleichtern lebenswichtige Funktionen.

Hormone ziehen diese flüssigen Öle vor, da sie leichter zu verarbeiten sind und nicht als Fett abgelagert werden, sofern man sich nicht überißt.

Wie die Öle die Drüsen nähren. Nehmen Sie Pflanzenöle zum Salat. TIP: Versuchen Sie ein bewährtes Rezept und vermischen Sie zwei Drittel Pflanzenöl und ein Drittel Apfelweinessig. Das ist eine schmackhafte Art, Ihren Drüsen Öl zukommen zu lassen.

Goldenes Öl-Getränk. In ein Glas rohen Gemüsesaft rühren Sie vier Eßlöffel Weizenkeimöl. Ein Spritzer Zitronensaft gibt einen angenehmen herben Geschmack. Kräftig umrühren. Langsam trinken. Die Mineralstoffe verbinden sich mit dem Vitamin E und werden in dieser Kombination von den Drüsen bereitwillig aufgenommen.

Kraftfrühstück. Essen Sie eine große Portion Gemüsesalat zum Frühstück. Geben Sie vier Eßlöffel kaltgepreßtes Weizenkeimöl und Weizenkeimflocken darauf als zusätzliche Vitamin-E-Zufuhr. Die Zufuhr von ungesättigten Fettsäuren und Vitamin E ist gerade am frühen Morgen gesund für die noch schläfrigen Drüsen und liefert „energiereiche" Hormone, damit Sie mit jugendlichem Elan durch den Morgen kommen. Die Hormone brauchen Öle als Schmiermittel. Unterstützen Sie das bio-elektrische Prinzip des Drüsensystems mit den goldenen Ölen der Natur.

Drüsennahrung Nr. 6: Reis

Ihre Drüsen brauchen Kohlehydrate als Energiespender. Es ist wichtig, ihnen natürliche und vollständige Kohlehydrate aus natürlicher und gesunder Kost zukommen zu lassen. Ein altbewährtes Nahrungsmittel ist der Reis. Die Asiaten wissen seit langem, daß der natürliche braune Reis ein fast „vollkommenes" Nahrungsmittel ist. Obwohl der Reis eine erstrangige Quelle von vielen Substanzen ist, soll er nicht für sich allein gegessen werden. Das heißt, er ist ein *Teil* des Drüsenernährungsplans, sollte aber nicht andere Speisen ausschließen. Die Natur hat einen reichen Vorrat an Nahrungsmitteln geschaffen, die harmonisch zusammenarbeiten, um die Drüsen zu ernähren und gesunde Hormone hervorzubringen. Sorgen Sie für gesunde Abwechslung. Reis ist eines der vielen Nahrungsmittel, die die Drüsen brauchen, um mit Hilfe von Kohlehydraten energiereiche Hormone bilden zu können.

Wie Reis die Drüsen nährt
Natürlicher brauner Reis nährt die Drüsen, indem er

das Reisprotein (das acht der elf lebenswichtigen Enzyme enthält) in die Hormone einbringt. Reis reichert die Hormone auch mit den B-Komplex-Vitaminen an, die jugendliche Energie bringen und die Haut und die Blutgefäße nähren.

Reis gibt Mineralstoffe in die Hormone ab, die dann Wunden heilen, einen gesunden Herzrhythmus herstellen und den Blutdruck stabilisieren.

Wichtig: Natürlicher brauner Reis enthält auch Phosphor und Kalium, die beide nötig sind, um die anderen Bestandteile umzusetzen und den inneren Wasserhaushalt in Ordnung zu halten.

Reis regeneriert außerdem die Verdauung. Die Drüsen geben den Hormonen eine einmalige, in Reis enthaltene Substanz mit — Amylopektin. Diese natürliche Reissubstanz führt eine jugendliche und rasche Verdauung herbei. Alle, die in mittleren Lebensjahren an Verstopfung leiden, brauchen diese Reissubstanz, um eine geregelte Verdauung herbeizuführen.

Die Hormone nehmen die im Reis enthaltenen Substanzen bereitwillig auf, weil sie beruhigend und heilend wirken und praktisch salzfrei sind.

Reis enthält eine natürliche und einmalige Art von Kohlehydraten, die vom Verdauungssystem leicht aufgenommen werden und eine rasche Energiezufuhr für die Drüsen bieten. Die Asiaten kennen den Wert des braunen Reises und betrachten ihn als „Verjüngungskost". Und ihre Langlebigkeit ist selbst in der heutigen Zeit unübertroffen. Reis ist eine „Hormonkost", die dem Drüsensystem ganz besonders zugute kommt.

Wie Sie Ihren Drüsen Reis zukommen lassen. Wählen Sie natürlichen braunen Reis. Dies ist das ganze, unpolierte Reiskorn, von dem nur die äußere Hülle und eine geringe Menge Kleie entfernt ist. Er hat einen herrlichen, nußartigen Geschmack und ist leicht körnig. Essen Sie Reis mindestens dreimal in der Woche, als Nebengericht oder als Zwischenmahlzeit. Und — eine Schüssel dampfender Reis mit einem Klecks Honig und einem Glas frischem Obstsaft ist ein wunderbares Frühstück!

Reis im Backofen. Heizen Sie den Backofen auf 175° an. Geben Sie eine Tasse ungekochten braunen Reis und zwei Tassen Wasser in eine Dreiviertelliter-Backform. Bakken Sie 25 bis 30 Minuten oder bis der Reis weich ist.

Oder: Heizen Sie den Backofen auf 190° an. Geben Sie eine Tasse ungekochten braunen Reis in eine flache Backpfanne. Unter gelegentlichem Umrühren backen bis der Reis goldbraun ist. Pfanne aus dem Ofen nehmen. Nun den Ofen auf 200° anheizen. Den gebackenen Reis in eine Anderthalbliter-Kasserolle mit dicht schließendem Deckel geben. Zweieinhalb Tassen kochendes Wasser einrühren, zudecken und 20 Minuten backen.

Turmtopf-Reis. Wenn Reis in Milch gekocht wird, geschieht dies meistens über kochendem Wasser, das heißt im oberen Teil eines Turmtopfes. Geben Sie eine Tasse natürlichen braunen Reis mit dreieinhalb Tassen Milch in den oberen Teil des Turmtopfs. Erhitzen Sie das Wasser bis zum Kochen, dann stellen Sie den Reis darauf und lassen zugedeckt 40 Minuten lang, oder bis die Milch aufgesogen ist, kochen.

Reis ist eine wichtige, natürliche Kohlehydratkost. Er ist der Energiespender, den die Drüsen brauchen, um ein Gefühl jugendlicher Gesundheit hervorzurufen. Befolgen Sie den Rat der langlebigen Asiaten und geben Sie Ihren Drüsen Reis!

1. Wecken Sie die Drüsen durch eine natürliche Lebensweise und die sechs speziellen Ernährungspläne, die Ihren Drüsen Energie und Kraft geben.

2. Hefe liefert den Hormonen Vitamine.

3. Magnesium ist ein „Wundermineral" für Körper und Geist, das einen gesunden Drüsenrhythmus hervorruft.

4. Einfache Gelatine liefert den Drüsen „Sofort-Protein."

5. Natürliche, rohe Obst- und Gemüsesäfte senden lebende Enzyme in die Drüsen und Hormone und geben jugendliche Vitalität.

6. Natürliche Samen- und Pflanzenöle enthalten wichtige Nährstoffe für den ganzen Organismus.

7. Die Asiaten verwenden natürlichen braunen Reis als „Energienahrung" für die Drüsen und bleiben jung durch gesunde Hormone.

HEILKRÄUTER — GEHEIMNIS EINER
JUGENDLICHEN DRÜSENFUNKTION

Die große Heilkraft der Kräuter ist seit undenklichen
Zeiten von allen Völkern anerkannt und geschätzt worden. Die Alten suchten in den Gärten und auf den Feldern
ihre natürlichen Arzneien aus dem Reich der Pflanzen.
Hier wuchsen Hunderte von Kräutern, aus denen man
wohlschmeckende heiße oder kalte Getränke bereiten
konnte, die man mit Hochgenuß trank und sich zugleich
Heilkräfte zuführte. In diese Kräuter hat die Natur wertvolle Drüsennahrung gelegt.

In den Blüten, Wurzeln, Rinden und Blättern sind hormonähnliche Substanzen enthalten, die die biologischen
Drüsenuhren einstellen und ihnen helfen, gesunde Hormone abzusondern. Diese Substanzen können die körpereigenen Hormone ergänzen, denn viele altbekannte Heilkräuter enthalten genau jene Substanzen, aus denen die
Hormone selbst bestehen! Kein Wunder, daß sie seit langer Zeit als Heilmittel verwendet werden.

Die indianische Heilpflanze für gesunde blutbildende
Drüsen

Die Ulme war die blutbildende Medizin der amerikanischen Indianer und der Pioniere. Die Indianer bereiteten
aus der Ulmenrinde einen Teeaufguß, den sie fast regelmäßig tranken, und zwar mit erstaunlichem Erfolg.

Die Indianer wußten natürlich nichts von der blutbildenden Funktion der Nebennieren. Aber sie bemerkten, daß ein Tee aus der Ulmenrinde angenehm süß war, wohltuende Wärme hervorrief und eine jugendliche, gesunde Gesichtsfarbe gab.

Die Ulme war unter den amerikanischen Indianern viel in Gebrauch und hat ihren Wert bis heute behalten für alle, die einen natürlichen Weg suchen, um ihre ermüdeten Drüsen anzuregen.

Heilkräuter aktivierten die Nebennieren einer Sekretärin

Eine blasse Gesichtsfarbe und kalte Hände und Füße ließen Janet A. viel älter aussehen als sie war. Sie erfuhr, daß sie an einer Unterfunktion der Nebennieren litt, aber sie konnte wegen der Nebenwirkungen keine chemischen Arzneien ertragen.

Janet A. konnte nichts anderes tun, als fast jeden Abend ihre Hände und Füße in heißem Wasser zu baden, was ihr vorübergehend Erleichterung brachte. Am nächsten Morgen hatte sie dann wieder kalte Hände und Füße. Ihre blasse, etwas fleckige Haut war ein weiteres Anzeichen mangelhafter Gesundheit.

Janet A. hätte sich mit diesen vorzeitigen Alterserscheinungen wahrscheinlich abgefunden, wenn sie nicht zufällig in einem Buch über den „Wilden Westen" etwas über indianische Kräuterkunde gelesen hätte. Daraus erfuhr sie, daß die Indianer und die frühen Pioniere gegen vielerlei Krankheiten Heilkräuter benutzt hatten.

Janet A. las, daß die Ulmenrinde die Gesundheit der Nebennieren beeinflußt. Wenn man aus Ulmenrinde einen Tee bereitet, gibt sie mehrere hormonähnliche Stoffe direkt in die Nebennieren frei, regt die Nebennierenrinde an und unterstützt die Bildung des Kortin, jenes Hormons, das für die Gesundheit des Blutes wichtig ist. Janet E. beschloß, es mit diesem indianischen Heilmittel zu versuchen.

Blutbildender Hormon-Tee. Janet A. verschaffte sich pulverisierte Ulmenrinde aus der Apotheke. Sie löste einen halben Teelöffel davon in einer Tasse gekochtem Wasser auf. Sie gab einen Eßlöffel Milch und einen Teelöffel Naturhonig dazu und trank diesen blutbildenden Hormontee mindestens dreimal täglich.

Die Bestandteile der Ulmenrinde unterstützten die Nebennieren in ihrer Funktion. Insbesondere wirkten sie auf die Nebennierenrinde sanft wiederbelebend und regten sie zur Bildung des Kortins an. Nun war der Organismus mit blutbildenden Substanzen versorgt, die Hände und Füße durchbluteten und ein jugendliches Gefühl im ganzen Körper hervorriefen.

Der blutbildende Hormontee zusammen mit einer natürlichen Ernährungs- und Lebensweise bewirkte, daß Janet A. viel jünger aussah und sich auch so fühlte. Dank der Ulmenrinde hatte sie wieder rote Wangen und war ein Bild blühender Jugend. Sie befolgt auch weiterhin die natürlichen Heilmethoden, trinkt Kräutertees und genießt die Vorteile eines richtig eingestellten Drüsensystems.

Das Heilkraut, das „steife Finger" lockert

Die Petersilie stammt aus Südeuropa, wo sie seit langem wegen ihrer Fähigkeit, steife Finger und Gelenke zu lockern, das heißt arthritisch-rheumatische Beschwerden zu lindern, als „Wunderkraut" gepriesen wird.

Man hat festgestellt, daß die Petersilienwurzel natürliche Bestandteile enthält, die eine schmerzlindernde Wirkung ausüben, steife Finger und Gelenke lockern und eine jugendliche Beweglichkeit der Gliedmaßen herbeiführen. Diese Pflanze ist eine reiche Quelle von Vitaminen und von vier wichtigen Mineralien (Kalzium, Kupfer, Eisen

und Mangan), die in einhelliger Harmonie zusammenarbeiten und eine hormonähnliche Wirkung auf steife Gelenke ausüben. Durch diese von der Natur geschaffene
Harmonie kann die Petersilienwurzel bei arthritischen
Leiden lindernd wirken.

Das Geheimnis der Petersilienwurzel: Die Petersilie
enthält rasch assimilierbares Vitamin A, das von den Drüsen aufgenommen wird und die Hormonbildung im ganzen Körper reguliert. Diese nichtfleischliche Quelle von
Vitamin A ist vielleicht einer der wichtigsten Schlüssel zur
Gesundheit, die die Natur uns bietet. Petersilie ist ein la-
teinisches Wort. Es bedeutet „Steinbrecher", was darauf
hindeutet, daß die Alten die große Kraft dieser Pflanze
sehr wohl kannten.

*Wie Petersilienwurzeltee den steifen Fingern einer
Schneiderin neues Leben gab.* Bertha K. war Schneiderin.
Als ihre Finger und Handgelenke sich versteiften, beunru-
higte sie sich sehr. Es fiel ihr immer schwerer, mit der Nadel umzugehen oder die Nähmaschine zu bedienen. Zunächst versuchte sie es mit chemischen Medikamenten. Dies
erleichterte die Symptome etwas, aber ihre Gelenke waren
immer noch steif und schmerzten.

Durch ein Gespräch mit einer Kundin erfuhr sie von der
legendären und erprobten Kraft der Petersilienwurzel,
und daß viele Menschen diese „organische Medizin" benutzten, um ihre Gliedmaßen jung und beweglich zu erhalten.

Bertha K. lachte anfangs über solche „Altweibermär-
chen". Aber ihre Kundin hatte Mitleid mit ihr und brachte
Bertha K. einen Monatsvorrat dieser Heilpflanze. Sie bestand darauf, daß Bertha K. diesen Tee täglich trank.

Es dauerte mehrere Wochen, bis Bertha K. eine allmähliche und leichte Lockerung ihrer Finger verspürte. Ihre
Handgelenke waren immer noch steif, aber sie faßte Mut.

234

Nach weiteren Monaten, in denen sie sich außerdem natürlich ernährte und weißen Zucker, Weißmehl und Salz und alle chemisch behandelten Nahrungsmittel mied und außerdem für eine ausreichende Nachtruhe sorgte, konnte Bertha K. mit der Nadel wieder so geschickt umgehen wie in ihren jüngeren Tagen. Sie vertraute nun auf die Kräuterhormone als ihre beste Medizin.

Die geheimnisvolle Kraft der Petersilie. Die Wurzel dieser Pflanze ist eine hervorragende Quelle von Kalzium, B-Komplex-Vitaminen und Eisen. Diese Bestandteile gelangen direkt ins Blut und ernähren die Nebenschilddrüsen. Diese vier winzigen Drüsen (zwei an jeder Seite der Schilddrüse) regulieren den Kalziumhaushalt des Körpers. Die Bestandteile der Petersilienwurzel gehen in das Drüsensystem ein, nähren die Nebenschilddrüsen und sind an der Assimilation des Kalziums beteiligt.

In Berthas Fall half der Petersilienwurzeltee den Nebenschilddrüsen, den Kalziumhaushalt zu regulieren und die Knochen auf diese Weise zu stärken. In diesem Tee war ein natürliches „Hormon" enthalten, das eine innere Homeostasis (Drüsengleichgewicht) herbeiführte und ihre arthritischen Beschwerden linderte. Die Arzneien der Natur hatten ihre Gelenke wieder beweglich gemacht.

Petersilientonikum: Geben Sie eine Tasse voll gepreßte Petersilienblätter und Stengel in einen Topf und gießen Sie einen Liter kochendes Wasser darüber. Eine Viertelstunde ziehen lassen, durch ein grobes Sieb drücken und sofort in Flaschen füllen. Abkühlen lassen und in den Kühlschrank stellen. Täglich nur eine halbe Tasse des Petersilien-Tonikums trinken. Es enthält natürliche Hormone, die die Nebennieren dazu anregen, ihre eigenen Hormone zu erzeugen. Das bewirkt eine allgemeine Gesundheit, Frische und Jugendlichkeit.

Wie Heilkräuter Ihre Drüsen nähren und Ihnen helfen,
schlanker zu werden

Eine unterernährte Schilddrüse ist oft für Übergewicht verantwortlich. Wenn diese Drüse nicht die wertvollen Vitamine und Aminosäuren bekommt, die sie braucht, wird sie in ihrer lebenswichtigen Funktion gestört. Sie wird mit einem Aufruhr des Hypothalamus (Teil des Zwischenhirns) reagieren. Der Hypothalamus reagiert dann so, daß der Mensch unruhig wird und an einem zügellosen Appetit leidet. Um diesen zu kontrollieren, muß der Hypothalamus richtig eingestellt werden. Man erreicht das mit einer geeigneten Nährstoffzufuhr, die Spannungen abbaut und die Eßlust vermindert.

Henry R. und sein appetitzügelndes Hormontonikum. Henry R., ein leicht erregbarer Kaufmann, hatte einen unbezähmbaren Hang zu Süßigkeiten. Er war so nervös, daß er den ganzen Tag und zwischen schweren Extramahlzeiten irgend etwas kaute oder lutschte. Er setzte soviel Gewicht an, daß er bald zu dick war und seine Lebensversicherung nicht mehr erhöhen konnte. Dabei brauchte er eine zusätzliche Versicherung jetzt mehr als je zuvor. Aber er konnte sein Gewicht nicht reduzieren. Sein Problem war ein zügelloser Appetit. Er konnte nicht abnehmen. Was tun?

Heilkräuter besänftigen den Hypothalamus und zügeln den abnormen Appetit. Henry R. versuchte es mit Gruppentherapie unter Leidensgenossen. Das brachte nur vorübergehend Erleichterung. Wenn er nicht mehr mit den anderen „Dicken" zusammen war, die nun langsam abnahmen, hatte er wieder seinen unersättlichen Appetit. Aber während einer solchen Therapiesitzung erwähnte ein Lehrer, mit einem speziellen appetitzügelnden Hormontonikum sei es möglich, den Hypothalamus zu beruhigen.

Dieses Tonikum bestand aus natürlichen Arzneien, nämlich zwei gewöhnlichen, aber wirksamen Heilkräutern — Sassafras und Klette.

Die Wurzeln, Rinden und Samen dieser Pflanzen ergeben einen Tee, in dem ein starkes Öl enthalten ist, das den Hypothalamus beruhigt. Außerdem veranlassen die Bestandteile dieser beiden Pflanzen die Schilddrüse, eine ausreichende Menge Protein freizugeben, um das hormonale Gleichgewicht im Organismus zu regulieren.

Henry R. bereitete sich das appetitzügelnde Hormontonikum folgendermaßen zu: Aus der Apotheke oder Drogerie besorgte er sich eine Mischung von Sassafras und Klettenwurzel. Er nahm einen halben Teelöffel pro Tasse und brühte mit kochendem Wasser auf. Er süßte mit einem Klecks Naturhonig. Henry R. trank diesen Tee den ganzen Tag und vermied Kaffee und schwarzen Tee.

Kräuter zügeln den Appetit

Dieses appetitzügelnde Hormontonikum beruhigte seinen erregten Hypothalamus. Außerdem führte es dem Körper thyroxinähnliche Hormone zu und erzeugte so eine bessere Homeostasis (Körpergleichgewicht). Die Schilddrüse wurde langsam selbst zu einer gesunden Funktion gebracht.

Die „Organischen Hormone" aus den Kräutern halfen also die Schilddrüse und den Hypothalamus beruhigen, und darüber hinaus verminderten sie Henrys Appetit. Wie wir bemerken, war es das unregelmäßige und unkontrollierte Fehlbetragen der Hormone, was die Störung der Schilddrüsenfunktion verursacht und zu seinem abnormen Hang zu Süßigkeiten geführt hatte. Aber mit Hilfe des appetitzügelnden Hormontonikums wurde die Drüse richtig eingestellt, und sein Appetit ließ nach.

Seine Eßlust war nun gemildert und sein Gewicht nahm ab. Er konnte eine zusätzliche Lebensversicherung abschließen. Aber er wurde zu selbstsicher. Er gab das appetitzügelnde Hormon-Tonikum auf. Bald kam seine Gier nach Süßigkeiten wieder, und er wurde sehr korpulent. Seine malträtierte Schilddrüse und der Hypothalamus machten ihn wieder seelisch labil. Nun mußte er sich einer chemischen Therapie unterziehen, die unerfreuliche Nebenwirkungen hatte.

Kräutertees

Jahrhundertelang haben Heilkräuter zu den beliebtesten Volksheilmitteln gehört. Heute ist man auf der Suche nach organischen Arzneimitteln, und die Heilkräuter werden wieder populär wegen ihrer Fähigkeit, einen jugendlichen Hormonrhythmus herzustellen. Hier sind nun einige erprobte Heilkräuter, die als „Nahrungsmedizin" dienen und verjüngend auf Körper und Geist einwirken.

Lorbeer. Dieser aromatische Strauch wirkt mild astringierend. Man glaubt, daß er eine Verjüngung der Nebennieren hervorruft, das Blut reinigt und den Organismus von giftigen Abfällen befreit.

Portulak. Der sehr bitter schmeckende Tee kann mit Naturhonig schmackhafter gemacht werden. Er beruhigt und stimuliert die Bauchspeicheldrüse und unterstützt den Zuckerstoffwechsel im Körper. Er wirkt ferner reinigend, wäscht die Gallengänge aus, die Leber, die Darmwände und die Nieren.

Cascara Sagrada (Kreuzdorn). Die Rinde ist reich an hormonähnlichen Ölen, die die peristaltische Bewegung des Magens und des Darmtraktes unterstützen. Diese Pflanze nährt die Bauchspeicheldrüse und hilft diesem

Meisterorgan, sein Dutzend wertvolle Hormone zu bilden und eine innere Homeostasis aufrechtzuerhalten. Vor allem der Magen und die Leber haben den Nutzen davon.

Kamille. Die ganze Pflanze ist reich an wertvollen Substanzen, die die Drüsen nähren, besonders aber die Schilddrüse. Der besondere Vorzug dieser Pflanze ist der, daß sie ein natürliches Hormon bilden hilft, das ähnlich wie das Thyroxin das Haar und die Haut verjüngt und geistige Regsamkeit schenkt.

Wildkirschen. Ergibt einen schmackhaften, fruchtigen Tee, der besonders günstig auf die Thymusdrüse einwirkt und ein gesundes Kalzium-Phosphor-Gleichgewicht aufrechterhält, da die im Wildkirschentee enthaltenen organischen Hormone dem Körper helfen, weiße Blutkörperchen zu bilden, die Infektionskrankheiten entgegenwirken.

Vogelmieren. Diese Pflanze beruhigt die Zirbeldrüse (ein zapfenförmiges kleines Organ an der Gehirnbasis). Die Vogelmiere enthält Minieralien, die für die Zirbeldrüse und die Schilddrüse wichtig sind und trägt zu einem jugendlichen Aussehen und geistiger Frische bei.

Klee. Verschiedenartige Kleesorten sind erhältlich. Diese Pflanze führt den entfernteren Teilen des Atemsystems natürliche Hormone zu. Klee wirkt mildernd bei Erkältungen, Allergien und Bronchialbeschwerden. Er hilft den Drüsen, heilende Hormone zu bilden, um die Widerstandskraft gegen solche Krankheiten zu stärken.

Huflattich. Die Blüten, Wurzeln und Blätter nähren die Drüsen, heben die allgemeine Gesundheit und senden beruhigende Hormone in die Zellen und Gewebe.

Schwarzwurz. Dieser Tee hat einen eigenartigen süßen und astringierenden Geschmack. Er wirkt vor allem auf die Schilddrüse ein und stützt das Kalzium-Phosphor-Gleichgewicht. Er gibt starke Knochen und eine gesunde Haut.

Löwenzahn. Eine reiche Quelle von Vitaminen. Er bildet daher heilende Hormone und hilft bei der Beseitigung von Schleim und Abfallprodukten aus dem Organismus. Kräuterkundige verwenden Löwenzahn seit langem, um ein träges Drüsensystem anzuregen, das Blut mit natürlichen Hormonen anzureichern und um die Ansammlung innerer Abfallstoffe zu verhüten und/oder aufzulösen. Er gilt als ein gutes inneres Reinigungsmittel.

Knotenwurz. Die Blätter, Wurzeln und Blüten dieser Pflanze geben hormonartige Flüssigkeiten in den Organismus ab. Sie beruhigen die Verdauungsorgane. Die Pflanzenhormone reinigen auch die Nieren. Diese Pflanze, auch „Skrofularia" genannt, wirkt reinigend für den ganzen Körper.

Kanadische Gelbwurzel. Sie gilt als „Königin der Heilkräuter" und wirkt wohltuend für das gesamte Drüsensystem. Sie beruhigt den Magen, die Därme und die Atemorgane. Ihre hormonartigen Nährstoffe gehen direkt ins Blut und regulieren die Funktionen der Leber. Kräuterkundige wissen seit langem, daß die Kanadische Gelbwurzel ein träges Drüsensystem in Ordnung bringt und eine jugendliche hormonale Harmonie herstellt.

Ysop. Die Blütenspitzen und Blätter enthalten ein wertvolles Hormon-Öl, das vor allem auf den Darmtrakt beruhigend wirkt. Auch Ysop gibt seine Nährstoffe direkt ins Blut ab und stärkt die Widerstandskraft gegen Infektionskrankheiten.

Wacholder. Das Öl dieser Beere bereichert die Hormone und beruhigt die Nieren und die Blase. Früher hieß es, Wacholder beseitige Blasenbeschwerden. Wacholder wirkt ferner inneren Entzündungen entgegen.

Süßholz. Dies ist ein altes und beliebtes Hausmittel. Die Wurzel ist reich an hormonartigen Substanzen, die den Blutkreislauf und ein träges Drüsensystem anregen. Süßholz wirkt besonders auf die Schilddrüse ein und fördert die Bildung von Thyroxin, das für den allgemeinen Stoffwechsel notwendig ist. Die Bestandteile des Süßholzes stellen eine natürliche „Hormonergänzung" dar und wirken als Thyroxinersatz.

Wie man Kräutertees zubereitet. Wenn es irgend möglich ist, nehmen Sie natürliches Quellwasser. Ziehen Sie auf jeden Fall Wasser vor, das kein Chlor oder Fluor enthält. Erwärmen Sie einen nichtmetallischen Topf. Gießen Sie kochendes Wasser auf die Kräuterblätter oder die gestoßenen Samen. Lassen Sie zwischen fünf und acht Minuten ziehen. Wenn Sie einen stärkeren Aufguß wünschen, geben Sie mehr Blätter in den Topf. *Tip:* Nehmen Sie von frisch gepflückten Kräutern einige Blätter, von getrockneten einen halben Teelöffel pro Tasse.

Samen müssen vor dem Aufbrühen leicht zerdrückt werden, damit sie ihre ölartigen Hormone abgeben. Dann gießen Sie kochendes Wasser über die Samen und lassen fünf bis zehn Minuten kochen.

Zum Süßen nehmen Sie Naturhonig, aber in Maßen. Sie können auch etwas natürlichen Ahornsirup verwenden, um den bitteren Kräuterteearten einen angenehmen Geschmack zu geben.

Die empfindlichen Bestandteile in Kräutern bilden eine natürliche, hormonähnliche Ergänzung zu den körpereigenen Hormonen. Nehmen Sie die organischen Substanzen der Natur als Medizinen, um Ihre Gesundheit zu bessern, die Jugendlichkeit wiederzugewinnen und Ihren Organismus mit natürlichen Hormonen zu versehen, wie es keine vom Menschen geschaffene Substanz fertigbringt.

1. Kräuter sind die Hormone der Natur. Sie ergänzen die körpereigenen Hormone und verbessern die Gesundheit.

2. Ulmenrinde regt durch die Regeneration der Hormone die Nebennieren an, bringt Wärme in Hände und Füße und eine gesunde Hautfarbe. Janet A. erlangte ein neues Leben durch diese Pflanzenhormone.

3. Bertha K. konnte mit einem Petersilientonikum ihre Schilddrüse aktivieren und gleichzeitig durch richtige Ernährung ihre steifen Finger und Gelenke lockern.

4. Sassafras und Klette beruhigten die Schilddrüse und den Hypothalamus, stillten Henry R.s Eßlust und halfen ihm, ohne Medikamente schlanker zu werden.

5. Kräutertees sind erprobte Volksheilmittel, die eine Verjüngung von Körper und Geist bewirken, indem sie die Hormone auf natürliche Weise ergänzen.

YOGA ZUR ANREGUNG DER HORMONE

Soweit die Geschichte zurückreicht, haben Hindu-Mystiker mit Hilfe von Yoga ihren Körper und Geist jugendlich erhalten. Diese uralte Weisheit des Ostens, die in unserer Zeit neu entdeckt wurde, besagt, daß der Körper mit den Gesetzen der Natur in Übereinstimmung gebracht werden muß. Dann gehorcht er bereitwillig den Befehlen des Geistes. Yoga bedeutet wörtlich „Vereinigung von Körper und Geist". Viele Ärzte erkennen heutzutage die Heilkraft von Yogaübungen an, denn sie dienen einer natürlichen Anregung der Drüsen. Das lange Leben und der jugendliche Geist vieler Yogaanhänger zeigt, daß dieses alte Geheimnis eine anhaltende jugendliche Gesundheit schenkt, indem es die endokrinen Drüsen anregt und dadurch heilend und kräftigend wirkt.

Das Geheimnis des indischen Yoga

Heute kennen wir den Grund der einst mysteriösen verjüngenden Wirkung von Yoga: Diese einfachen Übungen kehren den gewohnten Zug der Schwerkraft auf die Muskeln, Blutgefäße und Lymphdrüsen um. Dadurch treten folgende Wirkungen ein, die ein Gefühl der Jugendlichkeit hervorbringen:

1. *Gestärkte Beine.* Yogaübungen bringen jugendliche Hormone in die Füße, Beine und Schenkel. Yoga beschleunigt den Rückfluß des Blutes durch die Venen und ebenso

die Bewegung der Lymphe weg von den unteren Extremitäten. Dies beschleunigt zugleich die Eliminierung von Milchsäure und anderer Abfallprodukte und macht müde Beine wieder frisch.

2. *Entspannte Muskeln.* Yoga-Übungen entlasten alle Muskeln des Körpers, die dem ständigen Zug der Schwerkraft widerstehen müssen. Yogaübungen entspannen die Muskeln auch dadurch, daß die Hormone eine innere Balance gegen den Zug der Schwerkraft aufrechterhalten. Wirkung: Indem die Hormone für die Muskelhomeostasis sorgen, bewirken sie eine natürliche Entspannung des ganzen Körpers.

3. *Nahrung für Haar und Haut.* Durch Yoga-Übungen gelangt mehr Blut in den Kopf. Dies bedeutet, daß die Kapillaren der Haarfollikel und der Hautfollikel besser genährt werden. Wirkung: Yoga stellt ein „Gleichgewicht der Schwerkraft" her, so daß die Hormone die entferntesten Stellen des Körpers erreichen. Das jugendliche Haar und die faltenfreie Haut der meisten indischen Yogaanhänger, die oft nahe an achtzig sind, beweisen die Wirksamkeit der Hormonanregung für alle Körperteile durch diese alte Heilmethode.

4. *Hormone bringen jugendliche Mentalität.* Die Hindu praktizieren Yoga, weil sie wissen, daß dadurch mehr hormontragendes Blut zu den Gehirnzellen gelangt, die auf diese Weise besser ernährt und mit Sauerstoff versorgt werden. Dies ist der Grund der erstaunlich jugendlichen Mentalität vieler Hindu, die Yoga praktizieren. *Wichtig:* Yogaübungen bringen frischen Sauerstoff in den Organismus, der vom Blut aufgenommen und in die Hormone eingebaut wird, die dann die Millionen Gehirnzellen ernähren und reinigen. Dies verhindert Müdigkeit und stärkt die Denkkraft.

Die verschiedenen Yogaübungen stärken den ganzen

Körper durch eine vermehrte Hormonbildung. Yoga baut auch Spannungen ab und gibt gesunde Muskelkraft durch einen richtig ausbalancierten Hormonrhythmus. Yoga heilt viele Krankheitserscheinungen, die auf eine Fehlfunktion der Drüsen zurückzuführen sind.

10-Minuten-Yoga für Anfänger

Die einfachste aller Yogaübungen ist die mit dem schrägen Brett. Jedermann kann seine Gesundheit durch Anregung der Drüsen stärken, indem er diese einfache Yogaübung ausführt.

Das „magische" schräge Brett. Sie können ein schräges Brett in vielen orthopädischen Geschäften kaufen. Ein solches Brett ist ungefähr 1,80 m lang und 45 cm breit. Es ist der Bequemlichkeit halber leicht gepolstert. An einer Seite ist es etwa 35 cm höher als an der anderen.

Selbstgemachtes Schrägbrett: Beschaffen Sie sich ein solides Brett, das 1,80 cm lang und ungefähr 45 cm breit ist. Legen Sie einfach ein Ende des Brettes auf einen niedrigen Hocker oder Stuhl. Es sollte nicht höher als 30 bis 35 cm angehoben werden.

Einfaches Verjüngungsprogramm: Legen Sie sich auf dieses schräge Brett, mit dem Kopf auf die tieferliegende Seite, und bleiben Sie in einer bequemen Stellung mindestens zehn und höchstens dreißig Minuten darauf liegen.

Wie das schräge Brett Ihre Hormone anregt. Diese einfache Stellung kehrt den nach unten gerichteten Zug auf den Körper um. Wenn Ihre Füße nur 30 bis 35 cm höher liegen als der Kopf, ist der Zug der Schwerkraft umgekehrt. Der Hormonfluß ist gleichermaßen umgekehrt und wird jetzt zu bisher unzugänglichen Teilen Ihres Körpers geleitet.

Die Hindu und viele andere asiatische Yoga-Anhänger behalten in allen Lebensaltern eine aufrechte Körperhaltung und jugendliche Geschmeidigkeit. Die Übung mit dem Schrägbrett, die alle Yogaanhänger täglich zu Beginn ausführen, streckt das Rückgrat und macht den gebeugten Rücken gerade. Muskeln, die andernfalls angespannt sein können, werden nun mit hormongesättigtem Blut genährt. Milchsäure wird herausgeschwemmt, und es entsteht ein freies Gefühl jugendlicher Flexibilität.

Insbesondere befreit die Übung mit dem schrägen Brett die Beine von ihrer gewohnten Last, und die Umkehrung der Schwerkraft löst Stauungen im Blutstrom und in den Geweben auf. Dies wirkt günstig auf geschwollene Gliedmaßen oder angespannte Muskeln ein, die zu einer vornübergebeugten „alten" Körperhaltung führen können.

Dadurch, daß man den Zug der Schwerkraft auf den Körper umkehrt, können die Hormone diese vorher unzugänglichen Körperteile erreichen, die andernfalls „ausgehungert" werden und daher vorzeitig altern könnten. Das schräge Brett hilft den Drüsen, diese jugendliche Hormonfunktion zu fördern.

„Gesichtschirurgie" durch Stärkung der Drüsen

Ellen R. war Anfang fünfzig, sah jedoch wesentlich älter aus. Sie war Sekretärin und wurde als eine der ersten entlassen, als die Großhandelsfirma, in der sie arbeitete, aus Rationalisierungsgründen ihr Personal verringerte. Ellen R. stellte nun fest, daß andere Firmen jung aussehende Sekretärinnen bevorzugten. Sie hatte zwar Erfahrung, sah aber unvorteilhaft „alt" aus und hatte eine blasse und runzelige Haut, einen faltigen Hals und eine schlechte Körperhaltung. Da das Aussehen oft wichtiger ist als Erfahrung, mußte Ellen R. feststellen, daß sie zugunsten jünger aussehender Sekretärinnen abgewiesen wurde, die weniger Ausbildung und Erfahrung hatten als sie.

Ellen R. wurde nervös. Sie mußte den Arzt aufsuchen, und dieser sagte ihr, wenn sie jünger aussehen wolle, müsse sie sich mit Plastikchirurgie abfinden. Inzwischen machte sie eine Schlankheitskur (sie hatte auch etwas Übergewicht), und dies brachte es mit sich, daß sie sich natürlicher ernährte als vorher und daß sie körperliche Übungen machte. Vor allem machte sie die 10-Minuten-Schrägbrett-Übung. Ellen R. kam zu ihrer natürlichen „Gesichtschirurgie" durch folgendes einfaches Programm, das auf der Weisheit der alten Yogalehrer beruht:

1. Jeden Abend legte sie sich eine Viertelstunde auf das schräge Brett und machte dann einen erfrischenden Kurzschlaf.

2. Nach dieser einfachen „Entspannungsübung" legte sie sich in die warme Badewanne, das Wasser mit Badeölen angereichert.

3. In der Wanne entspannte Ellen R. allmählich alle ihre Gliedmaßen und Muskeln. Sie entspannte ihre Schulterblätter, den Rücken, den Bauch, die Oberschenkel, die Unterschenkel und die Füße. *Wichtig:* Diese Entspannung ermöglichte es den Hormonen, in bisher verstopfte Körperteile zu strömen und verjüngendes Blut in die runzeligen Hautpartien zu tragen. Ellen R. entspannte sich jeden Abend etwa 30 Minuten lang in der Badewanne.

4. Danach aß sie gesunde Kost, so einfach und natürlich wie möglich zubereitet. Nach diesem Mahl ruhte sie eine Stunde und bereitete sich dann auf das Schlafengehen vor.

Ergebnis: Nach acht Wochen hatte Ellen R. eine bessere Körperhaltung. Ihre Haut war gekräftigt, weil die Hormone in bisher unzugängliche Winkel und Spalten ihres

Gesichts und Halses gelangt waren. Gesunde Hormone hatten ihr ein jugendliches Aussehen gegeben. Und sie sah nicht nur jünger aus, sie fühlte sich auch jünger!

Bald wurde sie von einem Geschäftsführer als Privatsekretärin angestellt. Sie sah viel jünger aus als vorher, dank der Schrägbrettübungen, die verjüngende Hormone in ihre Haut geschickt hatten. Sie hatte Yoga als natürliche „Gesichtschirurgie" bei sich zu Hause benützt!

Wie man die Drüsen durch Yoga stärkt

Aus dem geheimnisvollen Osten lernen wir, daß die innersekretorischen Drüsen „aufgemöbelt" werden können, so daß sie mehr verjüngende Hormone bilden, indem man folgende erstaunlich einfachen zwölf Übungen macht:

1. Stellen Sie sich aufrecht hin. Falten Sie die Hände. Beine zusammen.

2. Atmen Sie tief ein. Heben Sie die Arme. Beugen Sie sich rückwärts.

3. Atmen Sie aus und beugen Sie sich dabei vorwärts, bis Ihre Hände den Fußboden direkt vor Ihren Füßen berühren. Beugen Sie sich soweit vor, daß Sie Ihre Knie mit dem Kopf berühren. Sie können die Knie dabei leicht beugen. Zwingen Sie sich nicht. Tun Sie es, so gut Sie können. Richten Sie sich wieder auf.

4. Atmen Sie tief ein. Bewegen Sie Ihr rechtes Bein nach hinten. Lassen Sie das linke Bein fest auf dem Boden stehen. Beugen Sie nun auch den Kopf nach hinten.

5. Atmen Sie tief ein und halten Sie den Atem an. Bewegen Sie das linke Bein vor das rechte. Der Körper bildet eine gerade Linie vom Kopf bis zu den Zehen.

6. Jetzt setzen Sie sich auf den Boden und legen beide Hände flach neben sich auf den Boden. Diese Übung heißt

Sastanga Namaskar oder „teilweise Verbeugung". Legen Sie langsam Brust und Stirn auf den Boden, während der übrige Körper noch in der knienden Position ist.

7. Tief einatmen. So weit nach hinten beugen, wie Sie es ohne Anstrengung können.

8. Ausatmen. Halten Sie Hände und Füße auf dem Boden. Ihre Hüften sind hochgestreckt. Ihre Fersen sind flach, der Kopf hängt nach unten.

9. Tief einatmen, dann ausatmen.

10. Ein- und ausatmen. Die Hände auf den Boden pressen.

11. Heben Sie die Arme über den Kopf. Beugen Sie sich rückwärts und atmen Sie dabei ein.

12. Arme fallen lassen, dabei ausatmen und sich entspannen.

Wirkung: Die rhythmischen Übungen wecken fast alle Drüsen auf, senden einen Strom kräftigender Hormone in die verschiedenen Körperteile. Die Mystiker des Alten Ostens kannten die wiederbelebende Wirkung solcher Übungen und führten sie als tägliches Ritual aus. Dies kann das Geheimnis ihrer Langlebigkeit und ihrer jugendlichen Erscheinung gewesen sein — durch Yoga angeregte Drüsen.

Atemübungen zur Sauerstoffversorgung. Neben der Nahrung brauchen Ihre Drüsen Sauerstoff, um gesunde Hormone in alle Teile Ihres Körpers zu senden. Die Kraft und Jugendlichkeit Ihrer Hormone kann von der Menge des Sauerstoffs abhängen, die ihnen zur Verfügung steht.

Die Yoga-Mystiker kannten die Bedeutung des Sauerstoffs, daher machten sie ihre traditionellen Pranayana-Übungen, die Kunst der „Drüsen-Ventilation".

Der große indische Mystiker Shivagama führte sein langes Leben und seine jugendliche Gesundheit auf richtige

Pranayana-Übungen zurück, die nur ein paar Augenblicke täglich in Anspruch nehmen. Dieser Mystiker sagte einmal: „Eine nützlichere Wissenschaft als die Wissenschaft der Atmung ist niemals gesehen noch gehört worden."

Mazda, der höchste Gott der zoroastrischen Religion, drückte vor etwa 2500 Jahren etwas ähnliches mit nur drei Worten aus, als er erklärte: „Atem ist Leben."

Es war Mazda, der die „Wechsel-Atemübung" erfand, durch die viel lebensgebender Atem und Sauerstoff zu den Drüsen gelangt. Seine Anhänger haben dieses Geheimnis der inneren Erneuerung überliefert. Heute wird diese mystische Wissenschaft als ein Mittel akzeptiert, den Drüsen lebengebenden Sauerstoff zuzuführen.

Wechsel-Atemübung. Diese jahrhundertealte Übung können Sie leicht bei sich zu Hause ausführen.

1. Setzen Sie sich mit übergeschlagenen Beinen auf einen Teppich oder ein Kissen auf den Fußboden oder in einen bequemen Stuhl. Lehnen Sie sich nicht an. Legen Sie die Hände in den Schoß.

2. Atmen Sie mehrmals langsam durch die Nase ein und wieder aus. Nun holen Sie langsam und tief Atem, atmen dann aber rasch durch die Nase aus. Dies wiederholen sie sechsmal.

Wichtig: Um möglichst viel Sauerstoff aufzunehmen, stoßen Sie die Luft kräftig mit den Bauchmuskeln aus. Dies löst Ihre inneren Organe.

3. Legen Sie den Daumen der rechten Hand auf den rechten Nasenflügel. Halten Sie den Mittelfinger bereit, um auf den linken Nasenflügel zu drücken.

4. Atmen Sie durch das rechte Nasenloch aus, während Sie das linke Nasenloch leicht zudrücken.

5. Dann atmen Sie durch das rechte Nasenloch ein, wäh-

rend Sie das linke Nasenloch leicht zudrücken.

6. Nun atmen Sie durch das linke Nasenloch aus, durch das linke ein, dann durch das rechte aus.

Machen Sie diese Atemübung zügig, aber atmen Sie voll ein und aus. *Wichtig:* Atmen Sie doppelt so lange aus, wie Sie einatmen. Wiederholen Sie den vollständigen Zyklus dreimal, also mit sechs Atemzügen:

rechts ausatmen,
rechts einatmen, links ausatmen,
links einatmen, rechts ausatmen,
rechts einatmen, links ausatmen,
links einatmen, rechts ausatmen,
rechts einatmen, links ausatmen,
links einatmen, rechts ausatmen.

Durch das rhythmische Atmen gelangt Sauerstoff über die Hormone in die Körpergewebe. Die mit Sauerstoff angereicherten Hormone nähren das Hämoglobin in den roten Blutkörperchen. Die mit Sauerstoff angereicherten Hormone werden dann durch die Blutgefäße bis zu den mikroskopisch kleinen Kapillaren geführt, die die Gewebe durchdringen. Sie gehen vom Blut durch die Kapillarmembranen in die Gewebe über, und zwar in dem Maß, wie sie von den Geweben gerade benötigt werden.

Sauerstoff ist an den wichtigsten biochemischen Prozessen beteiligt. Ohne genügend Sauerstoff können die Gewebe „ersticken", und der Alterungsprozeß beginnt.

Die Mazda-Atemübung steigert die Zahl und Größe der Blutgefäße, die die Hormone zu den Geweben transportieren und den ganzen Organismus mit verjüngenden, mit Sauerstoff angereicherten Hormonen versorgen. Machen Sie diese Übung mehrmals täglich, aber atmen Sie nur frische Luft ein. Übertreiben Sie es nicht. Drei Zyklen am Tag genügen in den meisten Fällen.

Das Tibetanische Yoga-Geheimnis

Aus diesem alten bergigen Land des Mysteriums kommt ein Geheimnis, das den heiligen Lamas erstaunlich jugendliche Gesundheit des Körpers und des Geistes gegeben haben soll, selbst wenn sie über hundert Jahre alt waren! Es ist wohlbekannt, daß dieses mystische und okkulte Land Geheimnisse der Verjüngung besitzt, die moderne Wissenschaftler in Erstaunen setzten. Heute weiß man, daß viele ihrer streng gehüteten Geheimnisse mit Yoga-Atemübungen zu tun haben, die einen mächtigen Strom Sauerstoff zu den Drüsen senden. Sobald die Drüsen mit Sauerstoff versorgt werden, können sie gesunde Hormone bilden. Diese beeinflussen dann den ganzen Organismus und schenken Körper und Geist ein Gefühl der Verjüngung.

Das Geheimnis der tibetanischen Lamas lag darin, daß sie eine „Sauerstoffreserve" aufbauen konnten, ähnlich wie eine Nahrungsreserve, die den Hormonen jederzeit zur Verfügung stand. Die Hormone lieferten dann den Sauerstoff je nach Bedarf an die Gewebezellen, wo sie mit Nährstoffen verbunden wurden und eine jugendliche Vitalität hervorriefen. Wir können glauben, daß der überlegene Intellekt, der mystische Genius und die okkulte Weisheit der tibetanischen Lamas und ihrer getreuen Anhänger auf richtig mit Sauerstoff angereicherte Hormone zurückzuführen waren.

Savasana. Legen Sie sich mit leicht gespreizten Beinen auf den Rücken. Legen Sie die Hände auf das Zwerchfell dicht unter den Rippen. Atmen Sie durch die Nase ein — langsam und tief. Während sich Ihre Lungen füllen, drücken Sie auf das Zwerchfell, damit die Luft in Ihre Brust gepreßt wird. Füllen Sie die unteren, mittleren und oberen Teile Ihrer Lunge mit Luft. Atmen Sie langsam durch die Nase aus. Ziehen Sie am Ende des Ausatmens sanft den

Magen ein. Wiederholen Sie das zehnmal.

Wirkung vom Savasana: Dem Körper wird viel Sauerstoff zugeführt, und dieser gelangt über die Hormone zu
den Zellen, wo er eine allgemeine Kräftigung bewirkt.
Der Sauerstoff, der durch Savasana in den Körper gelangt, regt die Bildung jugendlicher Hormone an. Darin
liegt nach der Lehre der tibetanischen Lamas der Schlüssel
zu ewiger Gesundheit.

Pūraka. Das tibetanische Wort puraka bedeutet „auffüllen". Gemeint ist ein Auffüllen mit hormonnährendem
Sauerstoff. Diese einfache tibetanische Übung geht folgendermaßen:

Legen Sie sich flach auf den Rücken. Atmen Sie fünfmal
ganz ruhig.

Nun atmen Sie kräftig aus, danach atmen Sie ein, wobei
Sie mehrere kleine, kräftige Atemzüge machen, bis die
Lungen voll sind.

Bitte dreimal wiederholen.

Wirkung von Pūraka: Diese einfache tibetanische
Übung macht den Hormonen mehr Sauerstoff verfügbar,
die dann die Herztätigkeit verbessern, „Luft" zu den
Muskeln bringen und die Ausscheidung von Abfallprodukten erleichtern, besonders des Kohlendioxids im Organismus. Pūraka schafft einen „Vorrat" von Sauerstoff, so
daß die Drüsen eine ausreichende Menge verjüngender
Hormone bilden können.

Shaucha. Das tibetanische Wort „shaucha" bedeutet
„Sauberkeit". Die Lamas kannten sehr gut die verjüngende Kraft einer Reinigung der Drüsen und der Hormone durch Yoga-Übungen. Sie führten die Shaucha-
Übungen folgendermaßen aus:

Setzen Sie sich mit übergeschlagenen Beinen auf den Boden und machen Sie einen „dicken" Bauch. Atmen Sie ein,
bis die Lunge ungefähr zu einem Drittel gefüllt ist.

Ziehen Sie den Magen kräftig ein. Gleichzeitig stoßen Sie die Luft kräftig durch die Nase aus.

Atmen Sie rasch wieder teilweise durch die Nase ein, während Sie den „dicken" Bauch herausstrecken.

Dann atmen Sie rasch und kräftig durch die Nase aus, während Sie gleichzeitig den Bauch kräftig einziehen.

Wichtig: Die Übung sollte in einem stetigen Rhythmus vonstatten gehen, damit Ihre Drüsen gut „gereinigt" werden. Wesentlich ist vor allem, daß Sie die Luft *kräftig* durch die Nase ausstoßen und gleichzeitig kräftig die Bauchmuskeln einziehen. Dieser stetige Rhythmus ist es, den die tibetanischen Lamas als eine mystische „Reinigung" betrachteten. *Tip:* Die tibetanischen Lamas machten die *Shaucha*-Übung am Morgen vor dem Frühstück, um die inneren Organe zu reinigen und sie auf die Anforderungen des Tages vorzubereiten.

Wirkung von Shaucha: Diese selbstreinigende Yoga-übung entfernt Schleim, Abfallprodukte und Unreinheiten aus dem Organismus und vor allem aus den Atmungsorganen. Die Yoga-Übung „massiert" auch die Drüsen, so daß sie wirksamer arbeiten und kräftigere Hormone produzieren können.

Die Yoga-Pause

Zweimal täglich macht Roger T., ein Geschäftsmann, eine Yoga-Pause, die einen Strom sauerstofftragender Hormone in seine Nerven- und Gewebezellen bringt und Ermüdungserscheinungen beseitigt. Roger T. macht diese Übungen in seinem Büro.

1. *Nervenstärker.* Mit gespreizten Beinen aufrecht stehen. Langsam einatmen. Ausatmen und während des Ausatmens beide Arme, mit den Handflächen nach oben, nach

vorn in Schulterhöhe heben. Die Hände zu Fäusten ballen. Atem anhalten. Die Fäuste in Schulterhöhe kräftig zurückziehen. Fünfmal wiederholen. Diese Yoga-Übung weckt sauerstoffreiche Hormone und beruhigt dadurch das Nervensystem. Sie wirkt ausgezeichnet gegen zittrige Finger und Nervosität.

2. *Geistige Verjüngung.* Aufrecht stehen, die Beine gespreizt. Holen Sie tief Luft, während Sie langsam beide Arme über den Kopf heben. Halten Sie den Atem an und zählen Sie dabei bis fünf. Nun rasch aus der Hüfte vorbeugen, die Arme entspannen und langsam fallenlassen. Jetzt stark durch den *Mund* ausatmen und dabei „ha" sagen. Langsam durch die Nase einatmen, aufrichten, die Arme über den Kopf heben, dann durch die *Nase* ausatmen und die Arme fallen lassen.

Wirkung: Roger T. spürt eine beschleunigte Blutzirkulation und eine Anregung der Atemorgane. Diese Übung ist besonders heilsam, da sie Büromenschen mit Sauerstoff versorgt. Sie regt die geistigen Fähigkeiten an.

3. *Gehirnkräftigung.* Sie können diese Übung stehend oder an Ihrem Schreibtisch sitzend machen. Die Zungenspitze berührt den oberen Gaumen. Durch den Mund mit einem zischenden Geräusch einatmen. Den Atem anhalten und bis fünf zählen. Dann langsam durch die Nase ausatmen. Wiederholen Sie das regelmäßig, immer wenn Sie müde werden oder Ihre Denkfähigkeit nachläßt. Der Sauerstoff gelangt rasch zu den Drüsen und in die Hormone, die ihn zum Gehirn tragen und für eine Kräftigung sorgen. Roger T. behauptet, diese Gehirnstärkung sei fast so gut wie ein Spaziergang an der frischen Luft!

Obwohl Roger T. seine Denkfähigkeiten durch Yoga steigern kann, ist sein Gesundheitsplan unvollständig. Er lächelt über natürliche Gesundheitsregeln und benutzt lediglich Yoga, um seinen Drüsen bei ihren vielfältigen

Aufgaben zu helfen. Infolgedessen erfreut sich Roger T. nur einer teilweisen Verjüngung. Daher fürchtet er ständig, daß seine jüngeren Kollegen ihm seine Stellung streitig machen könnten. Er ist auf ihre Erfolge eifersüchtig geworden. Seine ungesunde Lebens- und Ernährungsweise beeinträchtigen seine Kraft. Yoga-Übungen bieten einige Hilfe. Aber sie müssen unterstützt werden, indem man *alle* Regeln einer gesunden Lebensweise befolgt.

Geheimnisse der Yoga-Weisen: Die Weisen des Mittleren und des Fernen Ostens haben seit langem erkannt, daß die Qualität der Hormone (obwohl sie diese verjüngenden Substanzen nicht bei ihrem heutigen Namen genannt haben) hauptsächlich von der Menge an Sauerstoff abhängt, die von den Lungen aufgenommen wird. Die Yoga-Weisen glauben, daß unzureichendes Atmen die Quantität und die Qualität der Hormonproduktion beeinträchtigt. Sie wird auch die Körperorgane beeinflussen. Insbesondere die Verdauungsorgane brauchen hormontragenden Sauerstoff, um richtig zu arbeiten. Wird ihnen Sauerstoff vorenthalten, so funktioniert das Verdauungssystem nur unvollkommen, und die schlechte Verwertung der Kost führt zu vorzeitigen Alterserscheinungen. Die Hormone, so glauben die tibetanischen Lamas und die Yoga-Weisen, müssen rhythmischen Sauerstoffnachschub bekommen, wie es in diesem Kapitel beschrieben wurde.

Geheimnis: Die Yoga-Weisen glaubten, daß das Atmen den Wechsel zwischen einem positiven und einem negativen Zustand der Hormone bedeutet. Das Ausatmen ist ein positiver Zustand, während dem die Hormone Energie aufnehmen. Das Einatmen ist ein negativer Zustand, in dem die Hormone empfänglich sind und auf Sauerstoff warten.

Yogalehrer wußten, daß das Geheimnis einer jugendlichen Gesundheit in der Fähigkeit liegt, bewußt die

Gleichmäßigkeit des Atemvorganges zu regulieren. Sie empfahlen daher, ein Gleichgewicht zwischen der positiven und der negativen Phase herzustellen. Die wichtigsten Übungen, die in diesem Kapitel beschrieben wurden, geben den Drüsen den „Atem des Lebens" und helfen ihnen, jugendliche Hormone zu bilden.

Sivananda, der große Yoga-Mystiker, sagt: „Yoga bringt Schönheit, Gesundheit, Kraft und langes Leben."

Höhepunkte

1. Einfache Yoga-Übungen haben vier verjüngende Wirkungen, indem sie die Hormone anregen.

2. Eine einfache 10-Minuten-Yoga-Übung verbessert den Rhythmus Ihrer Hormonströme.

3. Ellen R. erreichte eine natürliche „Gesichtschirurgie" durch ein Vier-Punkte-Anregungs-Programm zur Stärkung ihrer Drüsen.

4. Zwölf einfache Yogaübungen helfen Ihren Drüsen.

5. Yoga-Atem-Übungen, wie sie in tibetanischen Klöstern praktiziert werden, tragen verjüngenden Sauerstoff zu den Drüsen.

6. Das Mazda-Yoga-Geheimnis für den häuslichen Gebrauch.

7. Das tibetanische Yoga-Geheimnis, wie man gesunde Hormone erlangt.

8. Die drei Yoga-Übungen — Shavasana, Pūraka und Shaucha, aus alten tibetanischen Schriften, reinigen und verjüngen die Drüsen und fördern den Fluß jugendlicher, gesunder Hormone.

9. Eine Yoga-Pause gibt Ihnen jugendliche Energie wie Roger T.

SELBSTMASSAGE ALS ENERGIESPENDER

Schon die alten Griechen kannten die Selbstmassage als eine Methode, die Drüsen anzuregen. Die Selbstmassage fördert einen rhythmischeren Fluß jugendlicher Hormone. Mit Hilfe der Selbstmassage werden die Hormone verbessert und überschüssige Abfallstoffe entfernt, die sich infolge einer trägen Drüsenfunktion angesammelt haben. Selbstmassage beseitigt Stauungen. Sobald ein frischer Nachschub von Hormonen zu den Stauungen gebracht wird, entsteht eine jugendliche Zirkulation, die nährende und wiederaufbauende Substanzen zu den Geweben trägt. Die Hormone fördern dann die Beseitigung von überschüssigen Flüssigkeiten und Gewebeabfällen, die eine Ursache von vorzeitigen Alterserscheinungen sein können.

Die Selbstmassage hat den großen Vorzug, daß sie Gewebeverwachsungen entgegenwirkt. Die Hormone gelangen in die verstopften Regionen und bauen diese Verwachsungen ab. Wenn die Hormone unzureichend sind, bleiben diese Verwachsungen bestehen und beeinträchtigen die Elastizität der umgebenden Gewebe. Länger anhaltender Hormonmangel kann zu einer Vermehrung solcher Gewebeschäden führen, bis die Zirkulation ernstlich beeinträchtigt ist. Ein schlechter Gesundheitszustand kann die Folge davon sein. Kein Wunder, daß die Alten so großen Wert auf die Selbstmassage legten. Sie sahen darin ein Mittel, die Jugend zu verlängern. Der durch die Selbstmassage angeregte Hormonfluß tut diese Wirkung.

Während die heilsamen Wirkungen auf Körper und Geist durch die Anregung der Drüsen mit Hilfe der Selbstmassage gewöhnlich rasch bemerkbar sind, stellen sich die länger anhaltenden Wirkungen nur bei fortgesetzter Anwendung ein. Es gibt jedoch zehn spezielle Vorzüge der Selbstmassage, die Sie veranlassen sollten, diese alte Heilmethode zu einem wertvollen Teil Ihres Gesundheitsprogramms zu machen. Diese zehn Vorzüge sind:

1. Die Selbstmassage leitet Hormone in Ihre Muskeln, gibt ihnen mehr Elastizität und löst Spannungen. Die Hormone helfen Muskelkrämpfe mildern.

2. Gesunde Drüsen senden Hormone dorthin, wo die roten Blutkörperchen gebildet werden. Insbesondere das Hämoglobin im Blut wird bereichert, wenn genügend Hormone als Nahrung vorhanden sind. Es ist die Selbstmassage, durch die ein frischer Strom wertvoller, blutbildender Hormone in den Organismus geleitet wird.

3. Die Selbstmassage aktiviert „schläfrige" Drüsen und verstärkt dadurch die Blutzirkulation. Vor allem Selbstmassage entlang der Venen hilft bei der Öffnung der Kapillaren, so daß das Blut besser zirkulieren kann.

4. Selbstmassage kräftigt auch das Lymphsystem. Dieses verläuft ungefähr parallel zu den Blutgefäßen und mündet im oberen Teil der Brust in den Blutkreislauf. Die Selbstmassage hilft den Drüsen, die Lymphe überall im Lymphsystem zu verteilen. Selbstmassage leitet die Lymphe in ihre eigenen Kanäle (sie kann andernfalls von den Lymphgefäßen abirren, in die benachbarten Gewebe eindringen und möglicherweise ernsthafte Gesundheitsschäden verursachen). Die Hormone wirken als „Batterien", die diesen inneren Rhythmus aufrechterhalten.

5. Ein weiterer Vorzug der Selbstmassage ist der, daß das stetige Streichen oder Kneten die Hauttemperatur erhöht und das Nervensystem beruhigt. Insbesondere die Kapillaren werden dadurch gedehnt, so daß die Hormone besser zu den Hautgeweben gelangen. Dies verbessert das Aussehen, die Hautfarbe, die Beschaffenheit der Haut und der Kopfhaut.

6. Sanfte Selbstmassage beruhigt die peripheren Nerven (die Nerven an der Peripherie des ganzen Nervensystems). Selbstmassage gibt diesen Nervenenden ein prickelndes Gefühl, das sehr entspannend und beruhigend ist.

7. Selbstmassage führt dem zentralen Nervensystem Hormone zu und stellt ein inneres Gleichgewicht her, das beruhigend wirkt und angespannte Körperteile lockert. Oft ist dies sogar sehr schlaffördernd.

8. Selbstmassage bewirkt, daß reinigende Hormone die giftigen Abfallprodukte der Muskelarbeit beseitigen. Sobald Hormone diese Milchsäure-Beiprodukte wegschwemmen, lockern sich nervöse Spannungen.

9. Die Verdauung wird regelmäßiger durch Selbstmassage. Ein intaktes Drüsensystem beseitigt überschüssigen Stickstoff sowie Kochsalz, die zu einer inneren Gewebezerstörung führen können. Die Hormone beseitigen diese Substanzen und mildern dadurch innere Spannungen.

10. Allgemeine Selbstmassage weckt die Drüsen und ermöglicht eine bessere Verwertung von Sauerstoff. Die Hormone tragen den verjüngenden Sauerstoff zu den Lungen, ins Gehirn und in die anderen wichtigen Organe. Sobald diese Organe von den Hormonen genügend „Atemluft" zugeführt bekommen, können sie wirksamer funktionieren.

Achtung: Unter gewissen Bedingungen soll man Selbstmassage nicht anwenden. Dazu gehören Schwellungen, akute Entzündungen, Hautausschläge, Krampfadern,

Schmerzen, Schwangerschaft und längere Bettlägerigkeit. Bei allen Krankheitszuständen soll man Selbstmassage nur mit der Billigung und auf den Rat des Arztes anwenden.

Vier Methoden, wie Sie Ihre Drüsen mit Selbstmassage stärken

Wenn Sie Ihre Drüsen mit Selbstmassage stärken wollen, wenden Sie folgende vier erprobte Methoden an. So können Sie Ihre Hormone anregen und Körper und Geist verjüngen.

1. *Streichen.* Machen Sie lange, feste, rhythmische Striche auf jedem zugänglichen Körperteil. Wölben Sie die Handflächen und Finger. Üben Sie leichten Druck aus, wenn Sie zum Herzen streichen, in der Richtung der Venen-Zirkulation. Der Druck sollte gleichmäßig sein. Streichen Sie in Richtung des Muskels, niemals quer zu ihm.

2. *Kneten.* Mit dieser Methode bearbeitet man die Muskeln. Sie packen, rollen und heben zugängliche Muskeln zwischen beiden Handflächen oder pressen sie zwischen Daumen und Fingern einer Hand. Üben Sie sanften und rhythmischen Druck aus. Arbeiten Sie immer zum Kopf hin.

3. *Frottieren.* Legen Sie die Hände flach auf die Haut. Bewegen Sie Haut und Oberflächengewebe über den Knochen oder die tieferliegenden Gewebeschichten. Machen Sie kreisende Bewegungen. Nach fünf vollständigen Kreisen bewegen Sie die Handflächen weiter, ohne sie von der Haut zu heben. Behalten Sie die kreisende Bewegung bei. *Wichtig:* Üben Sie festen Druck aus, aber quetschen Sie nicht.

4. *Klopfen.* Wölben Sie die Hände und klopfen sie

leicht gegen die Haut. Diese Massagetechnik besteht aus leichten Schlägen, die abwechselnd mit beiden Händen ausgeführt werden. Setzen Sie dies nur so lange fort, bis die Haut sich leicht rötet.

Vorschlag: Hier sind vier Variationen des Klopfens:

A. Schlagen Sie Ihre Muskelfasern lebhaft abwechselnd mit den kleinen Fingern beider Hände.

B. Schlagen Sie mit halbgeschlossener Faust auf ihre verschiedenen Körperteile.

C. Trommeln Sie mit ausgestreckten Fingerspitzen scharf auf die Haut.

D. Nehmen Sie die gewölbte Handfläche und Finger und „punktieren" Sie Ihre Hautoberfläche.

Selbstmassage ist besser. Wenn Sie sich selbst massieren, können Sie jedes Unbehagen vermeiden und die Kraft oder den Druck Ihren Bedürfnissen anpassen. Dadurch vermeiden Sie Schmerz oder Verletzungen. Achten Sie darauf, daß Sie nicht Ihre Kapillaren verletzen oder andere empfindliche Gewebe schädigen. Wer eine empfindliche Haut hat, kann leicht mit Blaumälern von einem übereifrigen Masseur zurückkommen. Seien Sie daher vorsichtig und behutsam, wenn Sie sich selbst massieren, um Ihre Körperfunktionen zu verbessern. Die Selbstmassage, die hier beschrieben wurde, kräftigt Ihre Drüsen und nimmt täglich nur ein paar Augenblicke in Anspruch. In Verbindung mit den anderen Gesundheitsplänen werden Sie damit Ihre biologischen Drüsenuhren richtig einstellen, so daß sie gesunde Hormone produzieren.

Schnelle Stärkungs-Massage. Roy P. steht unter extremer Anspannung als Filialleiter einer großen Firma. Nach einem langen Arbeitstag stärkt er sich durch folgende einfache Selbstmassage, die nur fünf Minuten dauert:

Er macht zehn streichende Bewegungen über seine Stirn

in beiden Richtungen. Er nimmt dazu die Fingerspitzen.
Danach streicht er stärker mit den ganzen Fingern vom
Nacken bis zur Schädeldecke, ebenfalls zehnmal. Zum
Schluß knetet Roy P. kräftig die Muskeln beim Hals-
ansatz an beiden Schultern.

Dadurch lockert er die Verkrampfungen, und ein Strom
gesunder Hormone löst die Spannungen und schenkt ihm
neue Kraft.

Selbstmassage regelt die Verdauung

Verdauungsbeschwerden sind oft auf eine Stauung der
Dickdarmregion im Verdauungstrakt zurückzuführen.
Verstopfung läßt sich auch durch eine entsprechende Ernährung beheben, zum Beispiel mit grünen Gemüsen, frischen und rohen Früchten. Aber sie wird auch auf eine geregelte Drüsenfunktion reagieren.

Selbstmassage veranlaßt die Drüsen, die ringförmigen
Muskeln zu lockern, die den Mastdarmausgang umschlie-
ßen. Hormone aktivieren das sympathische Nervensystem
und lockern nervöse Spasmen oder Verkrampfungen, die
mit eine Ursache der Verstopfung sein können.

Einfache Selbstmassage. Drücken Sie die Fingerspitzen
beider Hände in den Unterleib, zur rechten Seite hin arbei-
tend, in die Nähe des Blinddarms. Kneten Sie die Bauchmuskeln mit einer kreisförmigen Bewegung ungefähr
fünfmal. Beim Aufwärtsstreichen fester eindrücken, sanf-
ter beim Abwärtsstreichen. Setzen Sie die kreisförmigen
Bewegungen nach oben fort, bis Sie die Rippenlinie erreichen. Nun machen Sie die rotierende Bewegung auf der
linken Seite.

Wenn Sie die linke Seite Ihres Magens erreichen, gehen
Sie mit stetigen kreisförmigen Knetbewegungen weiter
nach unten, bis Sie die Hüften erreichen. Hier hören Sie
mit den Kreisbewegungen auf.

Fahren Sie nun mit den Fingern der rechten Hand kräftig schräg herüber bis zu einem Punkt zehn Zentimeter unter dem Nabel. Wiederholen Sie das zehnmal.

Alles in allem sollte diese Übung ungefähr zwei Minuten dauern. Diese Selbstmassage weckt die trägen Hormone in der Darmregion. Sie fließen dann durch die verstopften Kanäle und bewirken eine regelmäßige Verdauung. Die Drüsen wirken dann heilsam auf die Darmmuskulatur ein, die verkrampft sein kann, so daß eine natürliche Darmbewegung nicht möglich ist. Sobald diese Muskeln von den Hormonen entspannt sind, wird sich eine regelmäßige Verdauung einstellen. Diese einfache Selbstmassage kann man am Morgen vor dem Frühstück ausführen.

Selbstmassage gegen Kopfschmerzen. Myrna B., eine überaktive Frau im Klub, als Mutter, Halbtags-Buchhalterin und Hausfrau, leidet häufig an Kopfschmerzen. Statt Aspirin zu nehmen, das ihre Verdauung stört, wendet sie folgende Methode an:

Selbstmassage gegen Kopfschmerzen: Pressen Sie die Fingerspitzen beider Hände am Haaransatz gegen die Stirn. Machen Sie kleine kreisförmige Bewegungen — die rechte Hand im Uhrzeigersinn, die linke im Gegenuhrzeigersinn. Haut und Muskeln bewegen sich, bis man die Stirnknochen fühlt. Wiederholen und dabei bis zehn zählen. Dann bewegen sich die gespreizten Fingerspitzen höher und setzen die Bewegung fort, bis Sie oben am Wirbel angekommen sind. Jetzt beginnen Sie hinter den Ohren mit der gleichen Bewegung. Das ganze fünf Minuten lang wiederholen.

Myrna B. sagt, daß diese Massage pochende Kopfschmerzen lindert und am Ende eines Arbeitstages die nervenzermürbende Spannung eines steifen Halses lockert.

Fußmassage. Wenn Sie Ihr eigener Masseur sein und Ihre müden Füße wiederbeleben wollen, müssen Sie folgendes tun. Setzen Sie sich hin. Legen Sie das rechte Bein über das linke Knie. Nehmen Sie beide Hände. Kneten Sie Ihre Zehen. Nehmen Sie jeden Zehen einzeln und kneten Sie von der Zehenspitze bis zum Zehenansatz an der Fußsohle. Dann umklammern Sie Ihren Fuß mit beiden Händen. Ihre Finger treffen sich über dem Rist, Ihre Daumen unter der Sohle. Streichen Sie kräftig von den Zehen bis zur Ferse. Lösen Sie die Hände nach jedem Strich, wenn Sie zum Ausgangspunkt zurückkehren. Machen Sie rhythmische Bewegungen.

Als nächstes umklammern Sie den rechten Fuß dicht unter dem Knöchel, wobei Daumen und Finger der linken Hand die Achillessehne berühren. Ihre rechte Hand preßt gleichzeitig auf den Rist. Streichen Sie kräftig aufwärts bis zum Ansatz des Unterschenkels. Wiederholen Sie das bis zu zwölfmal.

Entspannen Sie sich ein paar Minuten. Dann legen Sie das linke Bein über das rechte Knie und wiederholen die Selbstmassage, aber mit Ihrem linken Fuß.

Diese Fußmassage veranlaßt die Drüsen, mehr Hormone in die Venen zu schicken. Dadurch werden Abfallprodukte beseitigt. Die Hormone unterstützen die Zirkulation und stärken die Blut- und Lymphgefäße. Ermüdete Füße werden dadurch wieder jugendlich frisch und beweglich.

Wie man Beinkrämpfe wegmassiert. Jayne E. ist von Muskelkrämpfen geplagt. Hier ist ihre Methode, wie Sie die Beinkrämpfe wegmassiert:

Tauchen Sie beide Beine in warmes (nicht heißes) Wasser, das bis zu den Knien reicht. Die Knie sind leicht gebeugt. Kneten Sie nun mit beiden Händen die Beinmuskeln, beginnend unter der schmerzhaften Stelle und dann aufwärts bis zum Knie. Die Finger sollen am Schienbein liegen, während beide Daumen abwechselnd kräftig gegen die Schenkel pressen und sich dabei weiter nach oben bewegen. Dabei sollen beide Handflächen rhythmisch aufwärts kneten und streichen. Das Gewicht des Beines ruht dabei auf der Ferse. So massiert man ungefähr zwölfmal auf- und abwärts. Wiederholen Sie das gleiche mit dem anderen Bein.

Beinkrämpfe können oft aus einer unvollständigen Entfernung der Abfallprodukte entstehen, die sich in den unteren Gliedmaßen ansammeln. Durch die Selbstmassage im Wasser werden die Beine entspannt. Die Massage setzt Hormone frei, die in die verstopften Regionen gelangen und den spasmischen Kontraktionen von angespannten Muskeln und Beinkrämpfen entgegenwirken.

Jayne E. muß an ihrem Arbeitsplatz täglich viele Stunden stehen. Das führt zu wachsenden Stauungen und Beinschmerzen. Aber diese natürliche Methode der Selbstmassage verschafft ihr Erleichterung.

Venus-Busen-Massage. Die Legende besagt, daß die herrliche Venus, die Göttin der Liebe, ihren Busen durch Selbstmassage festigte. Ob das wahr ist oder nicht — wir wissen jedenfalls, daß Tausenden von griechischen Frauen sie sich zum Vorbild nahmen und die Selbstmassage benutzten, um ihre Brustmuskeln zu heben und zu stärken. Der Nutzen liegt darin, daß Selbstmassage einen trägen Hormonfluß anregt. Die Gesundheit der Drüsen und Hormone gewährt feste Brüste. Selbstmassage ist „Training" für diese Drüsen.

Bruststützende Muskelmassage. Beide Hände beginnen am Brustknochen. Streichen Sie leicht die Brustmuskeln diagonal zu den Schultergelenken hin. Steigern Sie den

266

streichenden Druck, wenn Sie die Schulterrundung erreichen und massieren Sie weiter bis zum oberen Rückgrat. Bei der umgekehrten Bewegung streichen Sie kräftig über die Schultern und ziehen die Muskeln vor zur Vorderseite des Halses. Mildern Sie den Druck, wenn Sie zum Brustknochen zurückkommen.

VORSCHLAG: Viele Berufsmasseure machen mit den Fingerspitzen sechs kreisförmige Bewegungen vom Brustknochen zu den Schultern. Die rechte Hand bewegt sich dabei im Uhrzeigersinn, die linke im Gegenuhrzeigersinn. Verändern Sie den Druck, so daß er leicht ist, wenn die Finger oben sind, aber etwas kräftiger, wenn sie nach unten kommen.

Viele flachbrüstige Frauen hoffen, durch Östrogen-Injektionen attraktivere Konturen zu bekommen. Solche Hormonspritzen können zwar einige heilsame Wirkungen haben, aber es besteht doch die Gefahr von Nebenwirkungen. Das hormonale Gleichgewicht des Körpers kann dadurch auf eine haarsträubende Weise in Unordnung gebracht werden, so daß ein innerer Aufruhr entsteht. Viele Ärzte sind der Ansicht, daß die Anregung der körpereigenen Hormone durch Selbstmassage, durch richtige Ernährung und eine gesündere Lebensweise dem Körper wesentlich besser dient. Für jene flachbrüstigen Frauen, die einen Venusbusen haben wollen, ist es am besten, wenn sie es mit einer natürlichen „Östrogen-Therapie" versuchen — durch natürliche Kost, eine natürliche Lebensweise und durch Selbstmassage, wie sie in diesem Buch beschrieben wurde.

1. Selbstmassage ist eine alte, die Drüsen anregende Methode, die den rhythmischen Fluß natürlicher Hormone verbessert.

2. Zehn drüsenweckende Wirkungen der Selbstmassage versorgen den Organismus von Kopf bis Fuß mit jugendlichen Hormonen.

3. Wie Sie Ihre Drüsen mit vier einfachen Selbstmassage-Techniken anregen.

4. Eine rasche Kräftigungs-Massage, die einen müden Kopf wieder frisch macht.

5. Selbstmassage kann durch Lockerung der Darmmuskulatur Verstopfung beheben.

6. Selbstmassage befreite Myrna B. von pochenden Kopfschmerzen.

7. Fußmassage gibt den Füßen jugendliche Kraft.

8. Jayne E. massiert ihre Beinkrämpfe weg.

9. Die alte Venus-Busen-Massage kann das Geheimnis sein, wie man durch natürliches Östrogen eine schöne Büste bekommt.

DURCH NATÜRLICHE LEBENSWEISE ZU JUGENDLICHER GESUNDHEIT

Eine neue wissenschaftliche Entdeckung zeigt, daß der Gang der Drüsenuhren durch den sogenannten zirkadianischen Rhythmus reguliert wird. Eine natürliche Lebensweise schafft einen ausgeglichenen zirkadianischen Rhythmus und damit auch jugendliche Hormone. Wenn die Körperuhr falsch geht, kommt der zirkadianische Rhythmus durcheinander, und die Hormonbildung ist infolgedessen mangelhaft. Der Schlüssel zu jugendlichen Hormonen ist eine gesunde Regulierung dieser Körperuhr.

Drüsenrhythmus kann durch natürliche Heilmethoden
hergestellt werden

Ihr ganzer Organismus, auch das Gehirn, wird von den Drüsenuhren gesteuert. Mit natürlichen Heilmethoden kann man diese Uhren richtig einstellen, damit sie jugendlich arbeiten. Moderne Wissenschaftler nennen diesen Drüsenrhythmus den zirkadianischen Rhythmus — vom lateinischen circa (rund) und dia (Tag) — oder „rund um den Tag". Die natürlichen Heilmethoden sorgen dafür, daß die Drüsen während des ganzen Tages richtig arbeiten. Eine genau bemessene und ausgeglichene Hormonbewegung im Organismus hält Körper und Geist während des ganzen Tages jugendlich und frisch. Der zirkadianische Rhythmus erfordert nicht nur eine gelegentliche Kur, die lediglich Teilerfolge bringen kann, sondern ein gesünderes tägliches Leben. Sie werden sich wohler fühlen, wenn Sie die natürlichen Gesundheitsregeln ständig befolgen. Helfen Sie Ihren Drüsenuhren, einen stetigen 24-Stunden-Rhythmus aufrechtzuerhalten. Hier sind einige Gedächtnisstützen in zusammengefaßter Form. Bitte schlagen Sie im Register nach, wenn Sie weitere Einzelheiten noch einmal nachlesen wollen.

Hormonkost — Das goldene Dutzend

Trauben. Natürlicher Fruchtzucker und beruhigende Bioflavonide und Vitamine verbinden sich mit Mineralstoffen und Enzymen, um den Drüsen Brennstoff zu liefern und ihnen die Bildung jugendlicher Hormone zu ermöglichen. Trauben und frischer Traubensaft sollten in Ihrem Gesundheitsplan einen Platz haben, damit Sie jugendliche Hormone bekommen.

Bohnen und Erbsen. Das ist eine natürliche Kost, die reich an Magnesium ist und den Hormonen hilft, überschüssige Säure im Blut zu binden. Die in den Bohnen enthaltenen Mineralstoffe stärken die Knochen, unterstützen die Aufnahme von Phosphor und nähren die Atemorgane. Insbesondere brauchen die Hormone den alkalischen Gehalt der Bohnen, um ein gesundes Säure-Basen-Gleichgewicht herzustellen. *Zubereitung:* Weichen Sie Bohnen und Erbsen über Nacht in kaltem Wasser ein. Am nächsten Morgen bei wenig Hitze kochen, bis sie weich sind. Fügen Sie je nach der Jahreszeit Gemüse oder Kräuter hinzu, ein paar Augenblicke mitkochen lassen, dann haben Sie eine gesunde, mineralien-, vitamin- und proteinreiche Nahrung für die Drüsen.

Hagebutten. Aus den Wäldern und Bergen Skandinaviens stammt die Frucht der Rose — die Hagebutte, Hagebutten sind als Pulver oder in Tablettenform erhältlich.

Sie sind reich an Proteinen, Vitaminen (vor allem Vitamin C) und Mineralstoffen und bieten eine wertvolle Nährquelle für die Gewebe und Zellen der Drüsen. Zitronen- und Apfelsäure werden von den Hormonen aufgenommen und geben der Haut einen jugendlichen Glanz. Hagebutten ergeben auch einen schmackhaften Tee und können als natürliches Süßungsmittel statt Zucker verwendet werden. Vielleicht ist die jugendliche Haut vieler Skandinavier der Verwendung von Hagebutten zuzuschreiben.

Kräuter. Dies sind die Arzneien, die die Natur uns bietet. Neuerdings macht sich auch die moderne Wissenschaft ihre ungewöhnliche Heilkraft zunutze. Kräuter sind Medizin für die Drüsen. Sie führen ihnen wichtige Substanzen zu, die für eine jugendliche Funktion der Drüsen notwendig sind. Nehmen Sie Kräuter zum Würzen oder für Tee. Verwenden Sie Kräuter einzeln oder in Kombination.

Sesamsamen. Diese bemerkenswerte Drüsennahrung aus dem Orient und dem Mittleren Osten ist eine reiche Quelle von nichtsauren Proteinen, Mineralstoffen und besonders des verjüngenden Vitamin E. Sesamsamenprotein reagiert alkalisch, im Gegensatz zu säurebildendem Protein. Die Drüsen brauchen dieses alkalische Protein. Nehmen Sie Sesamsamen zum Backen. Geschälten Sesamsamen kann man roh kauen, auf Salate, Müsli, Suppen oder Sandwiches geben. Eine wirklich kräftige Drüsennahrung.

Samenkeime. Das orientalische Geheimnis der „ewigen Jugend" und Fruchtbarkeit in vorgerückten Jahren liegt in selbstgezogenen Samenkeimen. Die in den Keimen enthaltenen Substanzen werden in den Drüsen umgesetzt und gelangen in die Hormone. Samenkeime sollte man den Drüsen zuliebe täglich essen.

Apfelweinessig. Der Apfel wird seit langem als eine Quelle jugendlicher Vitalität gepriesen. Äpfel und frisch bereiteter Apfelweinessig enthalten wertvolle Vitamine und Mineralstoffe. Diese Substanzen wirken im Verdauungstrakt antiseptisch und reinigend. Die im Apfelweinessig enthaltenen Substanzen regen die Verdauung an, fördern den Stoffwechsel, bereichern das Blut und stärken die Zellen und Gewebe der Haut.

VORSCHLAG: Geben Sie einen Teelöffel Apfelweinessig in ein Glas Quellwasser und fügen Sie zwei Eßlöffel Honig hinzu. Kräftig umrühren und eine Stunde vor dem Essen trinken. Das ermöglicht es Ihren Drüsen, den Organismus zu reinigen und den Magen auf den bevorstehenden Assimilierungsprozeß vorzubereiten. Der Apfelweinessig in diesem Hormontonikum ist eine wunderbare, natürliche Verdauungshilfe.

Johannisbrotmehl. Der Johannisbrotbaum ist seit Jahrtausenden bekannt. In den biblischen Geschichten ernähren sich die Menschen während ihrer langen und anstrengenden Wanderungen oft ausschließlich von der Frucht des Johannisbrotbaumes. Heute wissen wir, daß diese Frucht eine wertvolle natürliche Nahrung ist. Sie enthält rasch assimilierbare Alkalien und einen Schatz von Vitaminen und Mineralstoffen. Die Drüsen nehmen diese natürliche Hormonkost bereitwillig auf. Johannisbrot ist in Reformhäusern als Mehl erhältlich. Nehmen Sie es an Stelle von Zucker. Es ähnelt der Schokolade. Es ist sehr schmackhaft in Milchgetränken. Oder nehmen Sie Johannisbrotmehl, wenn Sie Brot, Brötchen, Kuchen, Waffeln und Pudding zubereiten.

Sonnenblumenkerne. Die Sonnenblume ist eine bemerkenswerte Pflanze, denn sie wendet sich vom Morgen bis zum Abend der Sonne zu. Dieser Vorgang gibt ihr besondere Kraft, so daß man ihre Samen als die wirksamste Nahrung für die Drüsen betrachten kann. Die Sonnenblumenkerne werden von der Natur durch eine harte Schale geschützt, die Krankheitskeime und chemische Mittel abwehrt. Sonnenblumenkerne kann man roh kauen, als Mehl beim Backen verwenden, man kann sie keimen lassen oder auf Zubereitetes streuen. Sonnenblumenkerne bieten den Drüsen so viele Nährstoffe, daß diese Wundernahrung ein fast perfekter Energiespender für die Drüsen ist.

Honig. Eine leicht assimilierbare Form des Zuckers. Naturhonig ist reich an Vitaminen, Mineralstoffen und einigen Aminosäuren und wirkt beruhigend auf die Drüsen ein. Er ist ein Wiederbelebungsmittel, da er den Drüsen einen stetigen und rhythmischen Vorrat verjüngender Hormone bilden hilft. Honig wird seit langem als eine heilsame Nahrung für die Drüsen und als eine hervorragende Quelle jugendlicher Energie gepriesen. Nehmen Sie Honig an Stelle von Zucker, und Ihre Drüsen werden Sie mit jugendlichen Hormonen belohnen.

Hirse. Das ist ein Vollkorngetreide, eine lebenserhaltende Hormonnahrung mit alkalischer Reaktion. Im Gegensatz zu anderen Getreidesorten, die säurebildend sind, hilft Hirse das Säure-Basen-Gleichgewicht aufrechterhalten. Machen Sie daraus einen Brei zum Frühstück oder auch eine Mahlzeit für sich. Kochen Sie die Hirse in Wasser, bis das Wasser verdunstet ist und fügen Sie etwas Honig hinzu. Am Morgen regt Hirse die Drüsen an, so daß sie fast den ganzen Tag gesunde Hormone bilden.

Frische Säfte. Frische Obst- und Gemüsesäfte führen Ihren Drüsen Substanzen zu, ohne so viel Energie von Ihrem Verdauungssystem abzuverlangen wie komplizierte Nahrungsmittel. Säfte kräftigen Ihre Drüsen rasch und bewirken einen jugendlichen zirkadianischen Rhythmus von Körper und Geist. Trinken Sie mehrmals täglich frischen Obst- oder Gemüsesaft. Ihre Drüsen werden dankbar sein!

Dieses „Goldene Dutzend" sollte die Grundlage Ihres

Ernährungsplans sein, um die Gesundheit und Vitalität Ihrer innersekretorischen Drüsen zu verbessern. Wenn Sie sich mit der Natur verbinden, werden Ihre Drüsen mit einem verjüngenden Rhythmus antworten.

Häusliche Wassertherapie

Vor mehr als zweitausend Jahren hat ein berühmter römischer Arzt, Asklepiades, die heilsame Wirkung von gesunden Bädern beobachtet. Heute wissen wir, daß die Wassertherapie tatsächlich jugendliche Gesundheit herbeiführen kann. Hier sind einige Badekuren, die Sie zu Hause machen können.

Ölbad. Geben Sie irgendein Pflanzenöl (Oliven-, Weizenkeim-, Erdnuß-, Mais-, Sonnenblumenöl) in die Badewanne. Das ist entspannend für die Drüsen und die Haut. Machen Sie das Ölbad jeden Abend 30 Minuten lang, und Ihre Drüsen werden bereitwillig gesunde Hormone bilden.

Schwefelbad. Kaufen Sie in der Drogerie Schwefelblüte. Geben Sie eine Handvoll davon in die Badewanne. Das Wasser soll nur wenig mehr als Körpertemperatur haben. Baden Sie 15 Minuten in diesem häuslichen Schwefelbad. Dann lassen Sie etwas kaltes Wasser dazulaufen, um die Temperatur auf 34 ° zu senken, und bleiben noch zehn Minuten darin liegen. Lassen Sie das Wasser ablaufen, während Sie noch in der Wanne liegen.

Wirkung: Die Hautporen nehmen beruhigende Mineralien auf, die die Drüsen anregen und sie befähigen, gesunde und verjüngende Hormone zu bilden.

Seewasserbad. Die Salzwassertherapie wird gern zur Wiederbelebung der Drüsen angewandt. Wenn Sie nicht ans Meer reisen können, versuchen Sie dieses Seebad zu Hause: Fragen Sie in der Drogerie nach Solebadesalz —

oder auch Epsomsalz, oder geben Sie einfach gewöhnliches Kochsalz in die Badewanne. TIP: Kaufen Sie im Reformhaus Seesalz und nehmen Sie ein Quasi-Ozeanbad in Ihrer eigenen Badewanne! Die Drüsen profitieren von dem mineralstoffreichen Meeressalz.

Epsombad. Gewöhnliches Epsomsalz wirkt besonders wohltuend auf die Drüsen ein. Es enthält Magnesiumsulfatmoleküle, an die je sieben Wassermoleküle gebunden sind. Die Wassermoleküle trennen sich ab und geben das Magnesiumsulfat in einer heilsamen Menge frei. Diese Substanzen werden von der Haut aufgenommen und regen die peripheren Nervenenden der Drüsen und Kapillaren an. Die Drüsen senden dann kräftige Hormone, die eine verjüngende Wirkung auf den Körper ausüben. Die Folge ist ein Gefühl jugendlicher Vitalität. Geben Sie einfach zwei Tassen Epsomsalz in die Badewanne, während lauwarmes Wasser einläuft. Füllen Sie die Wanne vollends auf. Dann legen Sie sich bis zu 15 Minuten entspannt hinein. Lassen Sie das Wasser ablaufen. Spülen Sie sich mit fließendem, angenehm kühlem Wasser ab.

Sie werden beglückt sein, was für eine wiederbelebende Wirkung die einfache Wassertherapie auf die müden Muskeln und angeschlagenen Nerven ausübt. Wie für die alten Griechen und Römer schenkt sie auch heute Verjüngung durch die Natur.

Durch Fasten zu natürlichen Hormonen

Mäßiges Fasten ist eine alte und erprobte Heilmethode, die dem Verdauungsprozeß Ruhe gibt und dadurch auch auf die Drüsen beruhigend einwirkt. Essen Sie einen Tag nur frische Früchte — als Saft oder Salat —, das fördert die innere Reinigung und reguliert die Funktion der Drüsen.

Dann legen Sie zur Abwechslung einen Gemüsefastentag ein. Nehmen Sie den ganzen Tag über nur Gemüsesaft und frisches Gemüse zu sich. Die Drüsen können dann die in den Gemüsen enthaltenen Substanzen ohne Störung durch andere Nahrung umsetzen, was die Assimilierung fördert. Ein Obst- oder Gemüsefastentag wird der hormonalen Harmonie äußerst gut tun.

Hormonale Harmonie während Sie schlafen

Wenn Sie für eine ausreichende Nachtruhe sorgen, können sich auch Ihre Drüsen von der Tagesarbeit erholen und entspannen. Ihre Drüsen reagieren auf die Belastungen des Tages ebenso wie Ihre Nerven. Schlaf ist wichtig für die Drüsen, da auch sie sich ausruhen müssen, um am nächsten Tag mit frischer Kraft zu arbeiten.

Machen Sie tagsüber eine kleine Schlafpause, um sich zu entspannen. Das ist höchst wohltuend und trägt dazu bei, daß Sie auch in der Nacht besser schlafen.

Ihre Matratze sollte nicht zu weich sein, da dies zu einer Erschlaffung der Muskulatur und zu Rückgratverkrümmungen führen kann. Wenn der Körper erschlafft, können auch die Drüsen nicht richtig arbeiten. Sie produzieren dann unvollkommene Hormone.

Vorschlag. Legen Sie ein Brett unter Ihre Matratze. Sie können auch auf das Kopfkissen verzichten. Wenn man mit einem hohen Kopfkissen schläft, strengt dies den Hals an und führt zu Rückgratverkrümmung. Dies beeinträchtigt wiederum die Drüsen. Ein hohes Kopfkissen verringert auch die Blutzufuhr zum Kopf. Sie schlafen besser mit einem dünnen, flachen Kissen, oder überhaupt ohne Kissen.

Vermeiden Sie schwere Mahlzeiten kurz vor dem Schlafengehen. Die Drüsen müssen die Nahrung verarbeiten, und Sie werden sich hin und her werfen, bis sie ihre Arbeit getan haben. Nehmen Sie Ihre letzte Mahlzeit, möglichst eine leichte, etwa fünf Stunden vor dem Schlafengehen ein.

Die letzten Stunden des Tages sollten eine Zeit des Friedens und der Ruhe sein. Entspannen Sie sich mit etwas Musik, einem Buch, einem friedlichen Spaziergang. Körperliche und geistige Harmonie und gesunder Schlaf ist eine Voraussetzung dafür, daß Sie am Morgen frisch erwachen.

In natürlichen Hormonen liegt das Geheimnis jugendlicher Gesundheit. Wenn Sie sich mit der Natur verbünden, helfen Sie den Drüsen, Ihnen eine möglichst vollkommene Gesundheit zu schenken. Alle physischen und geistigen Funktionen werden von der Gesundheit der Drüsen beeinflußt. *Sie sind so jung wie Ihre Drüsen.* Nähren Sie sie richtig, und Sie werden sich an Körper und Geist jung fühlen, solange die Drüsen jugendlich sind. Die richtige Ernährung ist zwar nicht der einzige Faktor, der Ihre Drüsen gesund erhält, aber ohne die richtige Ernährung geht es nicht. So steht es auch mit den anderen Regeln eines gesunden Lebens — mit angemessener Körperbewegung, Massage, Wassertherapie und korrektiver Hormonkost. Wenn man diese Regeln befolgt, schenken die natürlichen Hormone eine anhaltende Jugendlichkeit, wie es für Sie in diesem Buch beschrieben wurde.

Dr. Henry Bieler

Richtige Ernährung - Deine beste Medizin

Während seiner 50jährigen Tätigkeit als praktischer Arzt ist Dr. Bieler hinsichtlich der Ursache und Heilung von Krankheiten zu drei grundlegenden Schlußfolgerungen gekommen:

Die erste ist, daß Bazillen nicht die Hauptursache von Krankheiten sind.

Die zweite, daß Medikamente oft ernstere Gesundheitsschäden hervorrufen als die Krankheit, die es zu behandeln gilt.

Drittens, daß Krankheiten durch richtige Verwendung geeigneter Nahrungsmittel geheilt werden können.

Wir erfahren aus diesem spannend geschriebenen Buch, welche Nahrungsmittel uns zuträglich und welche schädlich sind und wie der Körper auf beide in gesundem und krankem Zustand reagiert. Es handelt sich um kein Ärztebuch im herkömmlichen Sinne, sondern um mehr: *einen Wegweiser zur Gesundheit!* Mit seinen von der Schulmedizin abweichenden Behandlungsmethoden hat Dr. Bieler verblüffende Heilerfolge selbst dann noch erzielt, als Ärztekollegen zum Skapell greifen wollten. Zu seinen Patienten zählen Arbeiter und Manager, Bauern und Akademiker, Hausfrauen und Damen aus der Gesellschaft, Säuglinge und Hochbetagte, Politiker und Filmstars. Das Ansehen, das sich Dr. Bieler erworben hat, reicht weit über die Grenzen seines Heimatstaates hinaus. Richtige Ernährung ist nicht nur etwas für den Gesundheitsfanatiker, sondern ist für *jeden* wichtig, der sich vor Krankheit, Schmerzen und Elend schützen will.

Aus dem Inhalt:

Der wundersame menschliche Körper — Das Heilmittel ist schlimmer als die Krankheit — Krankheit hat viele Gesichter — Die Verdauung — Die Leber — Die endokrinen Drüsen — Die Schilddrüse: Schrittmacher der Natur — Die Hypophyse: die Meisterdrüse — Der adrenale Typ — Der Schilddrüsentyp — Der Hypophysentyp — Wenn Kinder erkranken — Masern — Mandelentzündung — Spinale Kinderlähmung — Rheuma — Windpocken — Ernährung des Babys — Cholesterin und das Herz — Nierenschäden und Blutdruck — Ihr Gewicht: zu hoch oder zu niedrig? — Asthma — Erkältung — Diabetes — Heuschnupfen — Frauenleiden — Nahrung, die beste Medizin.

Dritte Auflage, 347 Seiten, Ganzleinen

HERMANN BAUER VERLAG KG - FREIBURG I. BR.

Gesundheit - Schönheit - Lebensglück

durch die Heilkraft der Natur

Seltenes Öl

so wertvoll wie Ihre Gesundheit

Seltenes Öl — ist, wie sein Name sagt, etwas ganz Besonderes, und zwar darum, weil es eine Mischung edelster ätherischer Öle aus Blüten, Früchten, Samen und Blättern — vorwiegend exotischer Pflanzen — ist, die von natürlicher Reinheit sind.

Prana Lebenselixier

mit Ginseng und Gelee Royale

Das Wort „PRANA", das im Indischen (Sanskrit) Atem, Hauch, Lebensodem bedeutet, besagt, daß dieses PRANA-LEBENS-ELEXIER Kraftströme seltsamer Art in sich birgt, die in menschliche Lebensvorgänge sich fördernd und stärkend einzuschalten vermögen und dadurch imstande sind, die gesundheitliche Verfassung des Menschen in körperlicher und geistig-seelischer Hinsicht überaus günstig zu beeinflussen.

Echte Blütenpollen

garantiert von Bienen eingetragen, naturbelassen und ohne jeglichen sonstigen Zusatz.

Blütenpollen ist der von den Bienen zu ihrer Ernährung eingetragene Blütenstaub.

Schon im Mittelalter schrieb man dem Blütenstaub geheimnisvolle Kräfte zu. Heute weiß man, daß er alle lebenswichtigen Aufbaustoffe enthält: Vitamine, Protein, Aminosäuren, Fermente, Wachstumshormone. In ihrem Zellkern wirken die Moleküle der Nukleinsäuren, die Form und Entwicklung aller Lebewesen bestimmen.

Gelee Royale

in völlig reiner Form und ohne jeglichen Zusatz

ist der Futtersaft, den die Bienenkönigin als Nahrung erhält. Dadurch wird sie — im Gegensatz zu den Arbeitsbienen, die nur wenige Wochen alt werden — bis zu sechs Jahre alt. Die Königin erreicht dabei in fünf Tagen eine 3000fache Gewichtszunahme. Das ist eine in der Natur einmalige Erscheinung. Sie erklärt sich aus der Fütterung mit Gelee Royale, ein Nährstoff, der in hochkonzentrierter Form Vitamine, Hormone, Aminosäuren und Spurenelemente enthält.

Verlangen Sie ausführliches Informationsmaterial vom

Prana-Haus · Abt. B · 78 Freiburg i. Br., Postfach 167